START
なかなか赤ちゃんが授からない。不妊治療、
考えた方がいいかな？そう思っているご夫婦に。

SEMINAR
病院は、どこにしたらいいのかしら？
病院選び、医師選びに迷ったときに。

TREATMENT
どう治療を進めたらいいの？ 自分たちにあった
治療を探すとき。治療法の選択に迷ったときに。

EACH OTHER
治療しても妊娠しない…。
ふたりが行き詰まったと感じたとき、お互いのために。

MALE
男性にも不妊原因がある夫婦は、約半数。
検査や治療は、どこで？ なにを？ また夫の役割は？

HEALTH
からだと心はひとつ。ストレスが膨らんで、
とても辛いとき。夫婦が毎日を楽しく過ごすために。

PREGNANCY
妊娠した！ という喜びの日が出産へと続くように。
次の治療周期を最後にするために。

MIND
妊娠しやすいからだづくりは、大切な要素。
では、なにをすればいいの？ みんなが知りたいこと！

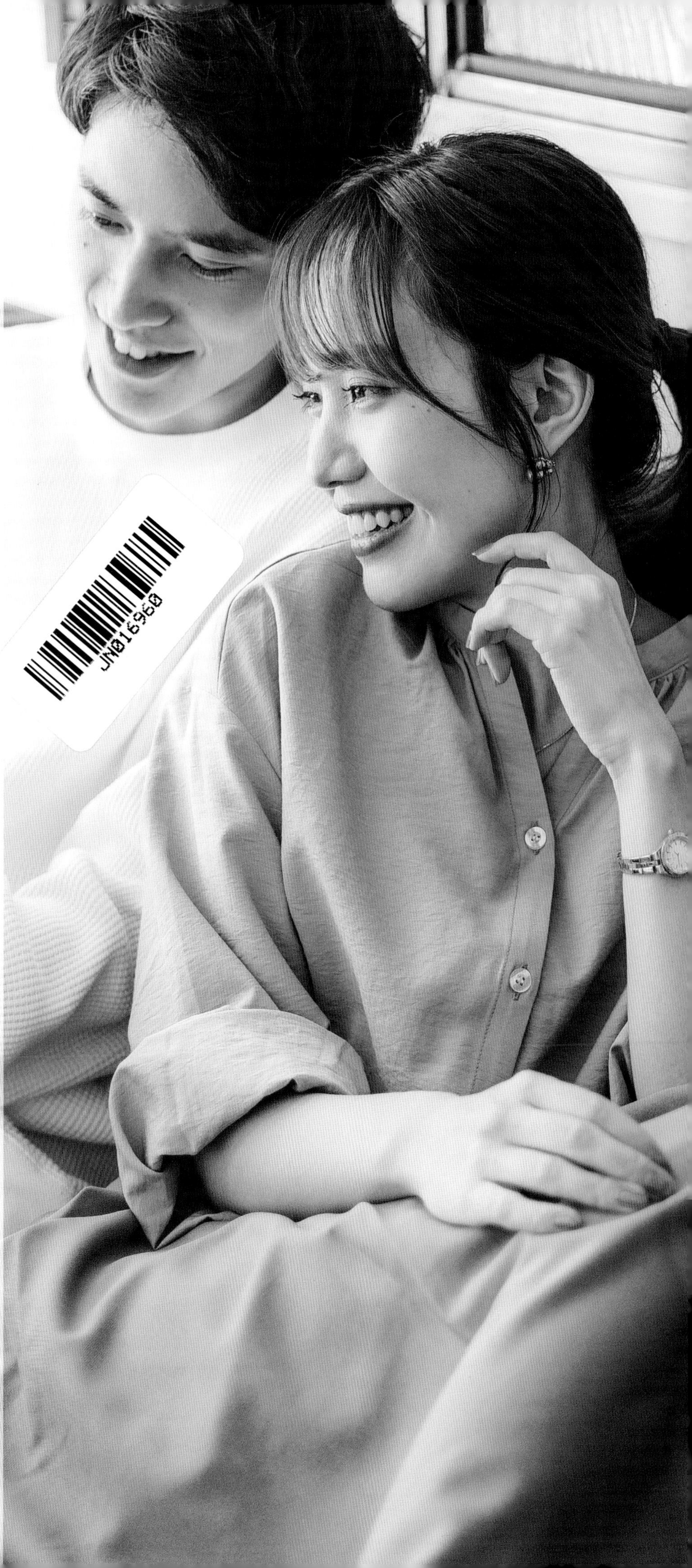

不妊治療の先生に
聞いてみた！

X（旧 TWITTER）　Face book　LINE

X（旧 Twitter）やFacebook、LINEからも情報発信しています。ぜひ、お友達登録してくださいね。

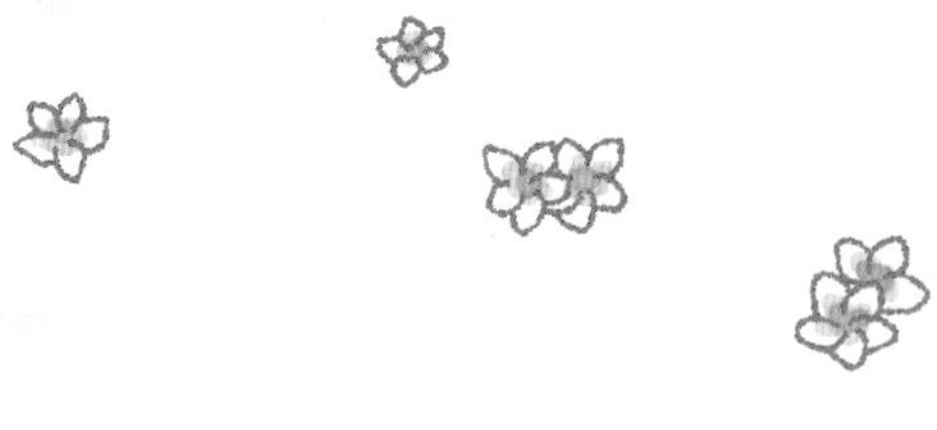

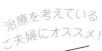

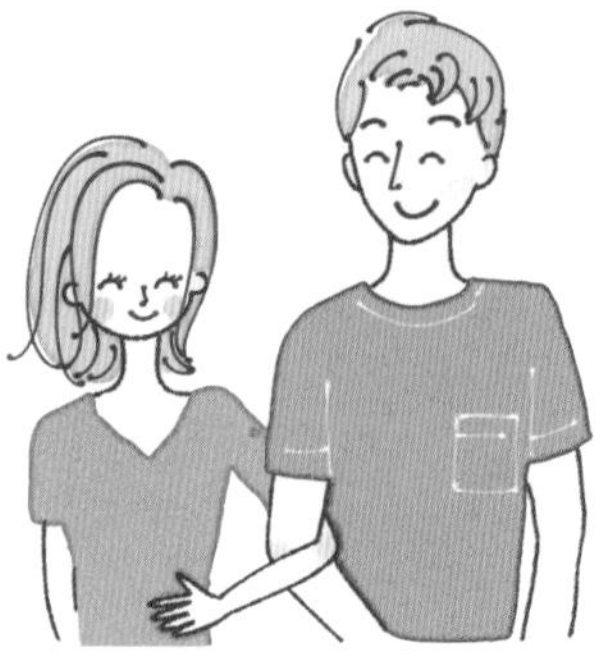

見つけよう！私たちにあったクリニック

治療を考えている
ご夫婦にオススメ！

セミナー&説明会に行ってみよう！

企画・編集／不妊治療情報センター funin.info (CION corporation)
スタッフ／谷高哲也　松島美紀　塩田史子　土屋恵子　織戸康雄　塚田寛人　関久仁香　池田佐知子　　編集協力　レシピ：眞部やよい　イラスト：植木美江　ほか

i-wish... ママになりたい　vol.74

不妊の原因

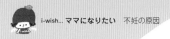

★
生殖医療に必要な
取り違え防止システム
今、より高い安全性と
成績を得て、OKA
レディースクリニックは、
前進しています

生殖医療に必要な成績向上と安全性。それを叶えるための新しい技術導入！今の私たちにできる最善の選択。

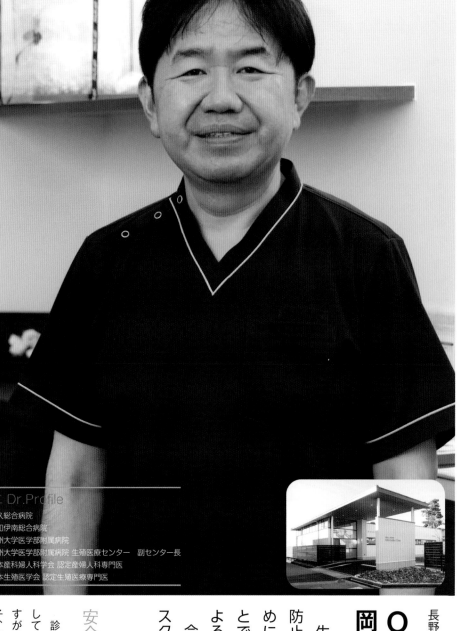

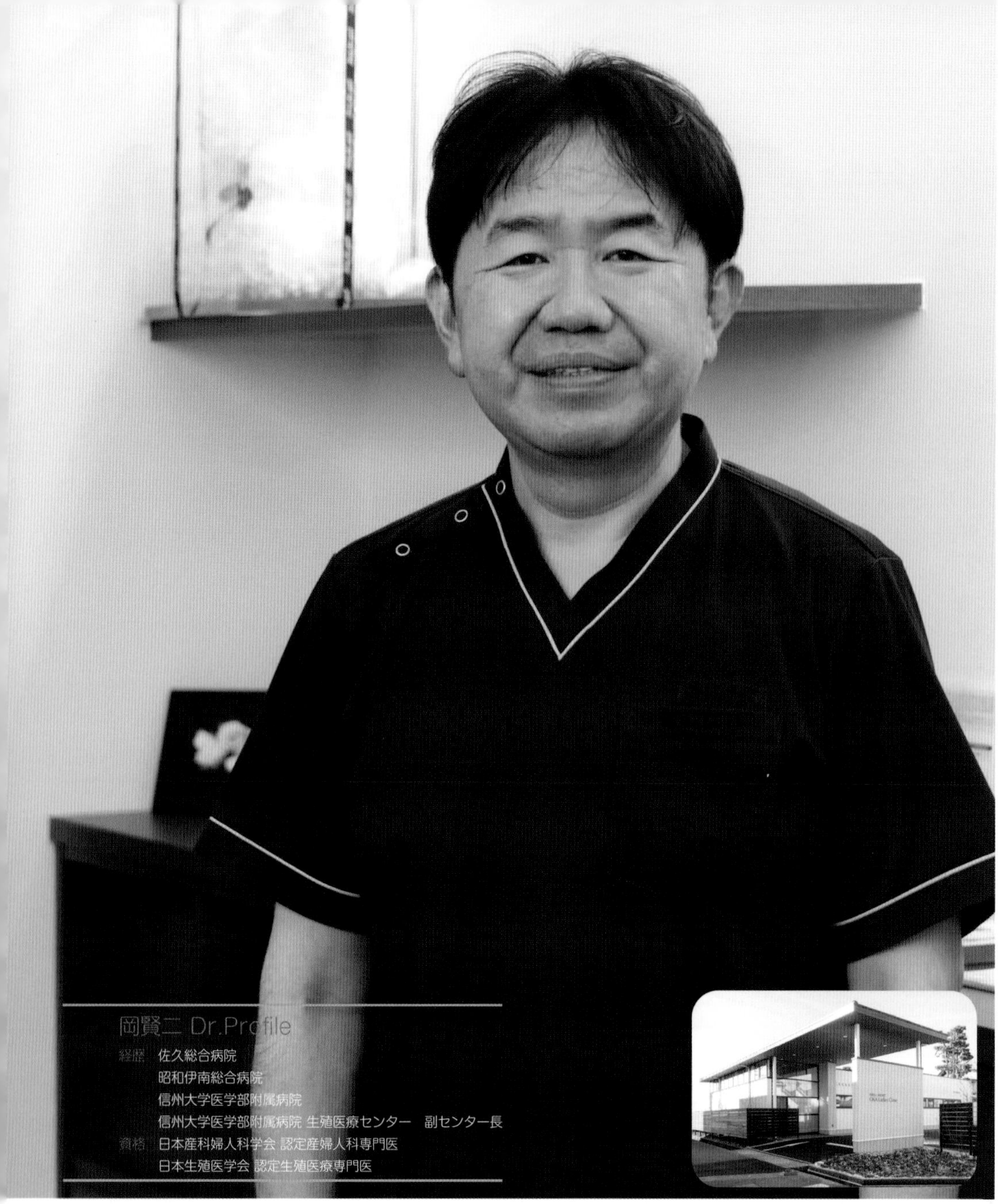

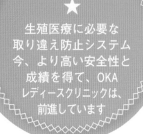

岡賢二 Dr.Profile

経歴　佐久総合病院
昭和伊南総合病院
信州大学医学部附属病院
信州大学医学部附属病院 生殖医療センター　副センター長

資格　日本産科婦人科学会 認定産婦人科専門医
日本生殖医学会 認定生殖医療専門医

長野県・長野市

OKAレディースクリニック
岡賢二 先生

生殖医療で大切なこととして、治療成績と取り違え防止等を含めた安全・安心があります。患者さまのためにもそれを目指し、守ることは医療として当然のことです。が、そこに明確な基準はなく、個々の医師によるアプローチは決して簡単なものではありません。

今回、私たちは、その両立を追って、OKAレディースクリニック、岡先生にお話を伺いました。

安全性への高い意識

診療を進める上で大切なこととして、これは基本中の基本なのですが、患者さまの大切な精子と卵子、胚の取り違え防止があります。

患者さまにとっては、高い成績を誇れることが一番の注目材料かもしれません。もちろん、私たちもそのための向上心は絶えず持ち合わせているつもりです。

しかし、普段は患者さまに伝わることはないかもしれませんが、生殖医療に関わる者として私は安全性を非常に大切に考えています。

というのも、そこで働く人、スタッフにとってはミスを起こさないような環境づくりであり、より安心して業務が遂行できることに結びつくからです。それはつまりスタッフの持てる技術が最高のポテンシャルで発揮できることを意味するからです。

それが強いては、患者さまへの信頼と成績向上に繋がるものと思っています。

現在、開院して3年が経ちますが、今のところ、それが良い形で両立できていると感じています。

その一つの要因として、最新の取り違え防止システムの導入がありました。

人と機械によるダブルチェック

生殖医療の現場は、医師と培養士、看護師と医療事務、受付がチームワークで働いています。

それぞれが担当する、どこにミスがあってもいけません。とくに培養室と医師が関係するミスは患者さまにとって大きなリスクとなります。かといって人の行うことですから100%間違いがないとは言い切れません。

実際、過去には移植胚の取り違えや胚の落下紛失などの重大な事故が現実として起きています。そこで、業界全体でダブルチェックが推奨され、今でも人によるダブルチェックは欠かせません。当院でも人によるダブルチェックは続けています。

ただ私自身、以前に在職していた大学病院の頃から安全に関しては非常に大事に思っていたため、バーコードシステムを導入していたこともありました。

しかし、そのシステムはスキャンをしたり、煩雑な動きが出てきてしまうことから、スタッフに負荷がかかるなど上手くいきませんでした。手技にまで影響がでるのでは本末転倒ですから、何か良いものはないかと考えていた時にRI Witness ARTセキュリティマネジメントシステムと出会いました。大学病院ではこのシステムをすぐに導入し、その運用に納得済みでした。

ですから、人の行うダブルチェックとさらに機械システムによるチェックを合わせて、人と機械によるダブルチェックを続けています。人によるWチェックと機械によるWチェック。この2系統で運用することで、仮にどちらかに何かあったとしても、バックアップができる体制を整えています。

ARTセキュリティマネジメントシステム

このシステムは、ICチップを使用するのですが、それは患者さまに手渡す診察券に埋め込まれています。システムはそのタグを読み取っていくだけなので、あとは照合で済みます。

システムが常にモニタリングすることで、日ごろ繰り返し行う作業の中で生じる人為的ミスを減らすと同時に、どこでどのように対応されていたかの記録を辿ることもできるため、仕事の見直しや最適化などの検討も図れます。

このことは、患者さまへの安心だけでなく、私たちスタッフにとっての自信や安心となり、高いポテンシャルを維持して仕事ができることから、好成績にも結びついていると実感しています。

導入時はスタッフ一同、本当に大変だったと思います。何もかも全てが新しい環境での開院を迎え、コロナ対策もあり、そのすぐ後には保険診療化もありましたから、それら対応の中で過ぎた3年を振り返っても、目標としていた向上ラインを順調にクリアしてきたことは満足しています。

信頼されてさらなる躍進を

私は、松本市で医療に従事していたため、長野市は馴染みある市というわけではなかったのですが、産婦人科の先生方に、開院時にご紹介をいただいたことも、開院から現在まで順調にきている理由だと感謝しながら思っています。

まだ3年ですから、改善するべきところはまだまだあるかと思いますが、地元での信頼も増し、無事に出産したという喜びの声もよせられ、これからさらに上を目指していきたいと思います。

これからの課題

一つは患者さんも私たちも時間を無駄にしないということです。

私たちは、患者さまそれぞれにとって何が一番良い治療かを考えて治療計画を立てています。

保険診療化によって経済的なメリットが患者さまにあるとはいえ、記入する書類が増えてしまったり、そこにかかる時間も増えてしまうなど、少なからず影響も出ています。そこはもっと負担も少なく受診してもらえるようにしていかなければならないと思っています。

診療面では、保険診療での制約はありますが、先進医療などもあり、ある程度の自由さもありますから、年齢の高い方でも若い方でも、それぞれに合った治療というものを、何よりも時間を大切に精査していきたいと考えています。

もう一つ、これは今まで話してきた取り違え防止システムに関する希望なのですが、せっかくの良いシステムですからもっと普及することで、コストダウンが進むと良いと考えます。また、このような安全性に対する配慮は、どのクリニックにとっても大事なことだと考えますから、理想としては保険点数で評価されるような働きかけも大事ではないかと考えます。

医療法人 未来ART
OKA Ladies Clinic
OKA レディースクリニック
〒381-2216 長野市下氷鉋 1-14-1
TEL：026-285-0123

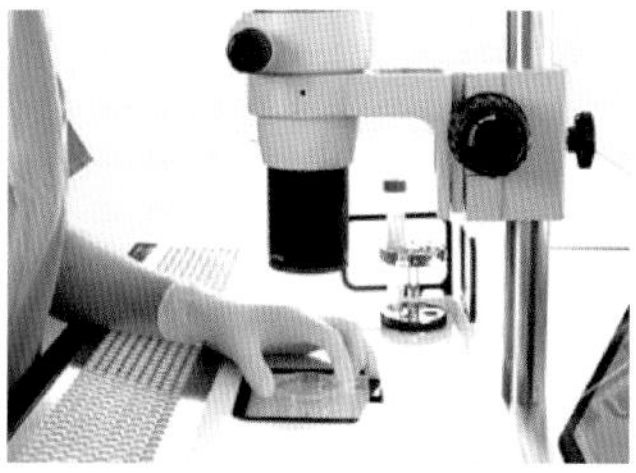
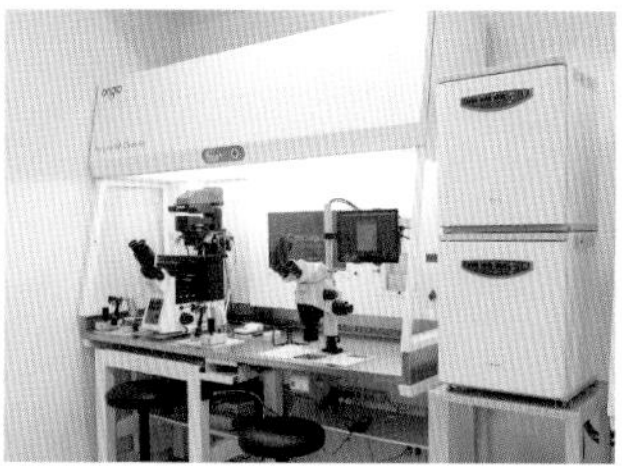
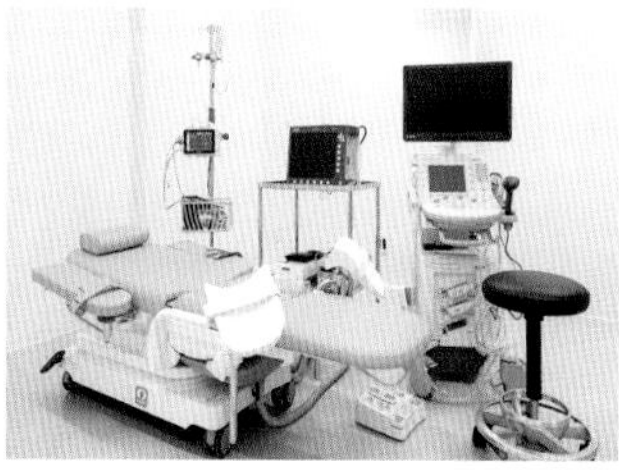

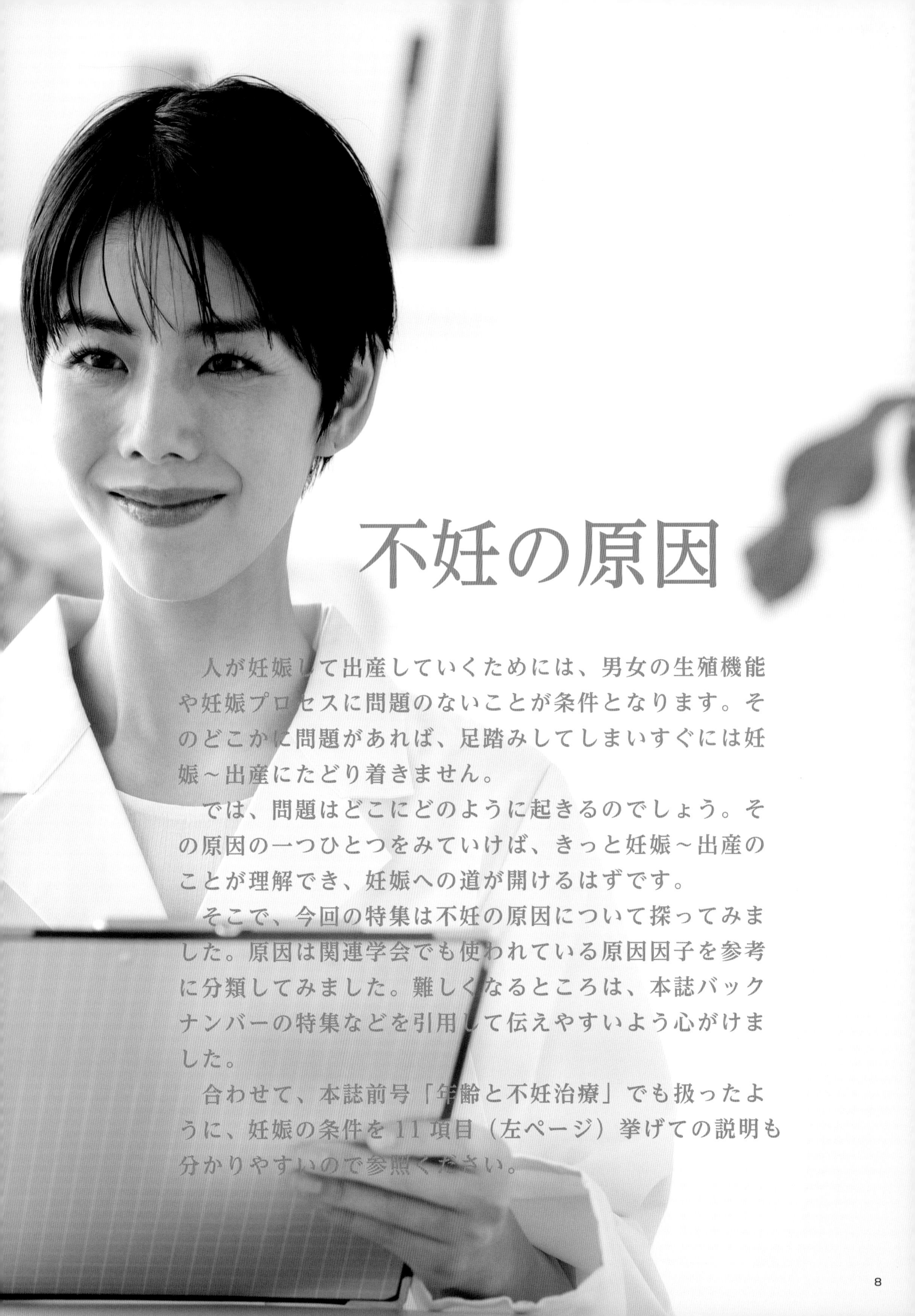

不妊の原因

人が妊娠して出産していくためには、男女の生殖機能や妊娠プロセスに問題のないことが条件となります。そのどこかに問題があれば、足踏みしてしまいすぐには妊娠～出産にたどり着きません。

では、問題はどこにどのように起きるのでしょう。その原因の一つひとつをみていけば、きっと妊娠～出産のことが理解でき、妊娠への道が開けるはずです。

そこで、今回の特集は不妊の原因について探ってみました。原因は関連学会でも使われている原因因子を参考に分類してみました。難しくなるところは、本誌バックナンバーの特集などを引用して伝えやすいよう心がけました。

合わせて、本誌前号「年齢と不妊治療」でも扱ったように、妊娠の条件を 11 項目（左ページ）挙げての説明も分かりやすいので参照ください。

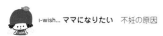

MENU

妊娠の条件

1、卵胞が順調に育つ。2、腟内に十分な精子が射精される。3、精子が子宮頸管へ侵入する。4、精子が卵管を泳ぐ。5、排卵が起こる。6、卵子と精子が出会う。7、精子と卵子が受精する。8、正常な黄体が形成される。9、受精卵（胚）が順調に分割する。10、胚が子宮に運ばれる。11、胚が着床して妊娠が成立する。

原因

❶ 卵胞の発育不全、卵巣の機能不全、多嚢胞性卵巣症候群、月経不順、排卵障害ほか、極度な体重減少や過度の運動、過度のストレスなど。 ❷ ED（勃起障害）や性交不能症、乏精子症など。❸ 頸管粘液不足、抗精子抗体など。❹ 精子の質、卵管の癒着や閉塞（卵管狭窄）、感染症など。❺ 精子の質、卵子の質、ピックアップ障害など。❻ 黄体機能不全、子宮内膜障害、子宮内環境の異常。❼ 精子の質、卵子の質、胚の染色体異常など。❽ 卵管因子。❾ 胚と子宮の問題。

topic 1

不妊症の早期検査

不妊治療が保険適用になったことで、不妊症に悩むご夫婦にとって治療が受けやすくなりました。回数制限や年齢の制約はあるものの、高額な治療費が必要だった体外受精も3割の自己負担で受けることができます。それでも高年齢の方にとっては厳しい状況になることに変わりありませんから、不妊症を少しでも心配される方にとって、いかに若いうちに受診して有利な条件のもとで治療に臨むかが大事です。

そのためには、早めに妊娠・出産と向き合うこと、そして妊娠についての知識を身につけることが大切です。前号の「年齢と不妊治療」でもお伝えしたように、特に女性には生殖適齢期があり、その期間以外での妊娠・出産は基本的に難しくなる、あるいは無理になることを知っておきましょう。

また、子どもが欲しいと思った時に、未婚でも受けることのできる検査（健康診断）にブライダルチェックがあります。この検査は一般の婦人科でも受けることができ、感染症をはじめ、生殖に関係するホルモン検査、精液検査など自分の状態がチェックできます。

不妊治療を専門とする施設の最初の検査例では、基礎体温検査や問診、相談、ＡＭＨ検査、超音波検査、クラミジア抗体検査に加え、子宮頸がん検診、甲状腺機能検査、精液検査、感染症スクリーニング検査、風疹抗体検査などがあります。

保険診療で不妊治療を受ける場合には、不妊症の診断をされる必要があり、ふたり揃った受診が必須となっています。

プレコンセプションケア

プレコンセプションケアとは、直訳すると妊娠前ケアのことですが、妊娠することへの意識を高め、自身の健康管理をしっかり行い、身体を整えていくことを意味します。そのためには、バランスの取れた食生活や生活習慣の見直し、適度な運動や不足しがちな栄養分を摂取することなどが大切になってきます。ライフスタイルの中でストレス過多を感じているなら軽減する工夫を取り込んでいくことも大切です。

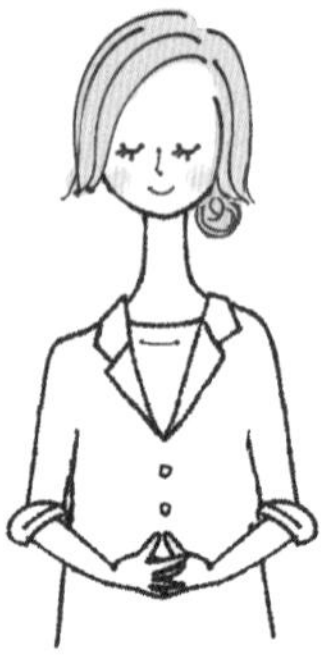

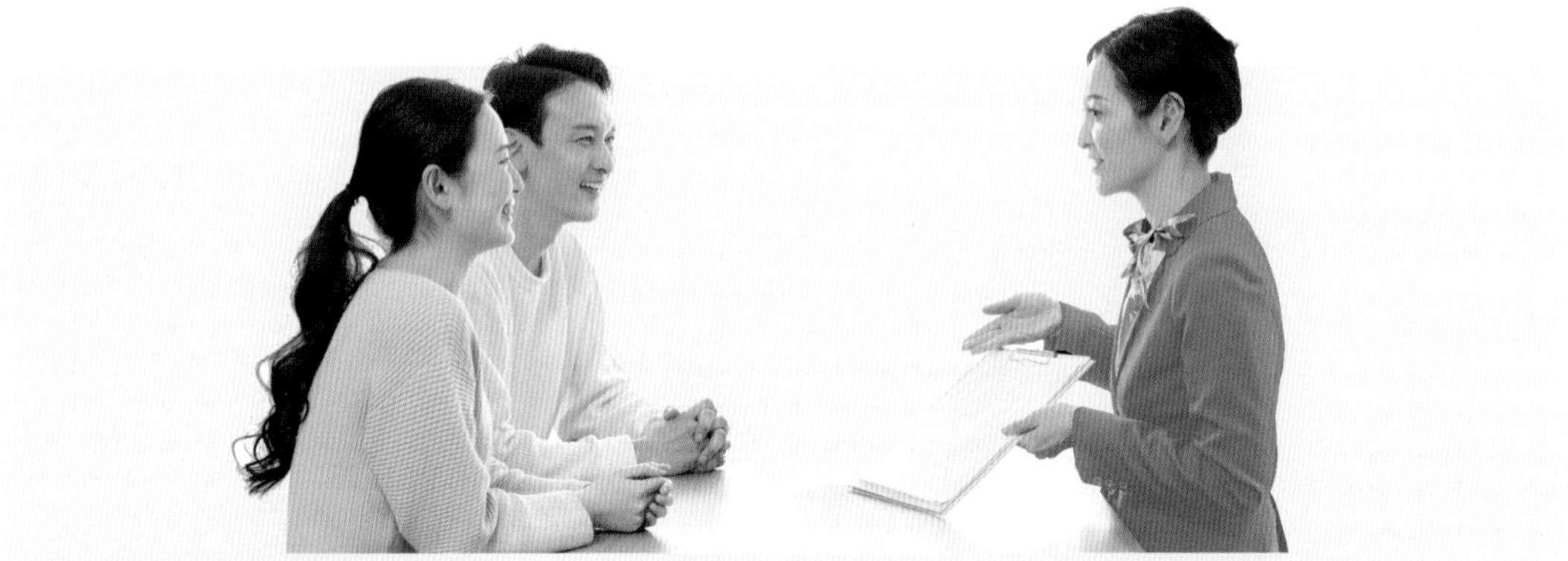

検査を受けるのは、産婦人科や産科、レディースクリニック、泌尿器科、不妊治療専門施設などで、ブライダルチェックや妊活ドック、不妊症の治療案内や男女の健康検査を案内している医療窓口と考えられます。

不妊症の検査で行う内容例

男性の検査

- 精液検査
- 泌尿器科的検査
  - ○ 精子の異常
  - ○ 造精機能障害
  - ○ 精路通過障害
  - ○ 性機能障害

女性の検査

- 内診・経腟超音波検査（エコー）
- 子宮卵管造影検査
- ホルモン検査
- 性交後試験（フーナーテスト）

検査はふたりで受けましょう！

POINT
知っておきたいこと

- どこでどんな検査を受ける？
- 生殖年齢には適齢期と限界があることを知っておこう
- 不妊症やその治療のことを知っておこう
- 男女それぞれの検査目的（未婚でも大切なこと）
- パートナーがいればふたりで受けることが大事！

女性側の検査

○ 内診・経腟超音波検査（エコー）

子宮内膜症や子宮筋腫、クラミジア感染症などの病気がないかどうかを調べます。子宮内膜症や子宮筋腫の疑いがある場合には、ＭＲＩ検査や腹腔鏡検査を追加して行う場合もあります。

○ 子宮卵管造影検査

卵管が詰まっていないかどうか、子宮の形状的な異常がないかどうかを調べます。レントゲン室で、造影剤を腟から子宮頸管、子宮腔、卵管を通して腹腔内に注入し、その過程をＸ線で撮影することで、子宮内の異常や卵管の通過性などを調べます。

○ ホルモン検査

女性ホルモンの分泌やこれに関係する甲状腺の機能などを調べる血液検査です。月経周期に合わせ、卵胞が育つためのホルモンや排卵を促すホルモン、黄体ホルモンが着床・妊娠をするのに十分に分泌されているかどうかを調べます。

このように、月経周期は卵胞が育つ卵胞期、育った卵胞から卵子が弾け出て卵巣からも飛び出て卵管采にキャッチされ卵管膨大部に向かう排卵期、着床・妊娠に適した子宮環境を作る黄体期、（妊娠のない場合）準備した子宮内膜が剥がれ落ちて体外に排出される月経期という４つの時期があります。

○ 性交後試験（フーナーテスト、またはＰＣＴ）

排卵直前の最も妊娠しやすい日に性交し、翌日に子宮頸管粘液を採取し、その中に運動精子がいるかどうかを調べます。直進運動する精子が認められない場合は、免疫因子（抗精子抗体）の有無などを調べます。

男性側の検査

▼精液検査

マスターベーションで採取した精液を検査し、精子の数や運動率などを調べます。不妊症を診ている産婦人科や泌尿器科で検査できます。

基準値としてＷＨＯ（世界保健機構）の数値が参考にされますが、そこでは精液量、精子濃度、運動率、正常形態率などを診ます。

▼泌尿器科的検査

検査結果で異常がある場合、精索静脈瘤などの病気がないかどうか、泌尿器科で検査をします。

○ 精子の異常

検査でＷＨＯの基準値より悪い状態であれば改善を目指します。

○ 造精機能障害

精子を作り出す機能に問題があれば改善のための対策をします。症状別に治療が必要になることもあります。

○ 精路通過障害

精巣で造られた精子が射出できない場合、精子の通り道の問題・精路通過障害があるかを調べます。薬物療法などの治療が必要で、睾丸（精巣）から直接精子を採取することもあります。採取後の精子は、顕微授精をして妊娠に臨みます。

○ 性機能障害

勃起不全（ＥＤ）や、勃起はできても腟内での射精ができない障害です。薬物療法やカウンセリングなどで改善を目指しますが、マスターベーションによって精子が回収できれば、人工授精や体外受精で妊娠に臨むこともあります。

男性ホルモンの流れ

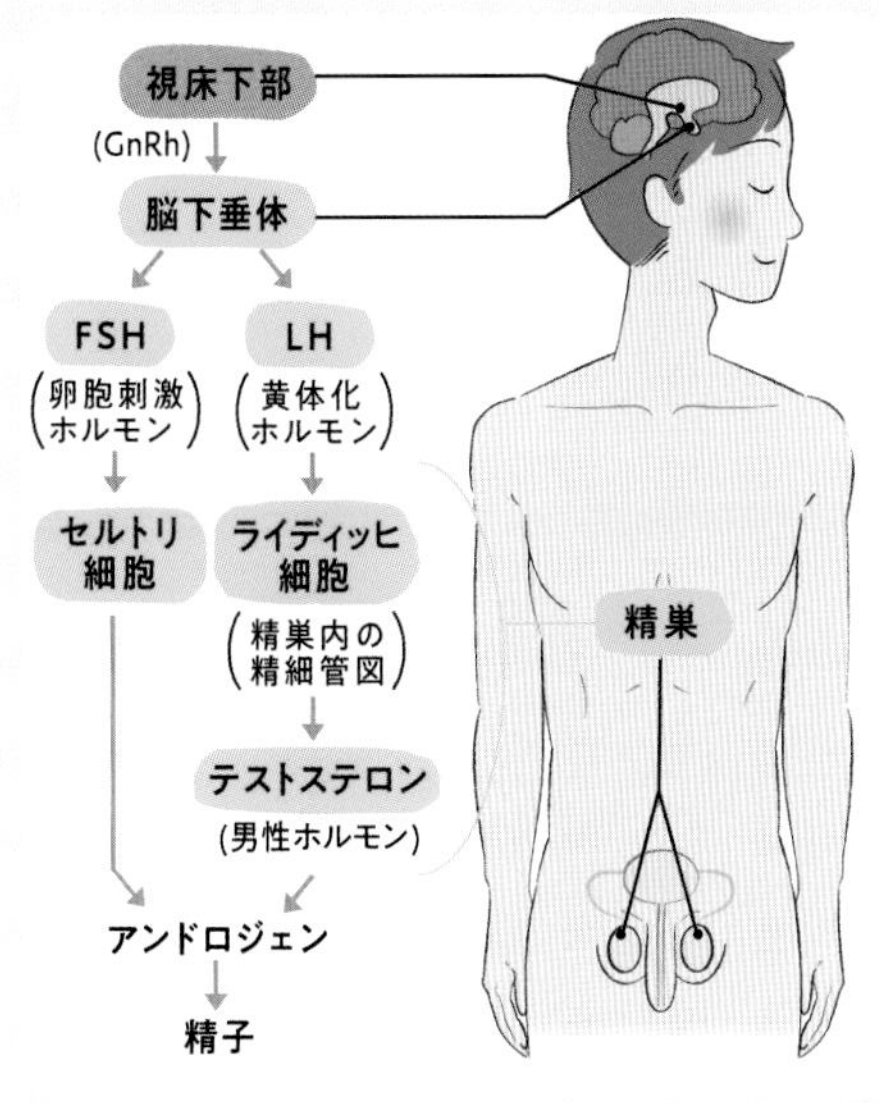

妊娠に関係するホルモン

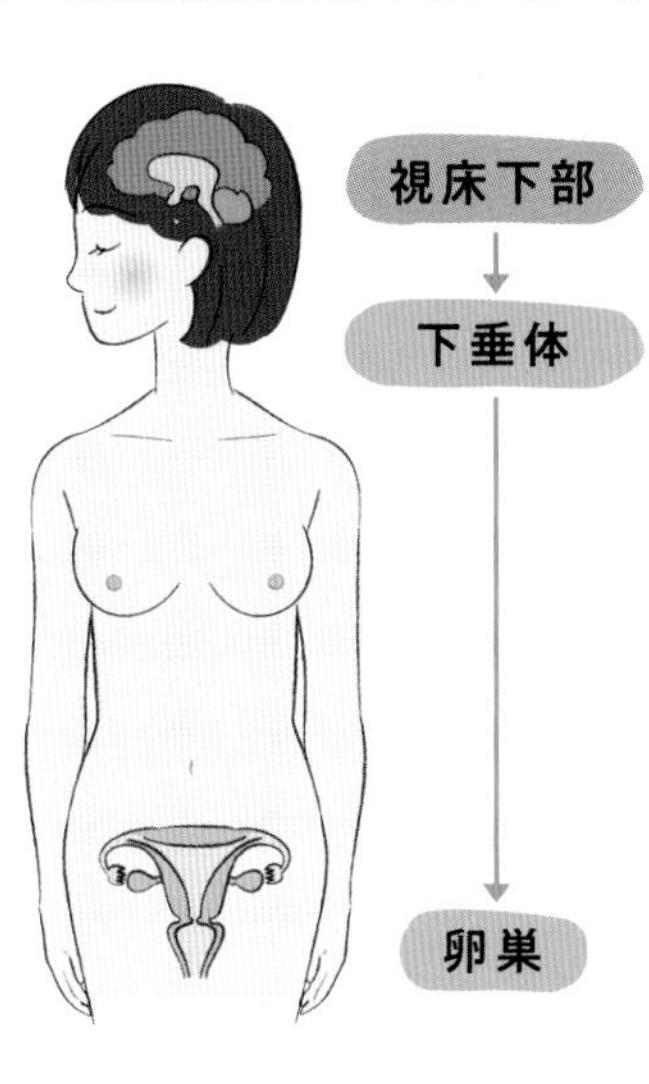

性腺刺激ホルモンは、男女ともに生殖期には欠かせないホルモンです。女性の場合は、月経周期をコントロールし、卵胞の成長や排卵を促したりします。男性の場合は、精子を作るのに関係してきます。

性感染症に注意！　感染症は、陽性の場合、治療を済ませてから妊娠を目指します

クラミジア　淋菌、トリコモナス、梅毒、肝炎

●クラミジア感染症の場合、卵管が閉塞する可能性があります。症状の発見が遅れれば遅れるほど生殖機能が影響を受け、深刻な不妊症につながることもあります。

その他 **淋菌、トリコモナス、梅毒** などの感染症も同様に、まずは感染症の治療を治してから不妊治療を受けることになります。また、**肝炎** は母子感染の防止のためにも必須の検査です。

topic 2

不妊症の原因（女性）

POINT
知っておきたいこと

- 不妊症の原因は男女半々（ふたりで乗り越えよう）
- 主な原因（左ページをみて知っておきましょう）
- 原因は人それぞれ、いくつもの原因が絡んでくることも多い
- 妊娠するための条件からの確認（11の関門）

原因はいろいろでもふたりで乗り切ろう！

検査の大切さや結果のことを話してきましたが、次に具体的な不妊の原因について見ていきましょう。

女性が妊娠して出産するためには、性生活が問題なくできるだけでなく、全ての生殖器官が問題なく機能していることが条件となります。これらのどこかに問題があれば妊娠ができません。

また、一般的には女性が子どもを宿して出産する性であることから、不妊症となった場合、圧倒的に女性側に治療での比重があると知られています。役割的にも、男性は精子を女性の子宮（卵管）に届けるだけですが、不妊症の場合はそう簡単ではないことも、男性は深く知っておく必要があります。それは、不妊症の原因として、男性側の原因がほぼ半分を占めている現状からも分かります。ですから、不妊症の場合は男性も、ふたりで乗り切るための意識を高めて検査や治療に臨むことが大切なのです。

女性側の原因は、主に排卵因子、卵管因子、頸管因子、免疫因子、子宮因子の項目に分けることができます（編集部では、妊娠するための条件を11の関門を設けて説明しています。コラムで紹介しますので参照ください）。今号では医療的に表記される原因因子で見ていきましょう。

妊娠と大きく関係するのは

女性が妊娠して出産していくためには、関係する女性ホルモンや性腺刺激ホルモン、黄体ホルモンなど関係するホルモンがバランスよく働くことができ、生殖のための器官に問題がないことが基本です。不妊症の場合は、それらを補う手技・医療が施されます。

妊娠に関係するホルモン

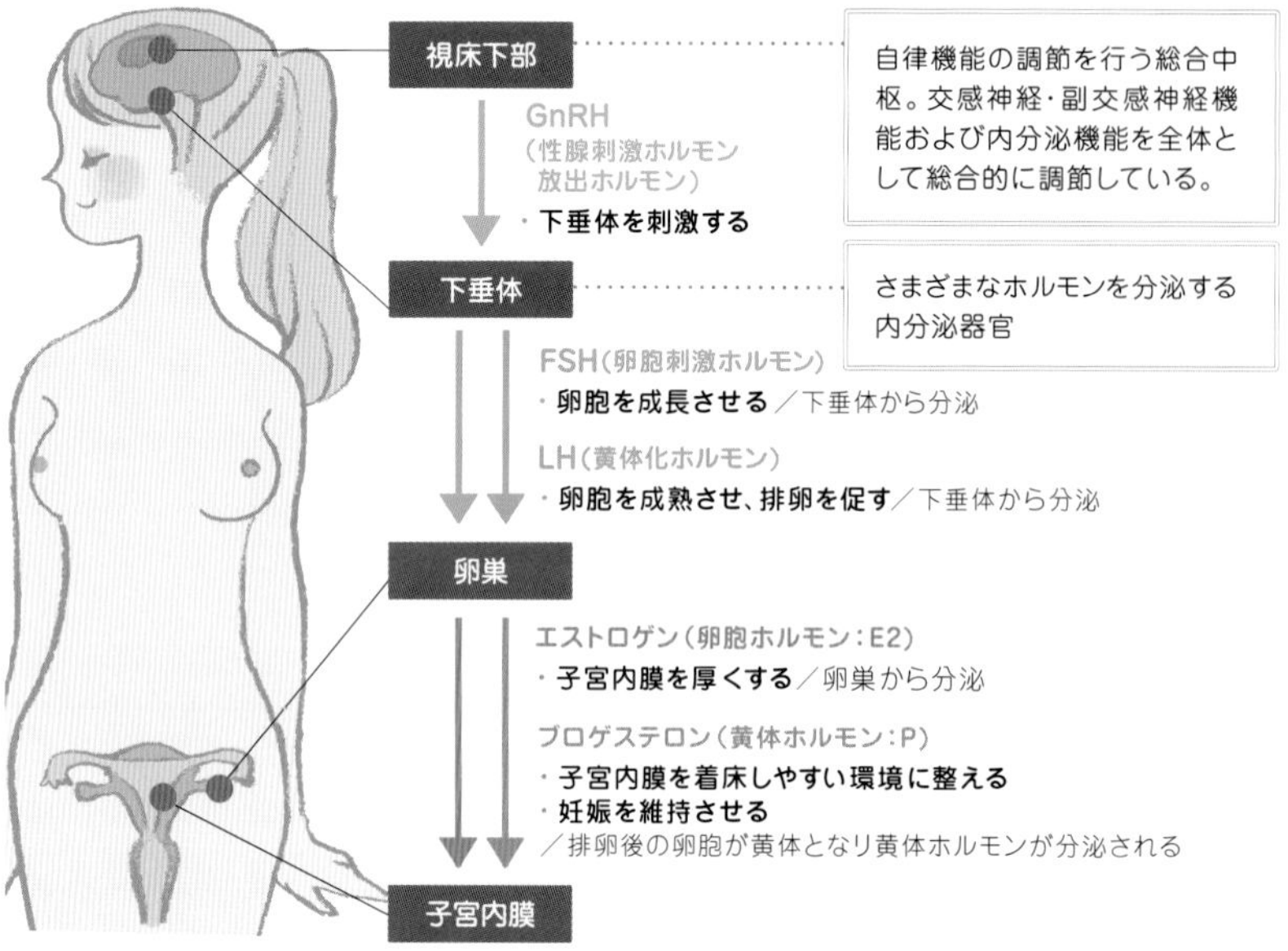

視床下部
GnRH
（性腺刺激ホルモン
放出ホルモン）
・下垂体を刺激する
自律機能の調節を行う総合中枢。交感神経・副交感神経機能および内分泌機能を全体として総合的に調節している。
下垂体
さまざまなホルモンを分泌する内分泌器官
FSH（卵胞刺激ホルモン）
・卵胞を成長させる／下垂体から分泌
LH（黄体化ホルモン）
・卵胞を成熟させ、排卵を促す／下垂体から分泌
卵巣
エストロゲン（卵胞ホルモン：E2）
・子宮内膜を厚くする／卵巣から分泌
プロゲステロン（黄体ホルモン：P）
・子宮内膜を着床しやすい環境に整える
・妊娠を維持させる
／排卵後の卵胞が黄体となり黄体ホルモンが分泌される
子宮内膜

女性の生殖器

卵管
子宮の左右上端から卵巣を囲むようにある約10cmの長細い管。先端の卵管采（イソギンチャクのような形）が卵巣から排出される卵子を管内に取り込む。

子宮
大きさは約8.5㎝、平滑筋でできている。膣の上端とつながって骨盤内にある。子宮壁の厚さは約2cm。最内層の子宮内膜は、月経周期に伴い変化する。

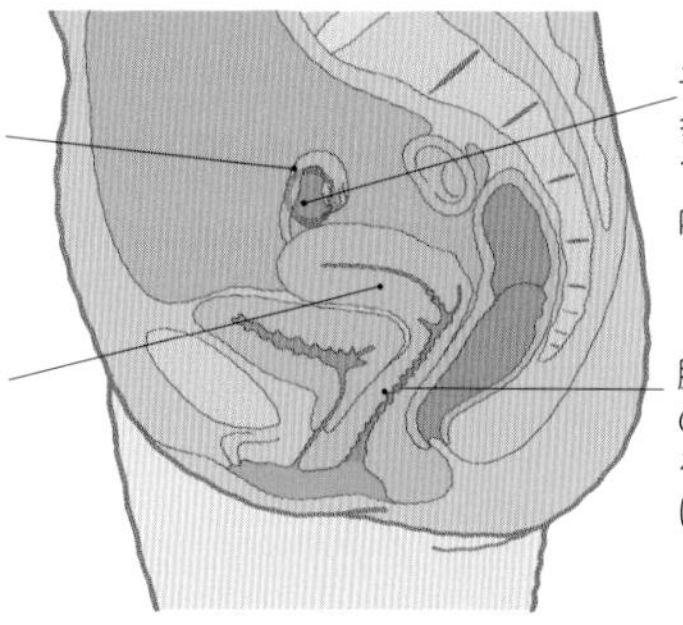

卵巣
子宮の両脇にあり、卵子を育てる器官。多くの原始卵胞を持ち、これを成熟させて排卵させる。女性ホルモンを分泌する内分泌器官でもある。

膣
膣口から子宮につながる約8㎝の管状の器官で、伸縮性のある筋肉でできている。性交時には陰茎を受け入れ、出産時には産道となる。

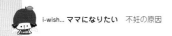

不妊原因のいろいろ

卵管因子

2-2（P.16）

●卵管の役目
・卵管采が卵子をキャッチ
・精子と卵子が受精するところ
・受精した卵(胚)が育つところ(成長などを促す卵管液)
・胚を子宮に運ぶ（胚は子宮内膜に着床する）
●卵管采が排卵した卵子を上手く取り込めない
●精子が卵管を通れない（卵管閉塞、卵管狭窄）

排卵因子

2-1（P.14）

●卵巣の役目
●月経不順（ホルモンバランスとストレス）
●卵巣機能不全
● AMH（卵巣予備能）を知ろう
●栄養や生活習慣に気を使おう

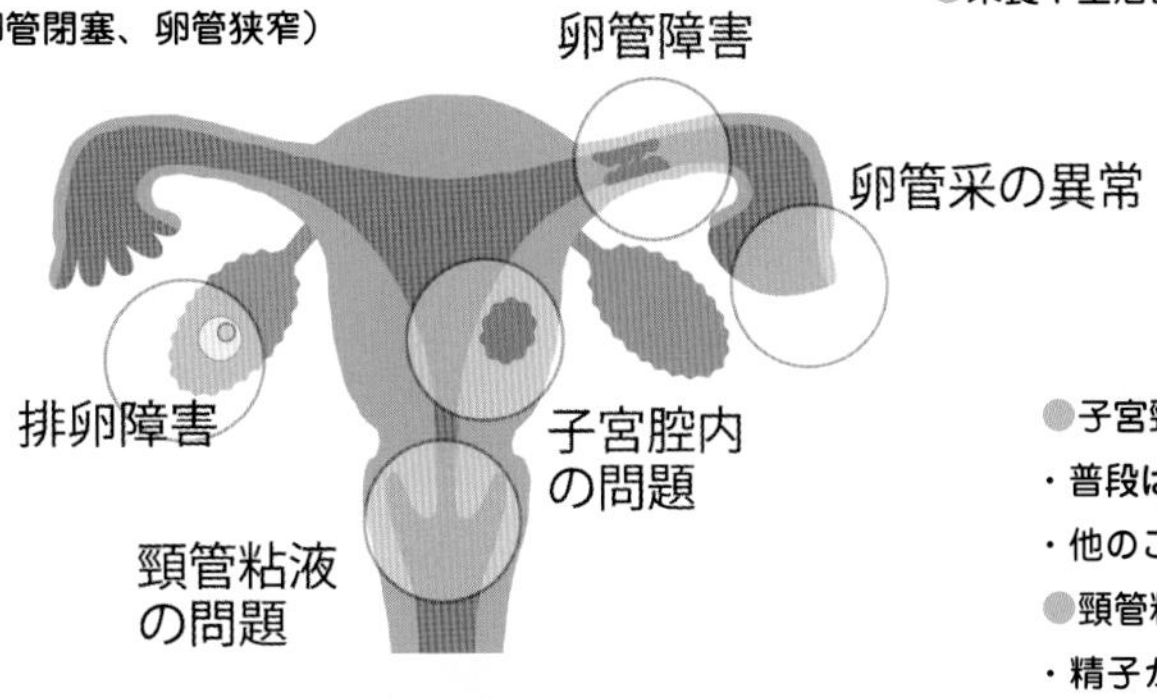

子宮因子

2-5（P.22）

●子宮の役目
●着床障害（精子の卵管への移動を妨げる、着床を妨げる）
・子宮筋腫
・子宮内膜ポリープ
・子宮内腔変形（形状異常）

頸管因子

2-3（P.18）

●子宮頸管の役目
・普段は異物とするが適時に精子を子宮に通す
・他のことも調べる！
●頸管粘液が精子の通過に適さない
・精子が子宮に辿り着けない＝卵管まで辿り着けないため受精ができない
●頸管粘液不全
・抗精子抗体（精子免疫異常）→ 2-4 免疫因子

免疫因子

2-4（P.20）

●免疫のことを知ろう
●抗精子抗体（精子免疫異常）
・精子が子宮に辿り着けない＝卵管まで辿り着けないため受精ができない
●精子不動化抗体
●抗透明帯抗体（卵透明帯への精子結合障害）

男性不妊

3（P.24）

妊娠するための条件の確認とその確認方法

1. **膣内に十分な精子が射精される**
   ▶ 精液検査や性交障害がないことから判断
2. **精子が子宮頸管へ進入できる**
   ▶ 精液検査（精子の量や運動率、奇形率）とフーナーテスト（性交後検査）から判断
3. **精子が卵管を泳ぐことができる**
   ▶ 精液検査（特に運動率）から判断
4. **卵胞が順調に育つ**
   ▶ ホルモン検査や超音波検査から判断
5. **排卵が起こる**
   ▶ ホルモン検査や超音波検査から判断
6. **卵子と精子が出会う**
   ▶ 卵管采が確実に卵子を取り込んでいるかは検査ではわからない
7. **卵子と精子が受精する**
   ▶ 精子が卵子へ受精する能力を得るのは卵管及び子宮内のため検査できない
8. **正常な黄体が形成される**
   ▶ ホルモン検査などから判断
9. **受精卵（胚）が順調に分割する**
   ▶ 検査ではわからない
10. **胚が子宮に運ばれる**
   ▶ 卵管通過性の検査で狭窄や閉塞はわかるが、実際に運ばれるかは検査ではわからない
11. **胚が着床する**
   ▶ 着床するまでのことは検査ではわからない
   ▶ 着床したかは血液検査で、妊娠が成立したかはホルモン検査や尿査、エコー検査で判断

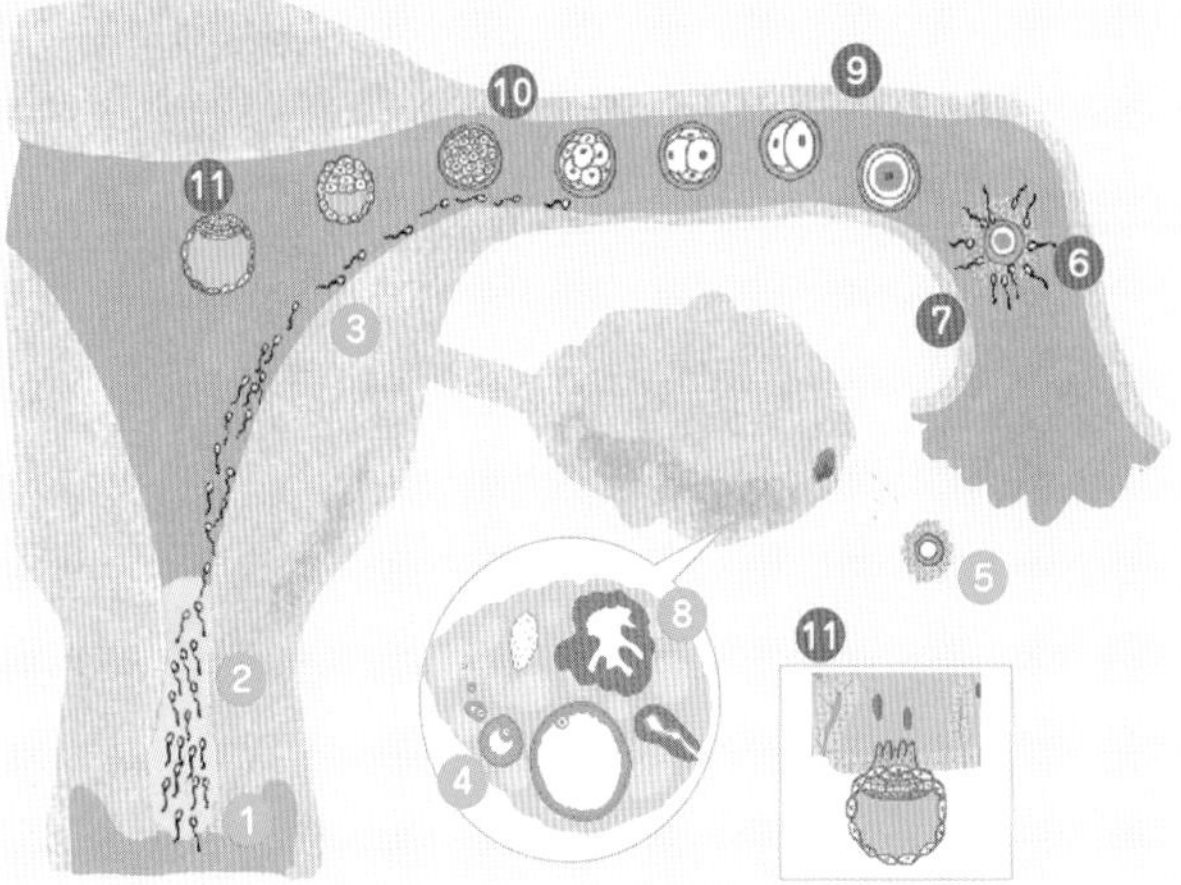

● 検査でわかること
● 検査でわからないこと

加齢や過度のストレス、急激な体重変化や栄養不足、持病や人それぞれの体質などによっても妊娠に影響があると考えられています。

topic 2-1

排卵因子 卵胞が育たない

妊娠するためには、第1ステップとして、卵巣の中で卵胞が成長し、成熟した卵子が排卵する必要があります。

女性の月経周期には、卵胞期、排卵期、黄体期、月経期があり、この月経周期が初経から繰り返され、閉経まで続きます。その間に使われる一生分の卵を、女性はお母さんのお腹にいる胎児の時に持ち合わせて生まれてきます。その卵が蓄えられ成熟卵へと育ち、排卵していく場所が卵巣です。卵巣内では、蓄えられている卵＝卵子の元の原始卵胞が一次卵胞、二次卵胞と育ち、前胞状卵胞（ＡＭＨに関係あり）、胞状卵胞、成熟卵胞へと繰り返し育ちます。1回の排卵でエントリーされる卵子数は両卵巣で数十個と言われ、脳の下垂体から分泌される卵胞刺激ホルモン（ＦＳＨ）の刺激を受けて卵胞は育ち、直径20ミリほどに育つと今度は黄体形成ホルモン（ＬＨ）を分泌するよう脳からの命令を受けて、それに一番反応した卵胞から卵子が飛び出し、卵巣から放出します。これが排卵で、通常は1つの卵子です。

卵巣内で排卵に至るまでの過程に問題がないことが妊娠への条件となります。

卵巣の役目

このように、卵巣は卵子の貯蔵庫であり、卵子を含む卵胞の成熟が促される場所です。その様子を下図に示しました。図のように、卵巣内にあるのは原始卵胞で、そこから一次卵胞、二次卵胞、前胞状卵胞へと育ち、さらに胞状卵胞、成熟卵胞をへて成熟した卵子が排卵します。そこまでが卵巣の役目で、それには脳の下垂体から分泌されるホルモンが欠かせません。通常、卵巣の大きさは親指の先端ほどといわれています。卵巣は子宮から左右に1個ずつ、2つあります。

何らかの障害で、この卵巣の役目がうまく果たせなければ、不妊の原因になることがあります。

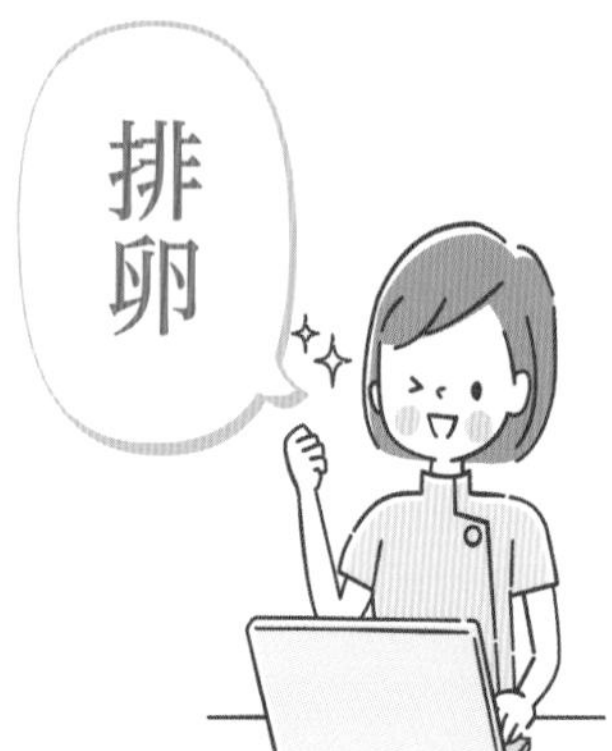

卵巣の中では成熟卵子が育ち排卵します

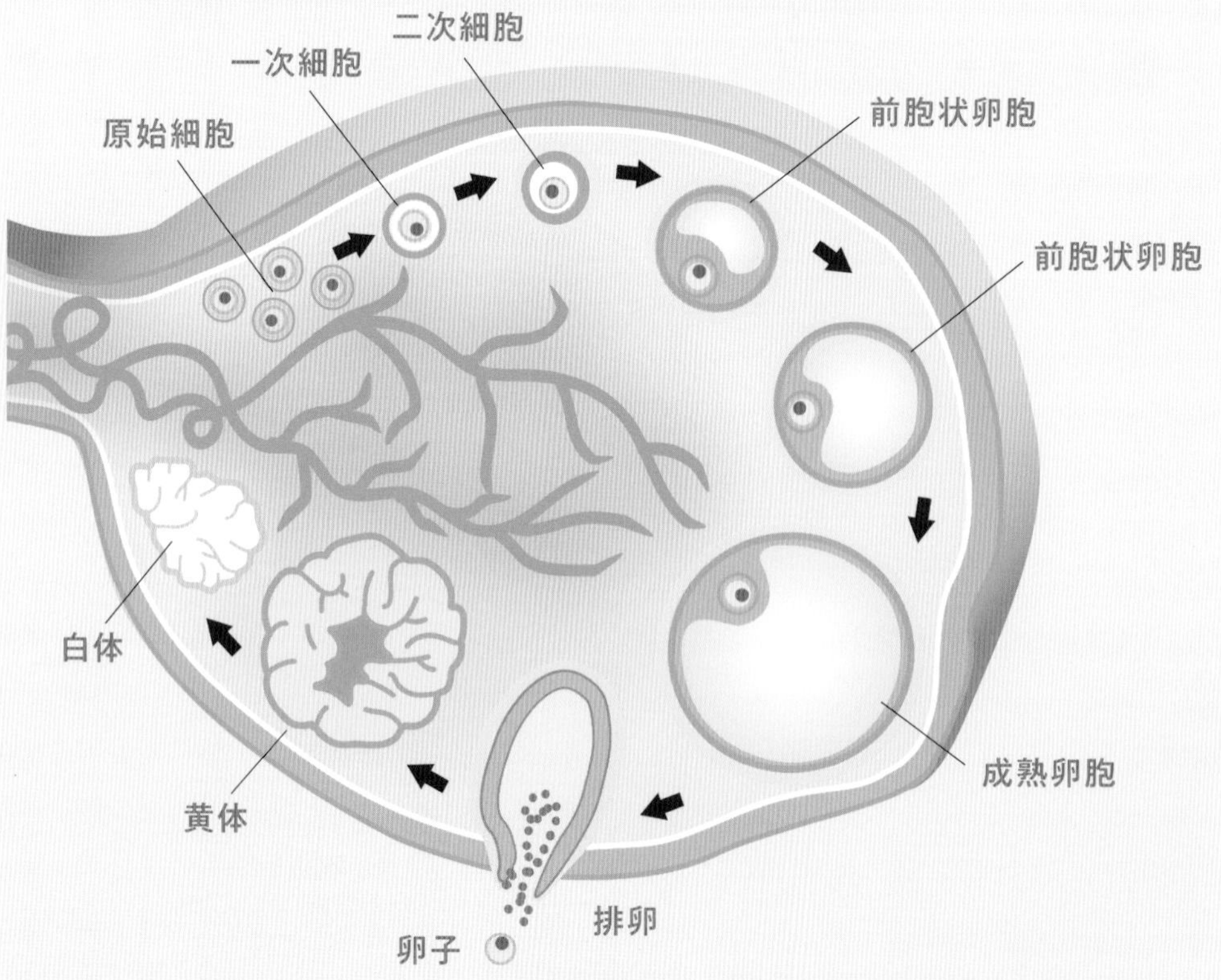

卵巣の中では、問題がない限り、繰り返す月経周期に合わせて成熟卵胞が育ち、成熟卵子が排卵します。

POINT
知っておきたいこと

- 卵巣の役目
- 月経サイクル（ホルモンバランスとストレス）
- 栄養や生活習慣に気を使おう
- 卵巣機能不全・排卵障害
- ＡＭＨ（卵巣予備能）を知ろう

月経周期の乱れ

卵巣で卵子が育つのも、排卵するのも、脳の下垂体から出るホルモンでコントロールされています。このホルモンバランスが崩れると、月経周期が乱れ、生理不順を起こし不妊の原因になることがあります。ホルモンバランスを崩さないためには、日頃から栄養バランスのとれた食生活をし、過度のストレスのない生活をしましょう。とはいえ、もともとの体質からくるとする診断も多いため、婦人科で排卵の有無や子宮の病気などを早めに診てもらうとよいでしょう。

卵巣機能不全・排卵障害

卵巣が正常に機能せず、月経周期が乱れたり無月経になったり、さまざまな障害が起こることが卵巣の機能不全です。卵巣の発育不全や形成不全、脳の下垂体の病気や薬剤の副作用などによっても起こります。

排卵障害は、排卵がなかったり異常で不規則な状態をいいます。原因として、視床下部や下垂体、卵巣に異常があり、過度な体重の増減も関係することがあります。

また、多嚢胞性卵巣症候群と高プロラクチン血症がよく挙げられます。

多嚢胞性卵巣症候群は、卵胞の成長が途中で止まり、小さいままの卵胞がたくさん卵巣内に残ってしまう症状です。卵巣内で卵胞が育たなければ排卵しませんから、ホルモン療法などで排卵を促して妊娠を目指します。

高プロラクチン血症は、原因として脳腫瘍や薬剤の副作用、甲状腺の異常などが考えられます。プロラクチンは母乳を作るホルモンで、授乳期であれば次の妊娠を避けるために働くものですから、それが普段高ければ不妊症状に結びついてしまいます。薬物療法などで治療が行われます。

AMH値（卵巣予備能）

卵巣内では、月経周期中に脳の下垂体から出るFSHの影響を受け、卵胞が成長します。AMHは、卵胞の成長過程の前胞状卵胞から分泌される抗ミュラー管ホルモンのことで、この値を測ることで卵巣内にどのくらいの卵子が残っているかを調べる（予測する）ことができるものです。妊活と向き合うためにも、妊娠出産へ向けてのプレコンセプションケアとしても、AMH値は参考となり、この値を調べることは不妊治療でも欠かせない検査となっています。卵子の残りの量だけでなく、排卵障害などを診るのにも参考とされます。

AMH値が低すぎる、高すぎるから妊娠ができない、妊娠率が下がるというものではなく、不妊症や将来の妊娠に向けての治療法や、ライフスタイルを探る意味で大切なものと考えておくのがよいでしょう。

月経（生理）不順のいろいろ

・無月経

続発性無月経の場合、3カ月以上月経がない状態をいい、思春期から閉経期までの女性に起こる可能性があります。これに対し原発性無月経は、大人への成長過程で18歳を過ぎても月経が起こらないことをいい、原因は生まれつき子宮がなかったり卵巣が機能しなかったり、脳の下垂体から卵巣を刺激するホルモンが出ないような異常がある時に起こります。

・稀発月経

月経の間隔が39日以上空くような状態をいいます。

・頻発月経

生理の周期が24日以下と短い場合をいいます。

・過多月経

出血量が異常に多いことを過多月経といい、140ml以上の量でレバーのような血のかたまりがあります。

・過長月経

生理が8日以上続く場合のことを過長月経といい、経血の量が多くなります。月経不順の場合、卵巣の働きが不十分で排卵が順調に行われないことが多く、卵巣ホルモンの機能低下が原因のこともあります。妊娠がしにくくなることもありますから、早めの婦人科受診でホルモンの分泌状態を調べておきましょう。

1～2回の乱れは様子をみて、それ以上であれば婦人科を受診し、卵巣のエコー検査やホルモン採血検査を受け、相談するとよいでしょう。また、過労やストレス、肥満、過度なダイエットなどが原因として考えられることもあれば、何らかの婦人科系の病気や卵巣の病気が原因で月経不順になることがあります。

年齢とAMH値

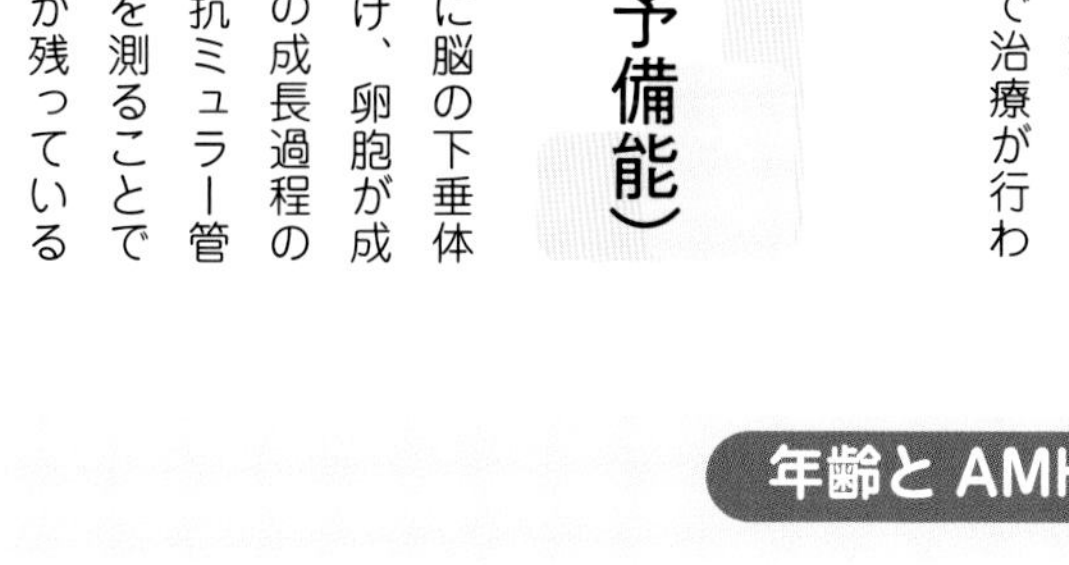

AMHの値は、卵巣予備能ともいい、卵巣に卵子がどのくらいあるかの目安にします。この値を2歳レンジで示した平均値グラフ（左）は、数値が高ければ卵子の数は多く、低ければ残り卵子の数が少ないことを示しています。

グラフは「女性の生殖年齢適齢期を如実に示す」かのように年齢によって下がることがわかります。不妊治療では、この情報も加味されて治療計画が立てられます。

（グラフ：とくおかレディースクリニック提供）

topic 2-2

卵管因子

受精やその後に影響

排卵（卵巣）に関わる不妊の原因因子を見てきましたが、卵巣に続く働きをするのが卵管です。卵管は子宮と繋がっていて、左右にある10センチほどの細い管です。子宮側から間質部、峡部、膨大部、采部に分けられます。排卵して卵子が卵巣から飛び出すと、まずは采部にある卵管采が卵子をキャッチして膨大部に取り込みます。そして、膨大部で卵子と精子が受精します。受精した受精卵（胚）は、分割成長しながら1週間ほどかけて子宮内・子宮内膜へとたどり着き、着床します。

この着床の前までの工程に関係してくるのが卵管で、この過程にある不妊原因が卵管因子です。それには卵子を取り込めないピックアップ（キャッチアップ）障害、精子や受精卵（胚）の通過障害となる卵管の詰まり（閉塞や狭窄、癒着）、卵管炎などがあり、それらは子宮内膜症や卵巣の腫れなどが原因のこともあります。

卵管の役目

卵管では、卵管采部の卵管采が卵子をキャッチして卵管膨大部に取り込み、そこで精子と受精して受精卵（胚）ができます。胚は、自らの栄養と卵管内にある卵管液から栄養をもらいながら、卵管内で分割成長し、桑実胚、胚盤胞へと成長します。そして、胚盤胞は子宮に達すると内膜に着床します。

この胚盤胞までの胚の成長にとって良い環境を整え、守り、移動を促すのが卵管の役目です。

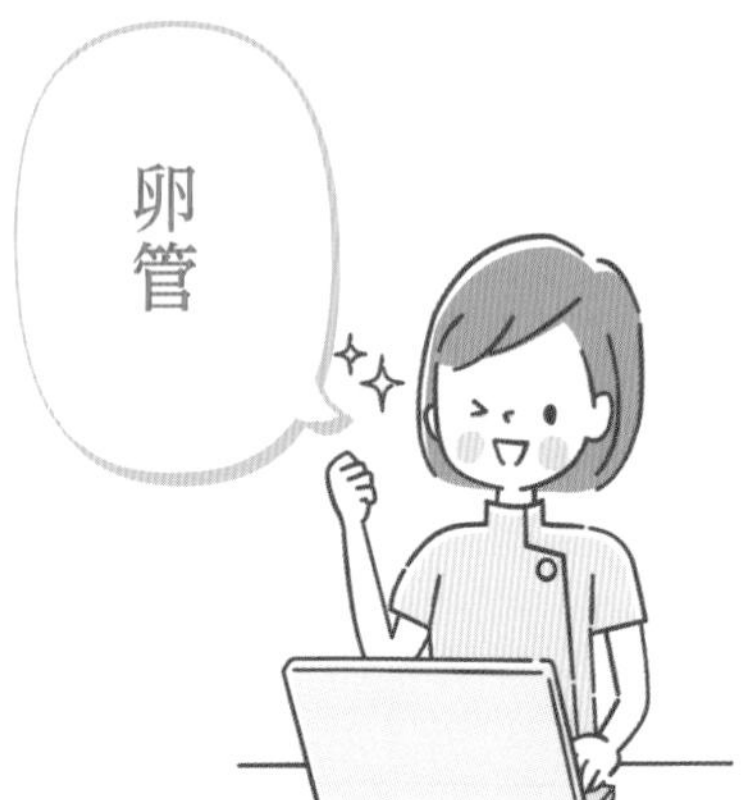

卵管の中では受精が起き、受精卵（胚）が育ちます

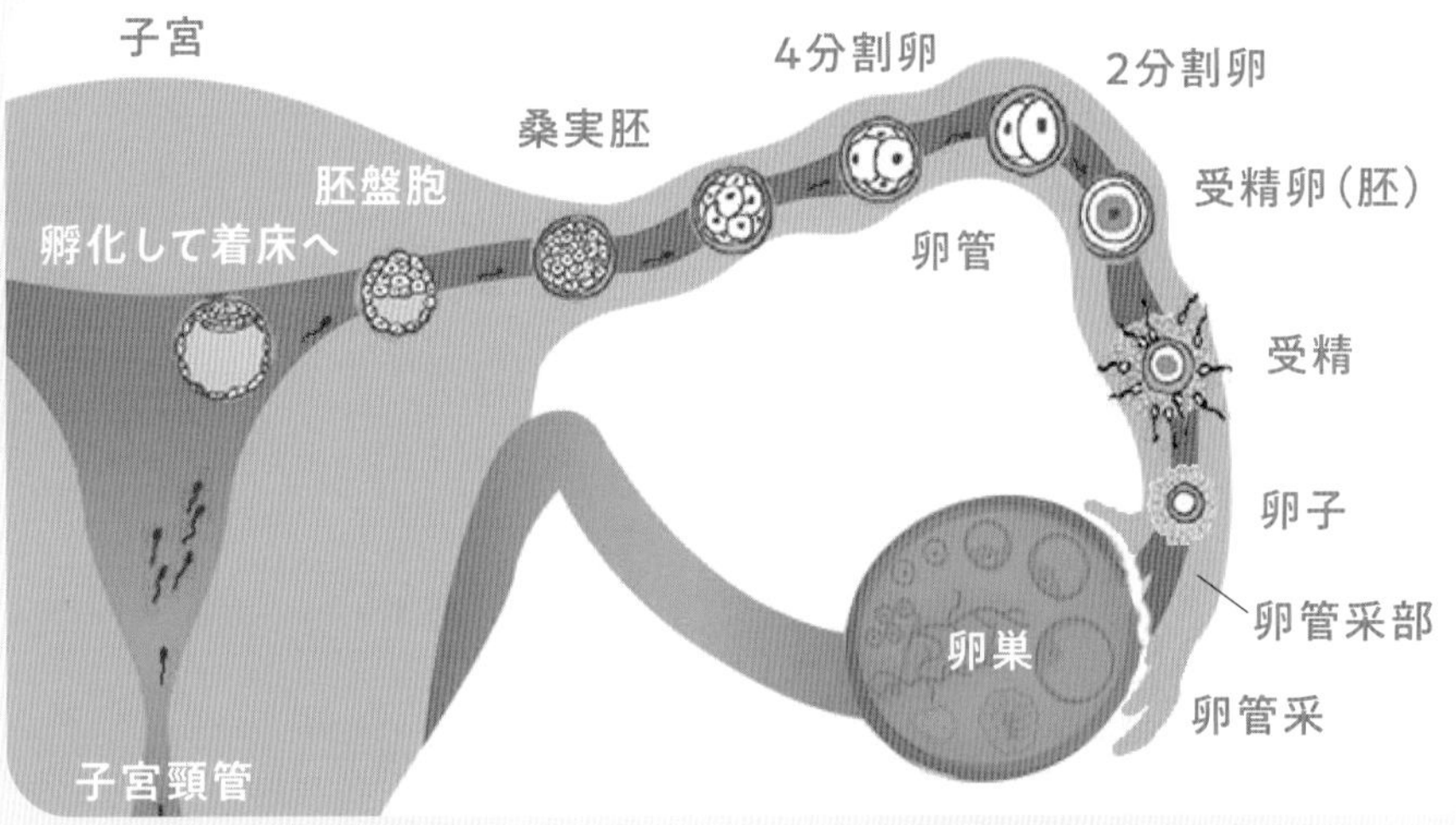

妊娠していく時に卵管の中で起こることの様子を示しました。図では、全ての条件を1画像に描き込んでいますので、実際には同時に起きているわけではありません。工程は、まず卵巣で育ち排卵した卵子を卵管采がキャッチして卵管内膨大部に取り込みます。そこで精子と受精します。この時、精子は排卵時期に合わせ腟内射精され、子宮頸管を通過して、膨大部まで届く、あるいは届いていることが必要です。そして受精した胚が順調に成長して、胚盤胞まで達し子宮内膜まで運ばれなければなりません。そこで、無事着床して妊娠となり、問題がなければ妊娠が継続し、胎児へと育っていきます。

ですから、卵管はとても大きな役目をになっていることがわかります。

体外受精の治療では、培養室がこの役目を担っています。体外培養の環境のお手本はこの卵管にあるわけです。

POINT
知っておきたいこと

卵管の役目
・卵管采が卵子をキャッチ
・精子と卵子が受精するところ
・受精した卵（胚）が育つところ
（成長などを促す卵管液）
・胚を子宮に運ぶ（胚は子宮内膜に着床する）

ピックアップ障害
・卵管采が排卵した卵子を上手く取り込めない・卵管炎

卵管閉塞、卵管狭窄、卵管癒着
・精子や受精卵が卵管内を通過できない

卵管水腫
・クラミジア感染症
・子宮内膜症・卵管留水腫

ピックアップ障害

卵管采が排卵した卵子を卵管内に取り込めないことをピックアップ障害といいます。女性の原因不明不妊の大半を、クリニックの多くがこの症状によるものとしているようです。原因は、卵管に卵子を取り入れられなくなる何らかの不具合があること、子宮筋腫や子宮内膜症があることなどが挙げられます。

また、卵管自体が炎症を起こして癒着し、機能していないケースもあります。

卵管の炎症は、腟から病原菌が入り込み、菌が子宮頸管から卵管まで達して感染することで起きます。感染菌は大腸菌やブドウ球菌、クラミジア、淋菌などで、性行為による感染もあり、原因不明の炎症もあるようです。卵管の癒着があると、卵管采がうまく動くことができず、卵子をピックアップできません。

卵管閉塞や狭窄、癒着（卵管の詰まり）

ピックアップ障害は主に卵管采が原因となる障害ですが、同じように、受精が行われない症状を起こす原因に、卵管が詰まってしまう卵管閉塞や卵管狭窄（狭くなる）、卵管癒着があります。

卵管が詰まっていると精子や受精卵が通過できなくなるため、不妊の原因になります。性交後、精子は腟から子宮頸管を通り子宮へと進みますが、続く通り道の卵管が詰まっていれば通過できず、卵子と出会うはずの卵管膨大部までたどり着けません。仮に詰まり具合でたどり着いて受精ができたとしても、精子よりもずっと大きい受精卵が通過できる保証はありません。

こうした障害をあらかじめ検査して診るのが、卵管造影検査や通水検査です。検査は、詰まりを通す効果もあると考えられることから、治療を兼ねているとの見方もあり、この検査後に妊娠する例もあります。

卵管水腫

卵管水種（卵管留水症）は、卵管の中に分泌液が溜まり、卵管が拡張した状態をいいます。原因として、クラミジア感染症、子宮内膜症、腹部手術の既往歴などがあり、おりものの増加や不正出血、腹痛をともない、不妊症の原因となります。原因になる理由として、胚に対して毒性がある、着床する能力を落とす、溜まった液が胚を流してしまうなどの説があるようです。

子宮外妊娠の多くは頸管内着床

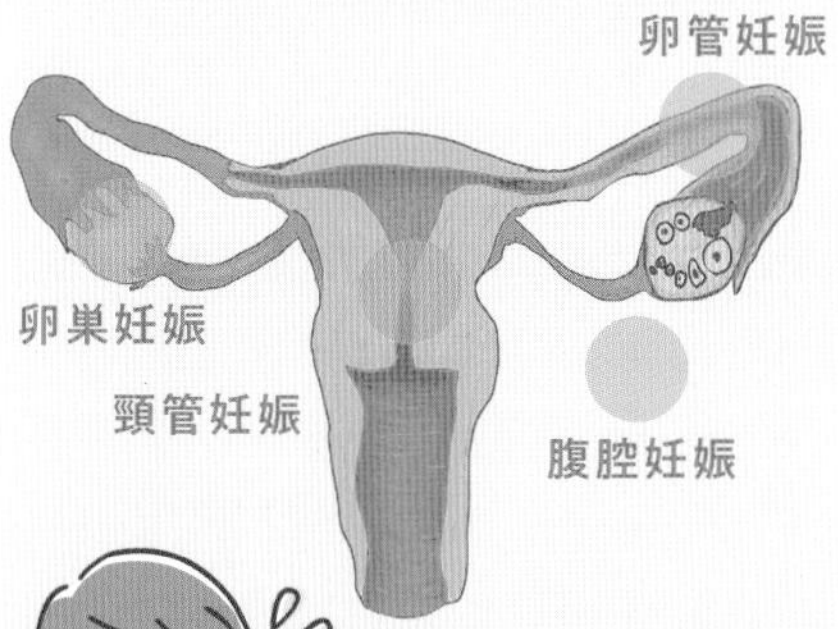

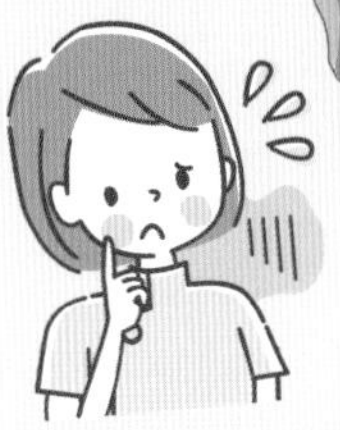

受精して成長した胚は、子宮内膜に着床する以外で成長することはできません。しかし、子宮外で妊娠してしまうことがあります。もちろん妊娠継続は不可能なのですが、それが一番起こりやすい場所が卵管内です。その理由が、不妊の原因となる卵管障害（卵管因子）と大きく関係しています。

子宮外妊娠（異所性妊娠）の発症原因（下記）を見てみてみると、卵管に関するものが多いことがわかります。

胚が成長する場所といえば、いかに卵管が妊娠につながる大事な場所かがわかります。

不妊治療の場合、この卵管をお手本に培養室・培養環境が準備され、体外受精や胚培養が行われます。

また、原因に治療や治療歴によるものがあることにも注目しておきましょう。

発症の主な原因

- 卵管付近の炎症（多くは性感染症による）
- 子宮内膜症
- 卵管周囲癒着
- 卵管閉塞・卵管狭窄
- 体外受精
- 胚移植
- 過去に子宮外妊娠の経験
- 過去に帝王切開の経験
- 骨盤腹膜炎
- 卵管形成手術など

原因不明不妊ってな〜に？

原因不明と聞くと驚くかもしれませんが、不妊症での原因不明は、一般的な検査を一通り行っても明らかな原因が判明せず、異常は無いものとしてタイミング療法で妊娠を目指し、半年以上経っても妊娠に至らない状態をいいます。不妊原因の11％が、この原因不明に当たるそうです。

このような状況の場合、次のステップとして、一般検査以上の本格的な検査を行って原因究明に当たり、必要な治療を行うようにします。

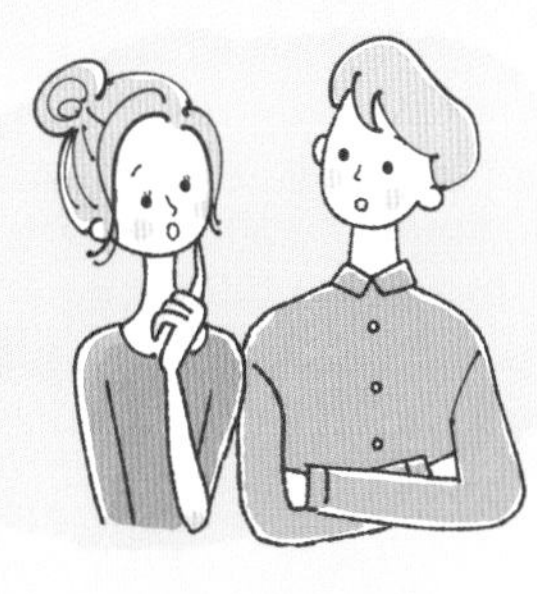

topic 2-3

頸管因子

精子が子宮に入れない

子宮頸管は、膣と子宮の間にあって、実はとても大切な役目を担っています。膣のあるデリケートゾーンの粘膜は皮膚よりもバリア機能が弱く、感染しやすいところです。男性を受け入れるために柔軟性のある生殖器の大事な部分ですが、感染すれば妊娠を困難にする多大な影響を及ぼしかねません。そこで、膣内には環境をきれいに保つ自浄作用があります。とはいえ、もともと女性にとって射出精液は自分の中に存在しない異物です。そして、精液には雑菌も混ざっています。それらの侵入を日頃防いだり、子宮の出口を閉じて異物の混入を防ぐのが頸管なのです。

ただし、排卵が近づくと内部の粘液が精子を通しやすい性状へと変化し、精子の進入を促します。それがなくては精子は卵子と出会えません。ですから最も大事な機能です。

これら機能に問題が起これば不妊の原因となります。その主な原因因子が頸管粘液不全と抗精子抗体です。

子宮頸管の役目

はじめに子宮頸管の役目をもう少し見ていきましょう。

妊娠すると、子宮は赤ちゃん（胎児）が育つ大事な袋となります。そこから赤ちゃんが出ないように留めておく役目をするのも子宮頸管なのです。その大事な役目があることも知っておきましょう。

先に記した子宮頸管粘液の変化は、卵胞期には少量で粘稠性が高く、精子は進入できません。しかし、排卵期が近づくと女性ホルモンのエストロゲン（卵胞ホルモン）の働きによって分泌量が増加し、その性状も変化するため、精子は子宮腔内に進入しやすくなります。この役目も排卵後には、女性ホルモンのプロゲステロン（黄体ホルモン）によって粘液分泌が抑制されるようになるため、粘液量や性状が戻り、精子は再び進入できなくなります。

不妊治療のタイミング療法は、こうしたホルモンの変化などを調べることで排卵期（性交の時期）が伝えられます。

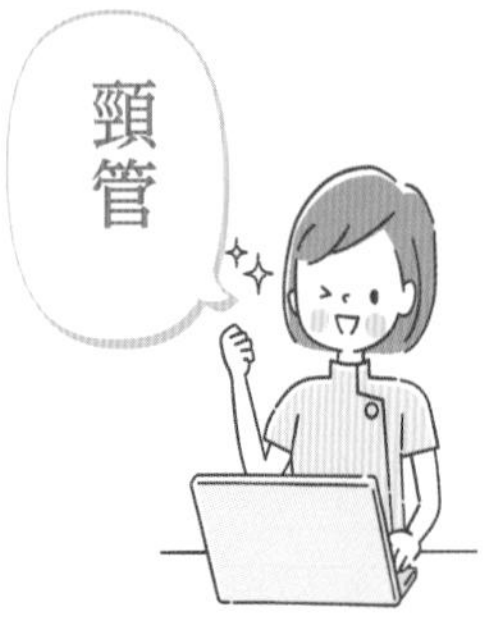

子宮頸管は排卵期になると精子を通します

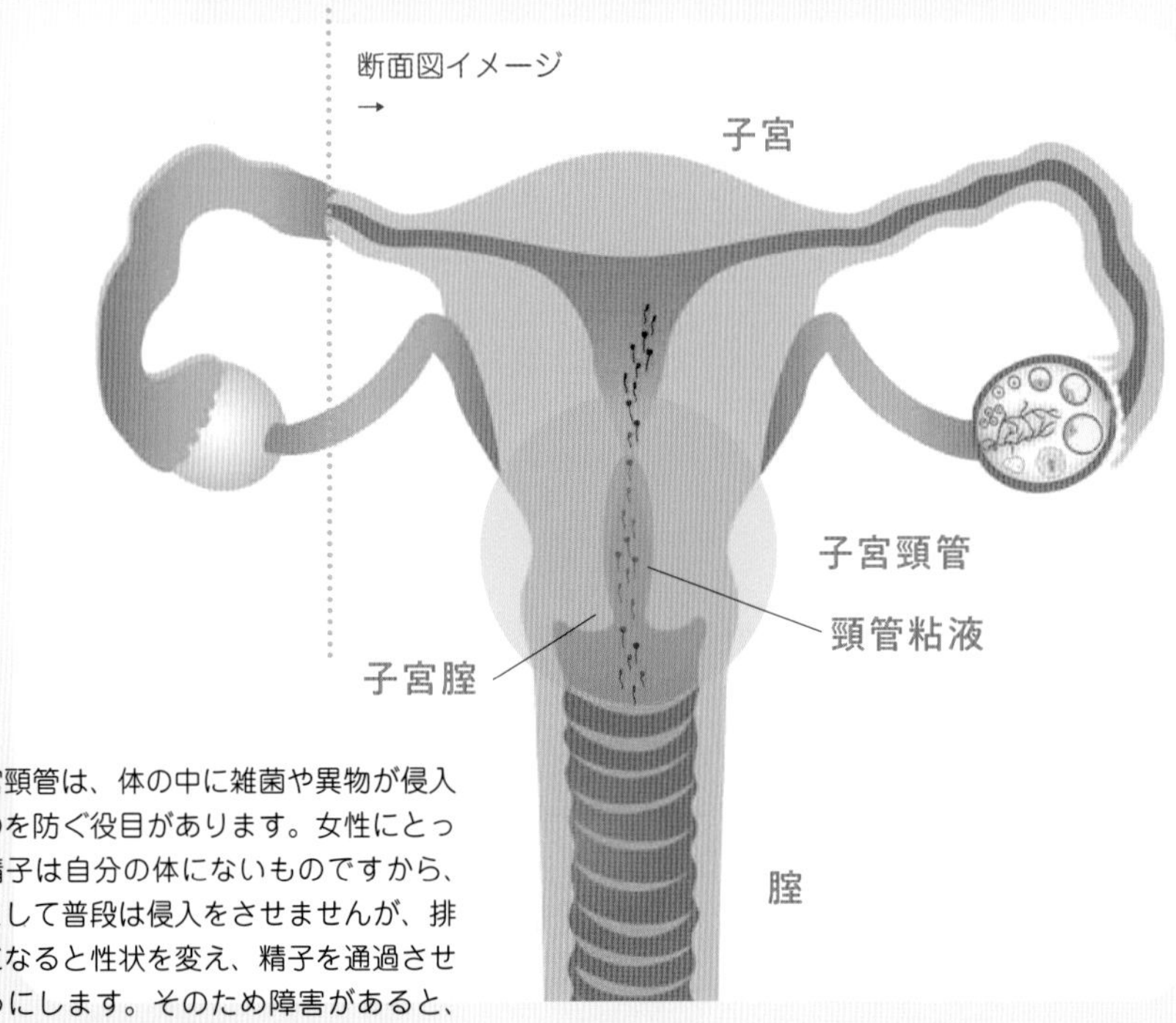

子宮頸管は、体の中に雑菌や異物が侵入するのを防ぐ役目があります。女性にとって、精子は自分の体にないものですから、異物として普段は侵入をさせませんが、排卵期になると性状を変え、精子を通過させるようにします。そのため障害があると、精子を死滅させたり通過させないなどの症状が起き、受精するまでに至りません。

POINT
知っておきたいこと

子宮頸管の役目
・普段は異物とするが適時に精子を子宮に通す
・他のことも調べる！

頸管粘液不全
・精子が子宮に辿り着けない＝卵管まで辿り着けないため受精ができない

抗精子抗体
（精子免疫異常）→2-4免疫因子

頸管粘液不全

頸管粘液の分泌が少なかったり、精子が通るのに適していなかったりすると、排卵期でも精子は子宮内に入れなくなってしまいます。問題なく排卵が起きて卵子が卵管膨大部で精子を待ち、受精を待っていたとしても、精子が到達できずに出会うこともなく受精することができません。このように頸管粘液の分泌量が不十分であったり、性状の変化が精子の進入に適していなければ妊娠しにくくなってしまいます。

この状態が頸管粘液不全です。

症状として、クロミッドを長期間服用した場合や子宮頸管に炎症がある人に多く見られるようです。

そして、排卵前後でも精子が進入できない状態になってしまったり、腟内に細菌が増えやすくなることで精子が破壊されるようになってしまうことがあります。

そのような状態にないかを調べるために子宮頸管粘液検査があります。

検査は、子宮頸管粘液の一部を採取し、頸管粘液量、透明性や色、粘り具合・粘性やpH、シダ状結晶（排卵期の粘液をスライドグラスに採取して乾燥させたときに見える模様）のチェックをします。スライドグラスとは顕微鏡を覗くときに調べるものを置く小さな長方形の透明板のことです。（P35下のイラスト参照）

また、子宮頸管粘液検査は、排卵期に卵胞ホルモンをチェックして卵胞の成熟度を見るためにも行う検査です。

抗精子抗体
(ASA Anti-Sperm Antibody)

精子を異物あるいは外敵とみなし、精子の動きを妨げてしまう抗体のことを抗精子抗体といいます。女性ばかりでなく、男女ともに持つ可能性があり、不妊症の原因になります。

女性にとっては、精子はもともと体に存在しないものですから異物とみなし、それに対する抗体ができてしまう可能性があるといわれています。男性にとっては、ふだん精液と血液は混ざらないようにバリア機能に守られているものの、精巣や精巣上体などの炎症、外傷などの影響によって血液中に精子が入ってしまうことがあります。すると自分の体の中に、血液が精子を異物とみなす抗体ができる可能性があります。

抗体には、精子同士がくっついて凝集してしまう**抗精子凝集抗体**や動きを止めてしまう**抗精子不動化抗体**などがあり、抗体全体が詳しくは解明されていない面もあるようです。

抗精子抗体は頸管粘液、子宮腟、卵管内に認められる抗体で、陽性の場合、精子の表面に結合して精子の動きを止めてしまいます。したがって自然妊娠の確率はかなり低くなり、不妊治療の適用となり顕微授精が勧められます。

抗精子抗体検査

結合抗体の有無を調べるイムノビーズ法、精子不動化試験などの検査があります。

イムノビーズ法は、小さなビーズの粒を使用し精子の表面についた抗体の有無を調べます。試験して抗体がビーズの粒についていれば陽性、ついていなければ陰性と判断します。

精子不動化試験では、抗精子抗体を持った患者さんの血清を、検査用正常精子と混ぜ合わせて運動率の低下を調べます。この低下変化を測定し、どの程度の障害であるかを示す値をチェックします。

高感度抗精子抗体検査

選別した夫精子での抗精子抗体検査：
抗原性が高く高感度での検出が可能

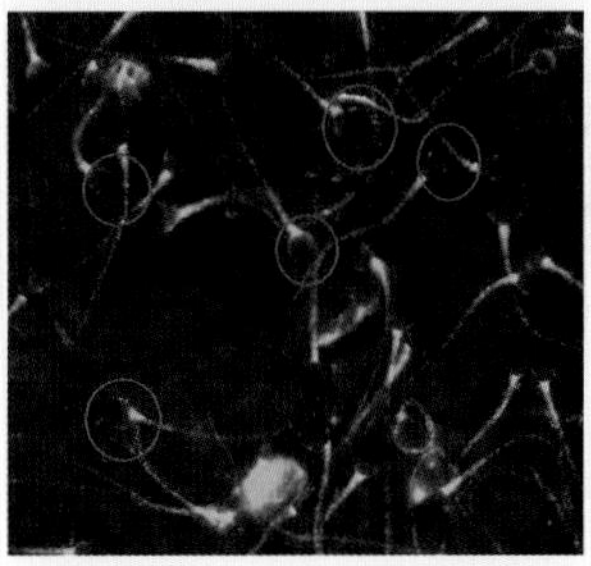

提供：エス・セット　クリニック

精子の構造を見てみましょう

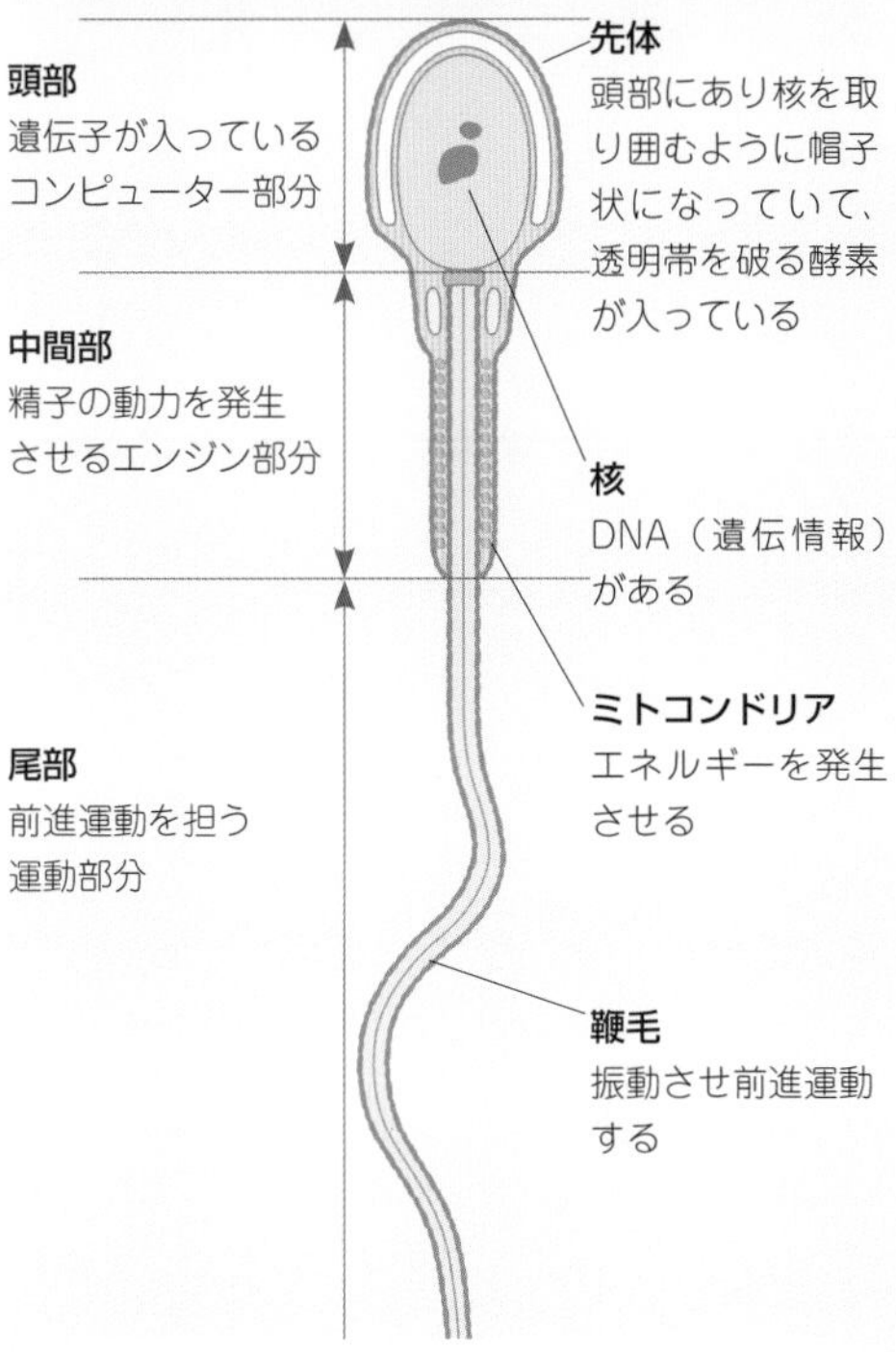

精子は、大変特殊な細胞です。なぜなら、持ち主となる男性の体を離れて、子孫を残すために重要な役割を果たすからです。

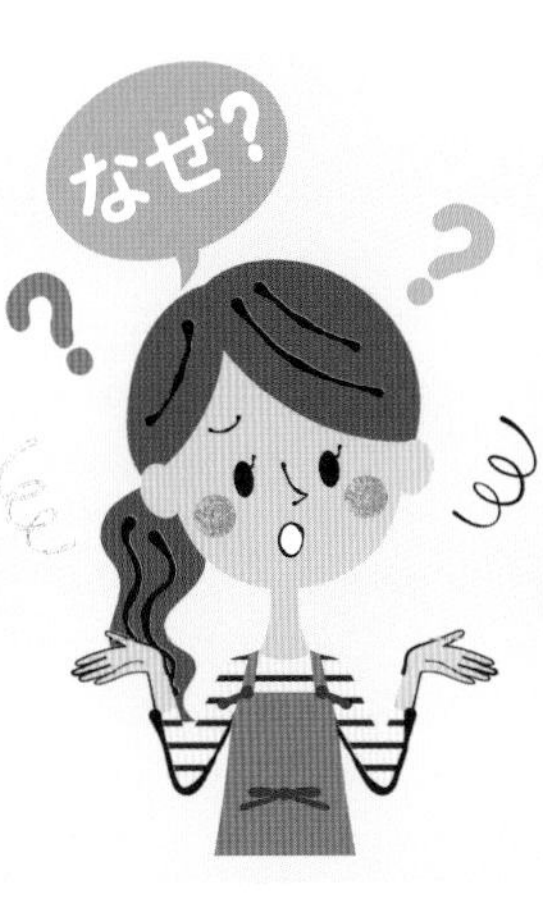

相性ってあるの？

先生に、「抗体があるため、妊娠が難しい。違う相手だと妊娠する可能性はあるが、ご主人とは相性が良くない」と言われました。それもショックだったのですが、それ以外に問題はないから体外受精で妊娠は大いに期待できるとのことで、気持ちを切り替えてARTに臨んですぐに妊娠しました。旦那とは仲も良いのに、こんなところで相性が悪いって皮肉ですよね。

それを知らなかったら、ふたりでいくら頑張ってもずっと妊娠できなかった、今の時代に生きていて良かったとのこと。

相性はあるのですね。

topic 2-4

免疫因子

免疫とは、読んで字のごとく、「疫」を「免れる」こと。ウイルスや細菌、病原体などの外敵に感染した細胞や異常を起こした細胞を、体にとっての「異物」と認識して攻撃し、取り除こうとする働きのことです。この免疫のおかげで、病気や感染症などから自分の体を守り、正常な機能を保つことができます。異物を攻撃して排除する時に、中心となるのが「抗体」と呼ばれるタンパク質です。

しかし、この人にとっては欠かせない重要な機能である免疫が、不妊の原因になることもあります。たとえば、精子免疫異常の抗精子抗体などで、これは全体の1割ほどに見受けられます。抗精子抗体は、女性側にだけあって精子を侵入させない（または殺してしまう）抗体だと考えがちですが、男性自身の中でも作り出してしまうことがあります。

ここでは、抗精子抗体をはじめ、抗透明帯抗体、抗核抗体などを理解するとともに、日頃からできるだけ健康や良い体調を保つという意味での、いわゆる「免疫力」についても見ていきましょう。

抗精子抗体
（ASA Anti-Sperm Antibody）

前ページでも述べたように、男性の場合、精巣上体などの炎症により、普段は合わさることのない血液と精子が合うことで、血液が精子を敵とみなして抗体を作ってしまうことがあります。それが抗精子抗体です。

この抗体には、精子同士がくっついて凝集してしまう抗精子凝集抗体や、動きを止めてしまう抗精子不動化抗体などがあり、これら抗精子抗体は、頸管粘液、子宮腔、卵管内にも認められます。陽性の場合、自然妊娠の確率はかなり低く、不妊治療の適用となり顕微授精が勧められます。

ただ、抗体全体の詳しいことはまだ解明されていない面もあるようです。

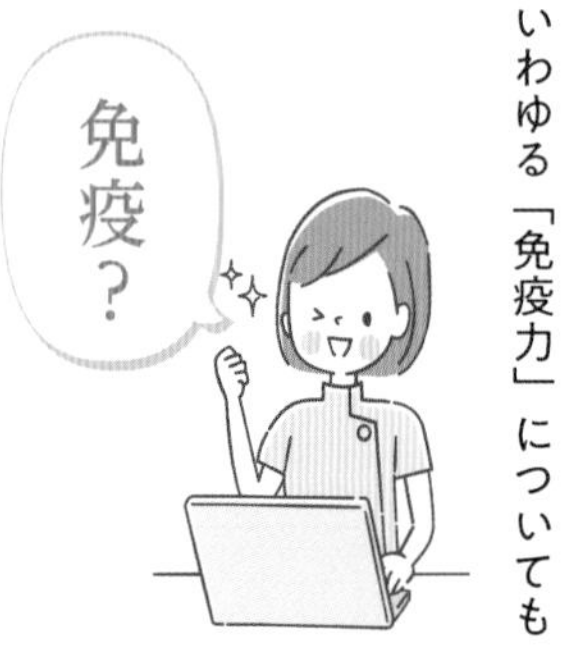
免疫？

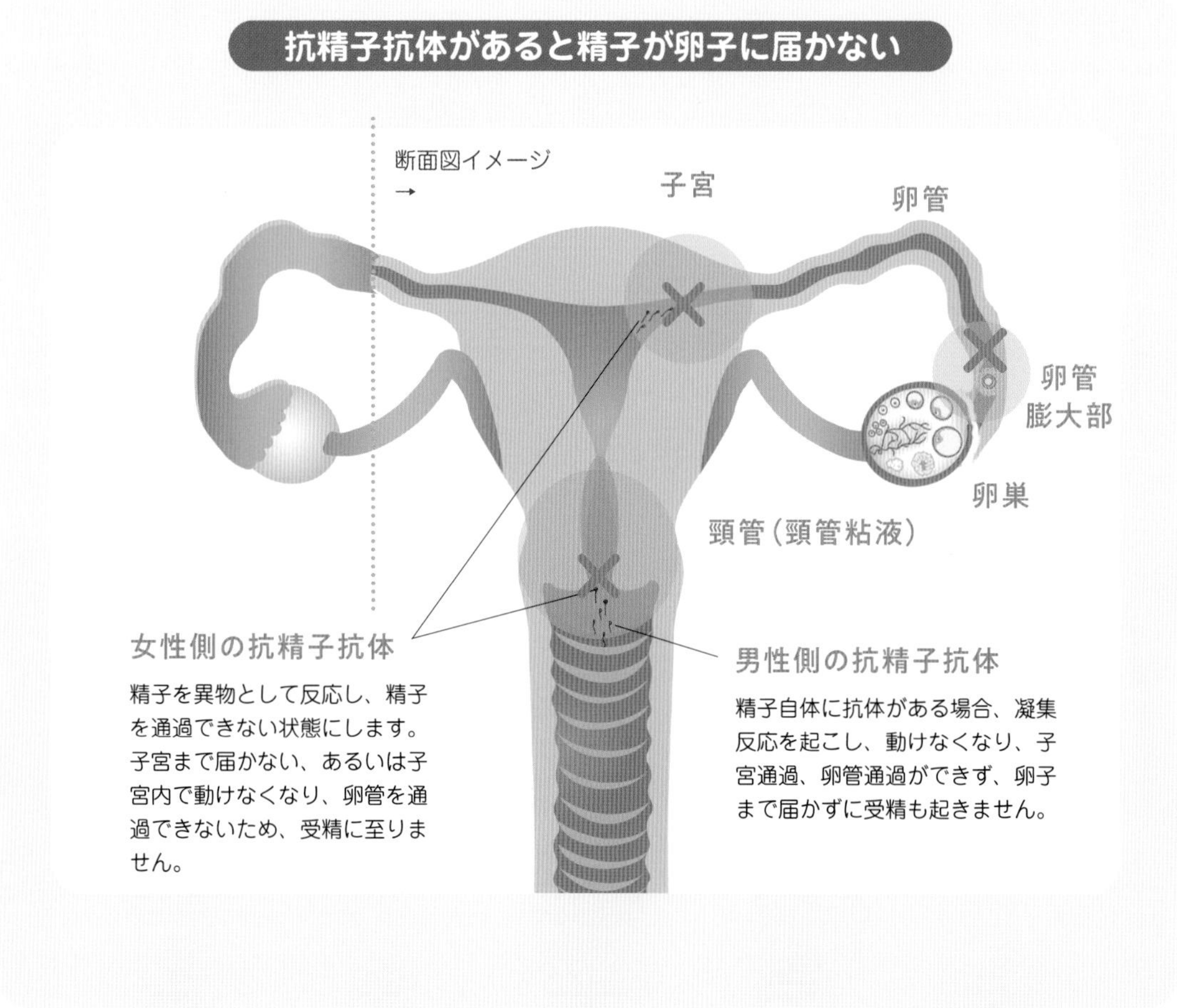
抗精子抗体があると精子が卵子に届かない
断面図イメージ
→
子宮
卵管
卵管
膨大部
卵巣
頸管（頸管粘液）
女性側の抗精子抗体
精子を異物として反応し、精子を通過できない状態にします。子宮まで届かない、あるいは子宮内で動けなくなり、卵管を通過できないため、受精に至りません。
男性側の抗精子抗体
精子自体に抗体がある場合、凝集反応を起こし、動けなくなり、子宮通過、卵管通過ができず、卵子まで届かずに受精も起きません。

POINT
知っておきたいこと

抗精子抗体（精子免疫異常）
・精子が子宮に辿り着けない＝卵管まで辿り着けないため受精ができない

抗透明帯抗体

抗核抗体

免疫のことを知っておこう！
免疫力が低い＝月経周期の乱れ
ストレス＝体調不良
筋肉量の衰えが招くもの＝低体温化
（妊娠しづらいからだとなる）
プレコンセプションケア

抗透明帯抗体

卵細胞質の周りを取り巻く透明帯（糖タンパク質の層）には、卵巣内での発育過程で必要な栄養素を顆粒膜細胞から取り込んだり、受精時に多精子受精を防止したり、受精後の分割成長段階で割球（細胞）がバラけないようにまとめたり、受精卵が子宮までの移動中に卵管に付着するのを防止する大事な役目があります。これらの役目は、卵細胞質が精子を正しく認識し、問題なく1つの精子と受精することで役目を果たします。

この働きに対する抗体が抗透明帯抗体です。この抗体がある場合、透明帯の働きを攻撃してしまうため、卵胞の発育や受精における精子結合、精子の先体反応の誘起障害、透明帯からの胚の脱出障害の原因となる可能性が考えられています。

あなたは大丈夫？
こんな時、免疫力を高めましょう！

- 基礎体温が低いと免疫力も低下
- 筋肉量の衰えが低体温を招く
- 低体温を改善して免疫力をアップ！
- 免疫力はウンチの量で決まる！？

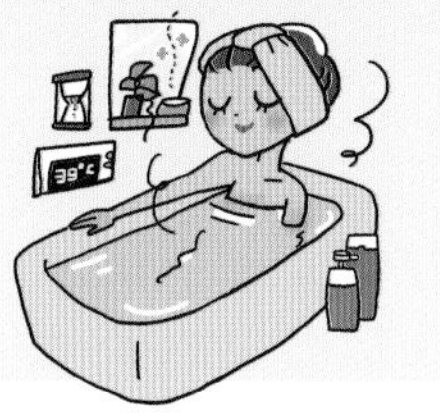

抗核抗体

（ANA Anti-Nuclear Antibody）

本来、免疫は細菌やウイルスなどの外部から侵入しようとする敵から体を守るように働きますが、この免疫が自分に向かって暴走してしまうことで発症する病気を自己免疫疾患といいます。この自分の体に対して作られる自己抗体のことを抗核抗体といいます。抗核抗体は、核内にある様々な抗原性物質（各成分のタンパク質）に対して作られる抗体の総称で、膠原病（こうげんびょう）の原因の1つと考えられています。

膠原病は、いくつかの病気の集合体で、代表的なものに、関節リウマチ、全身性エリテマトーデス（SLE）、血管炎などがあります。全身性自己免疫疾患と呼ばれ、発熱、関節炎、皮疹などの症状があります。今までは、妊娠が困難とされ、不妊の原因になるといわれていましたが、治療や管理の進歩もあり、膠原病（抗核抗体）があっても妊娠可能になってきています。

ただ、現状として不妊の原因となることや流産率の上昇などが報告されていますから、検査を受け、陽性の場合はしっかり医師に診てもらいましょう。

血液検査や精液検査で結果がわかり、抗体の種類も数多く判明されます。

免疫力が低下すると

いわゆる「免疫力」が低下すると、体にあるさまざまな器官の働きにも悪影響を及ぼす可能性があります。女性の場合は、女性ホルモンの分泌が十分でなかったり乱れたりして、月経周期のホルモンバランスを崩すことにも繋がります。人は、体調が悪くなると生殖面の機能から低下するといわれていますので、病気になれば、妊娠しやすさにも影響が出てくるかもしれません。

免疫力を保つには？

免疫力を保つ（または高める）には、次のようなことが効果的だといわれています。

- ●基礎体温を低下させない。
- ●適度な運動を続ける（元気な筋肉量を保つ）こと。
- ●栄養バランスの取れた食生活をすること。
- ●十分な睡眠をとること。
- ●日常生活で健康習慣を守る（健康習慣を壊す行いをしない）こと。

とくに現代の人は、文明が発展するとともに運動不足になりやすい環境にあるといえます。家電製品の進歩や移動手段（交通機関や乗り物）の進歩によって、生活が便利になり、家事や通勤・通学で運動量や活動強度が下がり、筋肉量も減少していることが指摘されています。こうしたライフスタイルの見直しも大切でしょう。

プレコンセプションケア

最近ではとくに「プレコンセプションケア」が話題となっています。プレコンセプションケアとは、妊娠前に妊娠のことをしっかり考えて、より健康的に妊娠期から出産・育児へ向かおうというものです。少子化の影響もあって注目されていますが、もし自分に不利な条件があるとしたら、それをどのように乗り越えればよいかを考え、解決していくことも含まれるでしょう。

プレコンセプションケアには、家族計画だけでなく、健康的なライフスタイル、不妊治療やそこで受ける治療法の選択にも大きく関係してきます。女性だけでなくカップルがふたり揃って健康を保ち、万全の状態で妊活に臨めるといいですね。

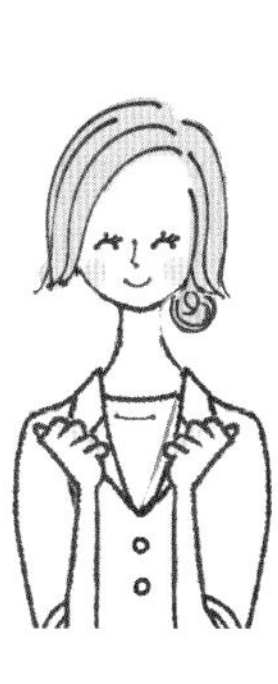

topic
2-5

子宮因子

子宮は、女性にとって生殖器官の本殿ともいえる器官で、とても神秘的なところです。子どもを宿し、生命を誕生させる部屋となるからです。実際には、よく洋梨を逆さまにしたような形の袋状の器官と紹介されます。骨盤のほぼ真ん中に位置していて鶏卵くらいの大きさ（成人女性）で、重さは約40～50g。長さは7～9㎝、幅は4㎝ほどです。上部が子宮体部で下に子宮腔、筒状の子宮頸部、腟とつながり、子宮体部の両サイドに卵巣と卵管がつながっています。このように子宮を中心に女性の生殖器はまとまっていて、妊娠に向けては、腟で精子を受け入れ、頸管粘液が精子を子宮内へと通し、精子は子宮を通過して卵管へと進みます。排卵期、卵巣から成熟した卵子が飛び出して卵管采にピックアップされ、卵管膨大部に取り込まれ、そこで精子と受精し、胚盤胞まで育って子宮内へと進み、内膜に着床します。今までも見てきたように、妊娠はこの経過が問題なく進むことで成り立ちます。

受精卵が最後に落ち着く部屋＝子宮には、どのような障害が起きやすく、どのような不妊に結びつく因子があるのでしょう。

子宮の役目

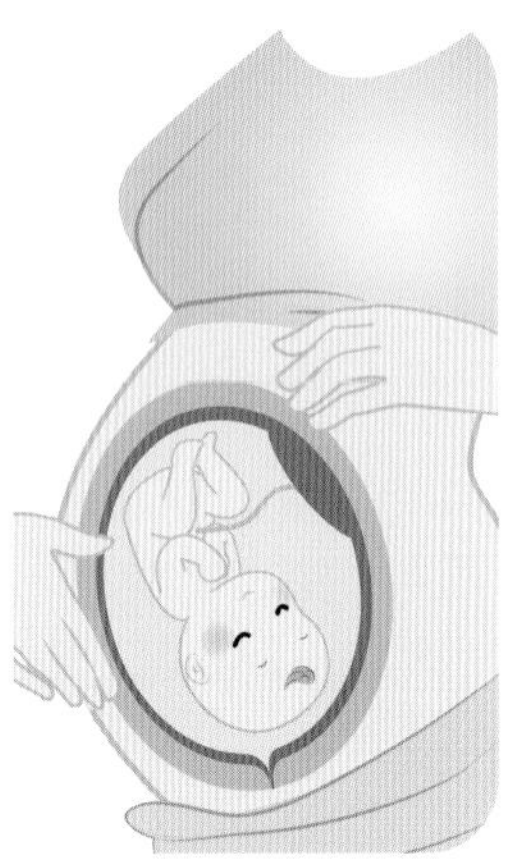

子宮は、受精卵が最終的にたどり着き、根をおろすところです。そのための準備として、黄体ホルモンが子宮内膜を厚くし、受精卵の着床を促します。最近の治療や検査で、子宮内の細菌叢も調べることができ、さらに着床環境を整える診療も進んできています。

着床後は、妊娠が継続するよう胎児に栄養を送り、いらないものを受け取る役目をします。

着床するときの胚盤胞（受精卵）には胎児になる内細胞塊と胎盤になる細胞塊（栄養外胚葉）があり、それぞれが子宮内で育つと子宮の壁にくっついた胎盤が、胎児が育つのをバックアップするように、

子宮と不妊原因

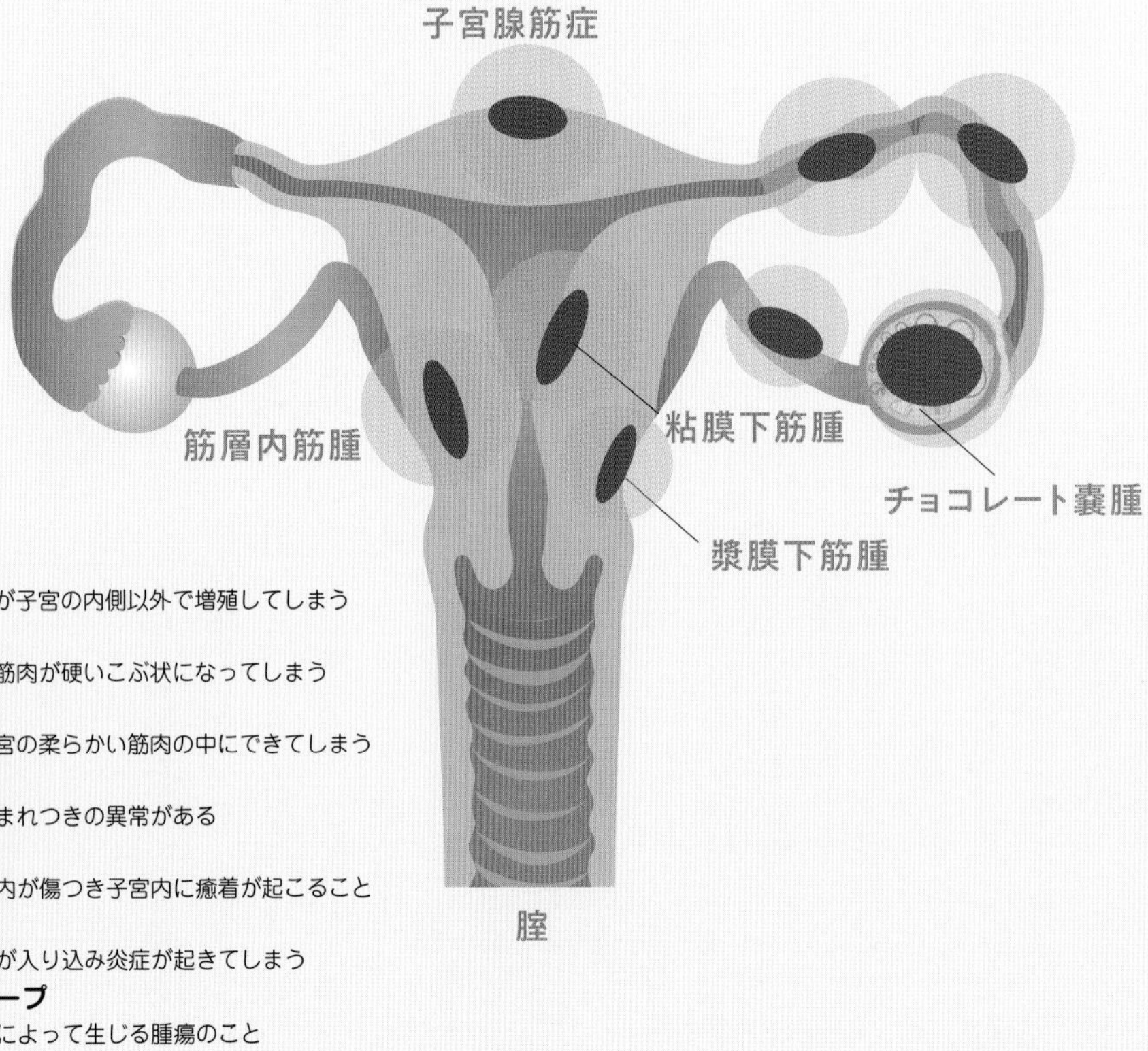

- **子宮内膜症**
  子宮内膜の組織が子宮の内側以外で増殖してしまう
- **子宮筋腫**
  柔らかい子宮の筋肉が硬いこぶ状になってしまう
- **子宮腺筋症**
  子宮内膜症が子宮の柔らかい筋肉の中にできてしまう
- **子宮形態異常**
  子宮の形状に生まれつきの異常がある
- **子宮内腔癒着**
  炎症などで子宮内が傷つき子宮内に癒着が起こること
- **子宮内膜炎**
  子宮内に菌などが入り込み炎症が起きてしまう
- **子宮内膜ポリープ**
  子宮内膜の増殖によって生じる腫瘍のこと

POINT
知っておきたいこと

子宮の役目、子宮異常の原因
・子宮内膜症　・子宮筋腫
・子宮腺筋症　・子宮形態異常
・子宮内腔癒着・子宮内膜炎
・子宮内膜ポリープ・子宮内膜が厚くならない

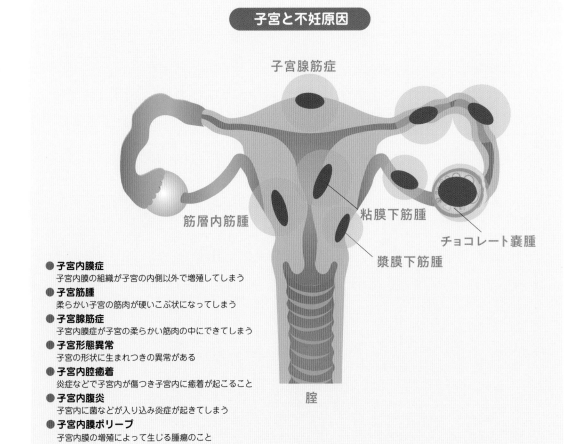

子宮につながったへその緒を通してお母さんの血液から栄養や酸素を胎児の血液に取り込み、いらなくなった排泄物をお母さんの血液に渡していきます。

妊娠がなければ、月経周期ごとのホルモン変化により、子宮体部の内側の子宮内膜（粘膜）は、はがれおちます。

子宮異常の原因

子宮内に異常があると、受精卵が着床できなくなったり、胎児が順調に発育できなくなったり、流産の原因になることもあります。

異常の原因としては、生まれつき子宮の形に異常があることや子宮筋腫などの良性腫瘍があること、子宮内腔の手術痕などによる癒着などが考えられます。子宮因子による不妊症の原因としては、以下の疾患があげられます。

それぞれ見ていきましょう。

子宮の形態異常の例

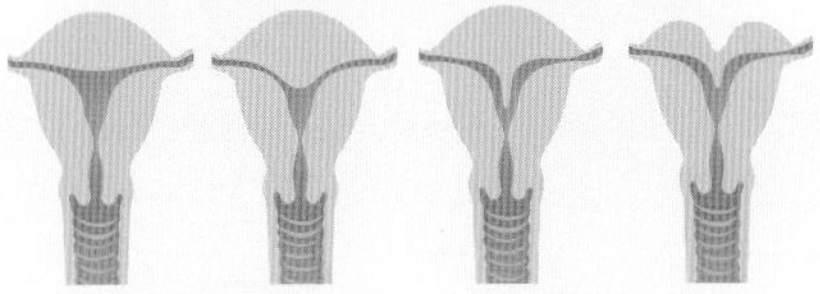

先天性子宮形態異常は5％ほどの女性に見られ、決してまれな病気ではありません。日常生活には問題ありませんが、治療をすることで妊娠や妊娠経過の改善が期待できます。詳しくは、産婦人科や生殖医療専門医に早めに診てもらいましょう。

●子宮内膜症とは

子宮の内側には子宮内膜がありますが、これと同様の組織が何らかの原因で子宮の内側ではないところで増殖してしまう症状が子宮内膜症です。月経のある女性の1割近くが発症しているといわれ、卵巣機能が活発な生殖適齢期にある20～30歳代の女性に多いようです。

●子宮筋腫とは

子宮は柔らかい筋肉でできた器官ですが、この筋肉の一部が硬いこぶ状になることがあります。これが子宮筋腫で良性の腫瘍です。30歳以上の女性の2～3割に見られる症状ですが、エストロゲン（卵胞ホルモン）の影響を受けて成長するので、大きさによっては不妊治療の前に摘出手術が必要になります。

ただ、子宮筋腫の患者さんでも妊娠して分娩できることも多いようです。それは発生する場所などにもよります。

子宮筋腫は発生する場所によって、**漿膜下子宮筋腫**、**筋層内子宮筋腫**、**粘膜下子宮筋腫**に分けられています。

漿膜下子宮筋腫は、不妊症の原因にはなりにくいものの、大きさにより卵巣や卵管の働きに悪影響を与えるようなら、不妊症となることもあります。

筋層内子宮筋腫も、子宮内腔を変形させるようであれば胚の着床を妨げてしまい、不妊症の原因となります。

粘膜下子宮筋腫は、子宮内に発生するため小さな筋腫でも胚の着床を妨げてしまい、不妊症の原因となります。

そのほか、卵管に近い場所に子宮筋腫ができると卵管を圧迫してしまうため、不妊症の原因となることがあります。

●子宮腺筋症とは

子宮内膜症の1つで、子宮内膜症が子宮の柔らかい筋肉の中に発生すると、子宮が全体に硬く腫れてしまいます。これを子宮腺筋症といい、子宮内膜症の中でも特に月経痛が強くなるのが特徴です。子宮の筋肉が硬くなると、受精卵の着床を妨げると考えられ、その結果、不妊症の原因となります。

問診や超音波検査、CT検査、MRI検査、腹腔鏡検査で診断されることもあります。

●子宮形態異常とは

子宮の形は洋梨に例えられ、大きさは大きめの鶏卵くらいです。この形状に生まれつき異常があると、それが原因で不妊症や流産の原因となることがあります。

子宮形態異常には、程度の軽いものから重いものまであり、弓状子宮や中隔子宮は子宮底の形に異常があるものをいいます。また、重複子宮は、子宮が左右にふたつあり、腟もふたつあることがあります。

子宮の形態異常はMRI検査や3D超音波診断によって検査されます。

●子宮内腔癒着とは

人工中絶の手術などで子宮内腔の掻爬術を受けたり、細菌感染による炎症などで子宮内が傷つき、子宮内に癒着が起こることがあります。これを子宮内腔癒着といいます。

子宮内腔癒着を引き起こす細菌としては、結核菌が有名です。癒着が起これば胚が着床して育つ子宮内腔がなくなり、不妊症の原因となります。

●子宮内膜炎とは

腟の中の細菌や病原微生物は、通常であれば子宮頸管で分泌される頸管粘液によってブロックされ、子宮内に入り込むことはありません。

しかし、なんらかの原因で子宮内に入り込むと炎症を引き起こすため、子宮内膜炎となります。症状により、妊娠が難しくなります。

●子宮内膜ポリープとは

子宮内膜の増殖によって生じる腫瘍のことで、子宮筋層から生じる筋肉組織由来の腫瘍とは原因が違います。ただ、症状に大きな違いはなく、不正出血、過多月経、過長月経、それらによる貧血などの症状が見られます。

子宮（内膜）は胎児、つまり赤ちゃんが育つ場所であり、状態によっては不妊症や流産の原因となることもあります。

topic 3

不妊症の原因（男性）

不妊原因のいろいろ

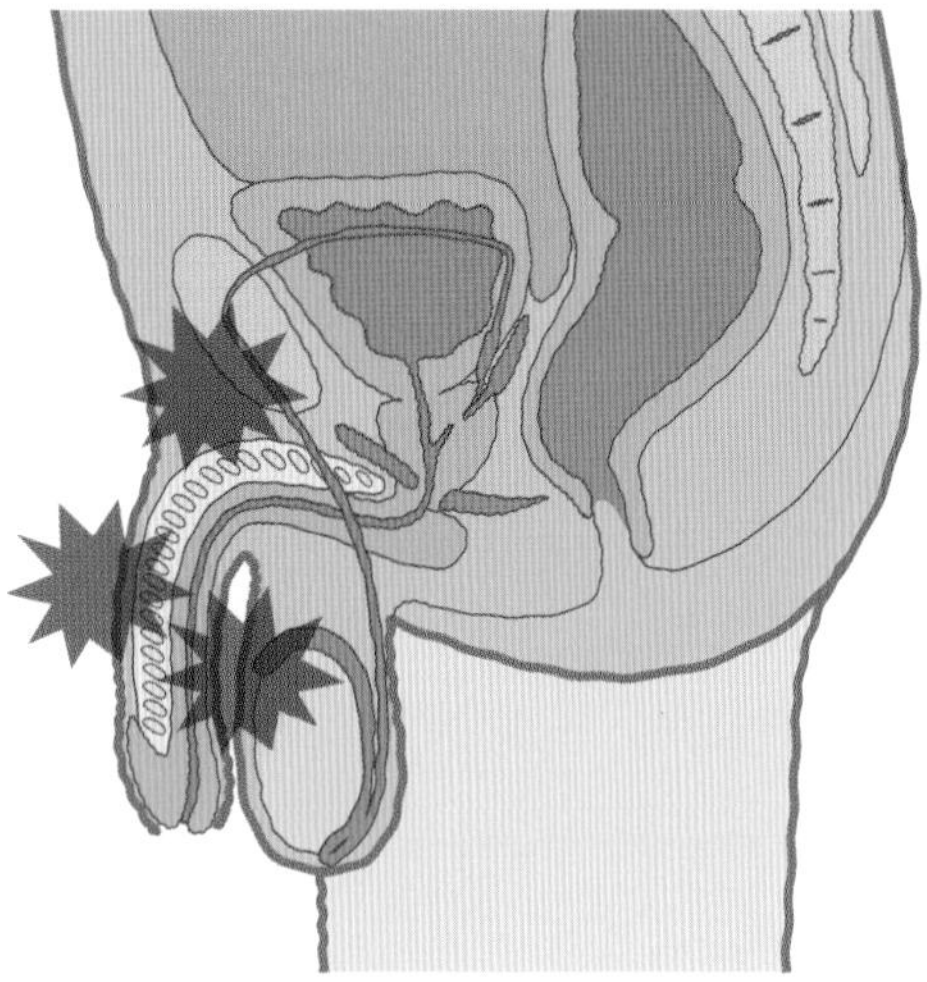

精路通過障害

check

- 精管の閉塞・欠損
- 精巣上体炎
- 射精管の閉塞・癒着
- 副性器機能障害

造精機能障害

check

- 精巣の役目
- 精索静脈瘤
- 性染色体の問題
- 乏精子症
- 無精子症
- 低ゴナドトロピン性性腺機能低下症
- 停留精巣
- 特発性造精機能障害（原因不明）

性機能障害

check

- 勃起障害
- 射精障害
- セックスレス

男性側の妊娠への条件

1. 膣内に十分な精子を射精できる ◀◀◀ 精液検査や性交障害がない
2. 精子が子宮頸管へ進入できる ◀◀◀ フーナーテスト
3. 精子が卵管を泳ぐことができる ◀◀◀ 精液検査から判断
4. 受精する力がある ◀◀◀ 精子の染色体の問題

POINT
知っておきたいこと

- 不妊症の原因は男女半々（2人で乗り越えよう）
- 主な原因（図に沿ってみてみましょう）
- 原因は分類できても人それぞれ、複合的な要因と要素が絡んでくる
- 妊娠するための条件から再確認（11の関門）

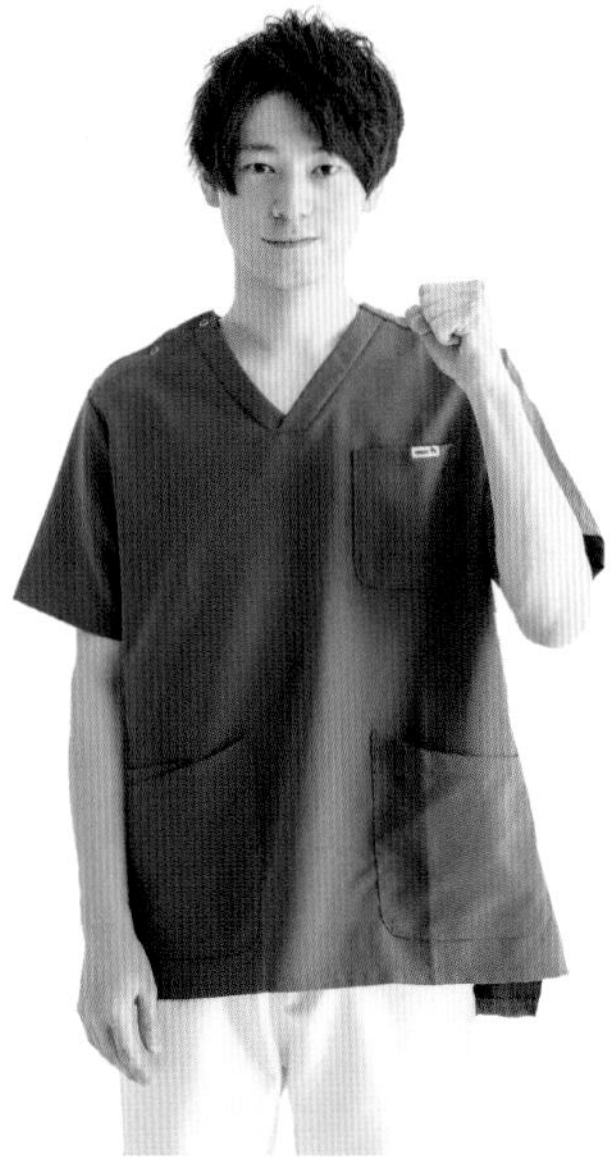

原因はいろいろでも ふたりで乗り切ろう

これまでは主に女性の不妊症の原因についてとりあげてきました。すでにお伝えたした通り、不妊の原因は男性側にも半分あります。ここでは男性側の不妊症の原因についてもしっかり見てみましょう。

　男性の不妊症の原因は、大きく3つに分けられます。1つには、精巣で精子をうまく造ることができないこと（造精機能障害）。次に、精子の通り道に問題や障害があって、精子がスムーズに尿道まで辿り着かないこと（精路通過障害）。そして、勃起障害があってセックスができない、膣内で射精できないこと（性機能障害）です。

　どの場合でも、身体的な要因から起こるだけではなく、精神的な要因から起こることもあれば、それらが複合的に組み合わされていることも多いようです。

topic 3-1

造精機能障害

精子がうまく造れない

卵子と精子が受精するには、まず精子が造られなければなりません。精子は、精巣（睾丸）のなかで造られ、精巣上体を通過するうちに運動能力を獲得し、受精できる精子となります。造精過程や、精巣上体で成熟するプロセスに問題があると、精子数が少なくなったり、精子の運動率が悪かったり、奇形が増えたりして、受精能力が下がります。このように造精機能が低下する、または問題があることを造精機能障害といいます。これは男性の不妊の原因の約９割だといわれています。

原因はまだ不明のことも多いのですが、器質的原因（精索静脈瘤など）が見つかることもあります。ほかにもホルモンの問題、精巣の炎症、染色体の問題などが考えられます。

精巣の役目

精巣内には精祖細胞（精子の元）があり、約3ヶ月以上かけて精子に成長します。女性の卵子と違い、精祖細胞はいつでも細胞分裂できるため、男性は一生精子を造り続けられます。精祖細胞は、減数分裂しながら46本あった染色体を23本まで減らして、精子は射精するまで精細管や精巣上体の近くに集められ、前立腺と精嚢から分泌される精漿と混ざって精液となります。

その仕組みは、性的興奮が高まると、脳の中枢神経の指令を受け、陰茎の海綿体が充血して勃起し、尿道から射精するというものです。射出されなかった精子は、体外に漏れるか体内に吸収されます。

POINT
知っておきたいこと

- 精巣の役目
- 精索静脈瘤
- 性染色体の問題
- 乏精子症・無精子症
- 低ゴナドトロピン性性腺機能低下症
- 停留精巣
- 特発性造精機能障害（原因不明）

オーキドメーター

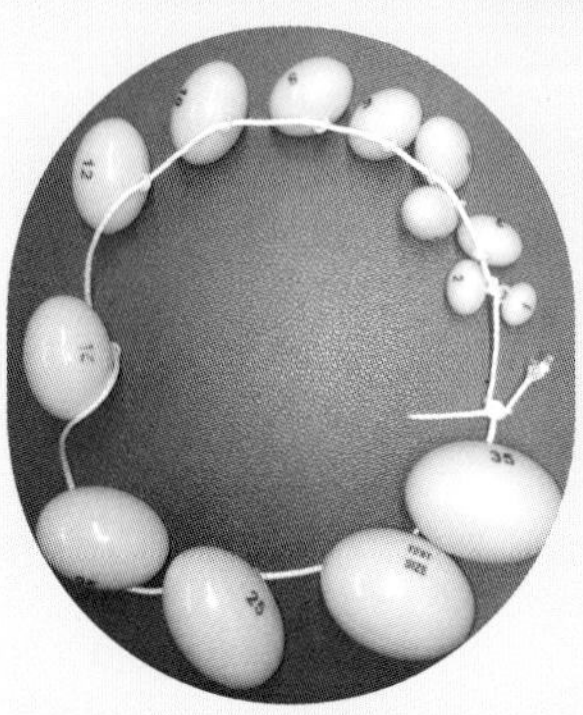

オーキドメーターは、睾丸の容積を検出するための医学的な計測デバイスです。思春期の発達経過の確認から、二次性徴の不全や先天的な男性ホルモン障害などが無いかを調べるのに使用します。今は、i-Phoneのソフトでも調べることができます。気になる方は調べて見るとよいでしょう。

睾丸容積を測定する
Orchidometerアプリ

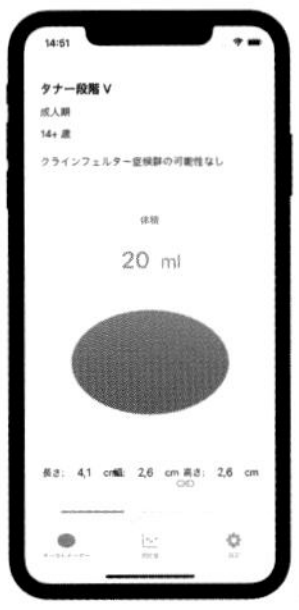

精子がつくられるまで

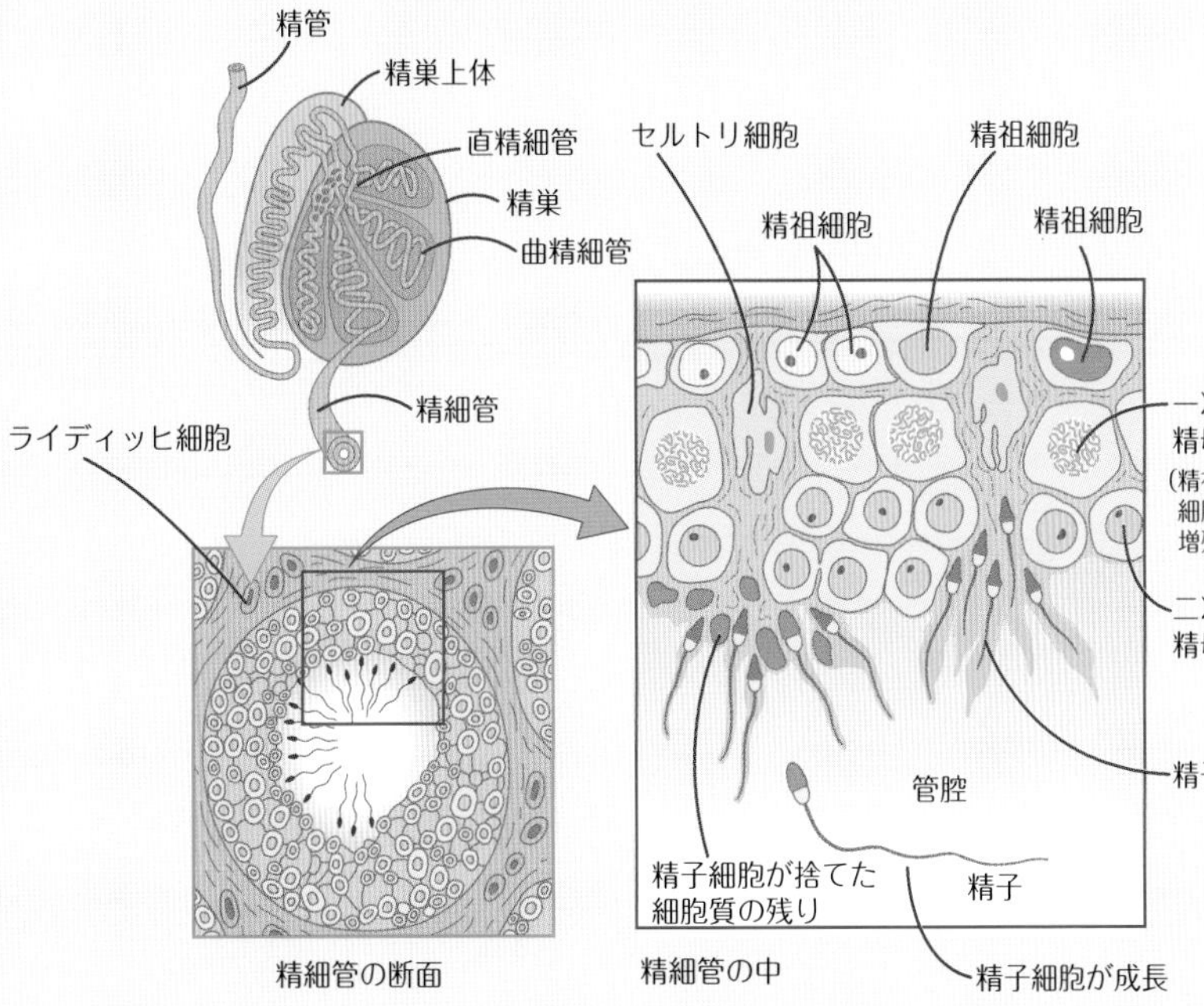

FSHとLHは、精子をつくるために重要なホルモンで、脳の下垂体から分泌されます。
FSHは精巣のセルトリ細胞に働き、精祖細胞から精子へと成長するため栄養を送ります。LHはライディッヒ細胞に働き、テストステロンを分泌させます。アンドロゲンは、セルトリ細胞に取り込まれ、高濃度のテストステロンを精子に提供し、精子を成熟させます。

精索静脈瘤

精索とは、精管、精巣動脈、精巣静脈、リンパ管などを覆う膜のことです。なかでも、精巣静脈は精巣動脈を囲んで冷やしているため、精巣は体温より2～3℃低く、精巣機能が保たれています。精巣静脈の血液が逆流（または停滞）し、精巣の周りに瘤ができるのが精索静脈瘤です。精索静脈瘤になると、精巣の温度が上がり、精巣機能や造精機能が低下します。

精索静脈瘤は、10代前半に増えて成人男性の約15％に見つかるといわれ、不妊患者の男性の約40％にあるといわれています。次の原因が考えられます。

静脈弁の機能低下：加齢などから、血液の逆流を防ぐ弁の機能が低下し、血管が拡張することで瘤ができる。

ナットクラッカー現象：左精索静脈が合流する左腎静脈は、大動脈と上腸間膜動脈に挟まれているが、血液が戻りきらず停滞・逆流することで瘤ができる。

精索静脈瘤は痛みなどの自覚症状が少なく、陰嚢の大きさに差が出る、下腹部の違和感や重たさ、痛みや熱感が出るなど、進行して症状が出てから気づくことが多いようです。ナットクラッカー現象は血尿が出ることがありますが、自覚症状が少なく、精液検査の結果から発覚することもあります。適用条件に合えば、顕微鏡下低位結紮法などの手術を行い、術後6ヶ月後の精液所見では、50～70％の人に改善が見られ、手術適用外の場合は、薬物療法（漢方薬やサプリメント）を行います。

術後（または薬物療法後）は精液検査を定期的に行い、改善されていれば、不妊治療による妊娠率の向上、妻側の治療負担の軽減が期待できます。

精索静脈瘤のほかに不妊原因がなければ、自然妊娠の可能性もあります。

精索静脈瘤の原因

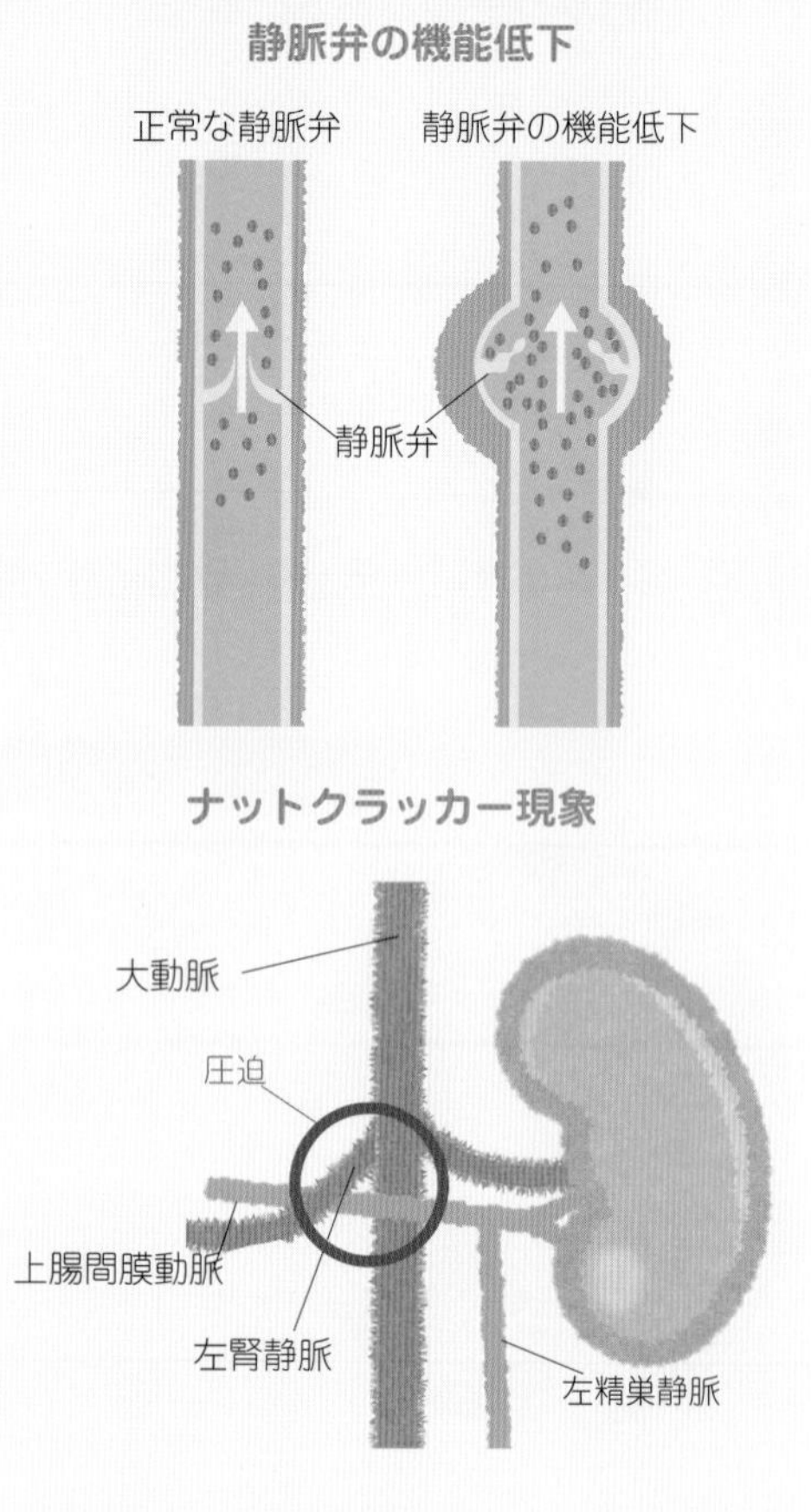

精索静脈瘤・夫婦でチェック

入浴後などの下着をつける前にお腹に力を入れて仁王立ちしている旦那さんの睾丸をチェック！

- **陰嚢の大きさは左右揃っているか**
- **陰嚢にミミズ腫れはないか**
- **ふわふわとした瘤はないか**

染色体の問題

男性の性染色体に問題があると、造精能力が低く、乏精子症や無力精子症になったり、そもそも精子が造られないこと（無精子症）などがあります。

クラインフェルター症候群：性染色体のX染色体が2つ以上あり、精巣機能に問題がある。約1000人に1人の割合で生まれる。

血液検査では、FSH（卵胞刺激ホルモン）とLH（黄体形成ホルモン）がどちらも高く、テストステロンが低い。

精巣が小さい、高身長、手足が長い、喉仏がない、女性のような乳房があるなどの体の特徴や、学習障害などがあるケースも。体の特徴が目立たず、射精もできる場合は、精液検査で分かることもある。

精液検査やホルモン検査、視診などをふまえて、染色体検査（Gバンド法）で確定する。

AZF欠失：精子の形成に関わる領域の一部である、Y染色体のAZF（azoospermic factor：無精子症因子）遺伝子がなく、無精子症になる。

無精子症の人の約5％以上に見られるといわれている。FSH、LH、テストステロンや、精巣の大きさ、精液検査の結果などから、クラインフェルター症候群の可能性とともに、遺伝子検査（AZF検査）を行う。

クラインフェルター症候群では、テストステロン補充療法で、男性ホルモンの低下による症状を改善できることがあります。ただし、造精機能の回復と精子を増やすことは難しく、精液所見から不妊治療を選びます。無精子症の場合、MD-TESE（顕微鏡下精巣内精子回収術）を受けて、精子が見つかれば顕微授精で妊娠に臨めます。ですが、35歳以上では精子回収率が下がると報告されています。

AZFには、a・b・c3つの領域があり、c領域が欠失している場合、MD-TESEにより精子が回収できることもあります。採取した精子は、顕微授精を行うことで妊娠に臨めます。ですが、AZF欠失は赤ちゃんが男の子の場合、遺伝する可能性があります。

ほかにも、XXmale（見た目は男性だが染色体は女性）、染色体構造異常（常染色体の形に問題がある）などがあります。

染色体構造異常では、反復流産の場合もあります。

性染色体の問題

クラインフェルター症候群は遺伝する？ AZF 欠失は？

人間の染色体は23対46本あります。そのうち、１対２本は性別を決定する性染色体で、Ｘ染色体とＹ染色体の組み合わせで性が決定され、遺伝的な性別はXXが女性、ＸＹが男性となります。この染色体に問題が起こることがあり、AZF欠損と、クラインフェルター症候群などがあります。

クラインフェルター症候群やAZF欠失は、突然あらわれる染色体の問題です。クラインフェルター症候群の場合、精巣内精子による顕微授精で男の子を授かった場合でも、一般的には遺伝することはないと考えられています。しかし、AZF欠失については、授かったのが男の子だった場合は、遺伝の可能性が高いことがわかっています。

こうした染色体や遺伝の問題の有無に関わらず、生まれてきた男の子が第二次性徴を迎える思春期頃、男性的な性徴が見られない場合には早めに検査を受けましょう。もしも、クラインフェルター症候群などと診断された場合には、将来の不妊が示唆されることから精子を凍結することで、将来、不妊の悩みが軽減されるかもしれません。

AZF 欠失

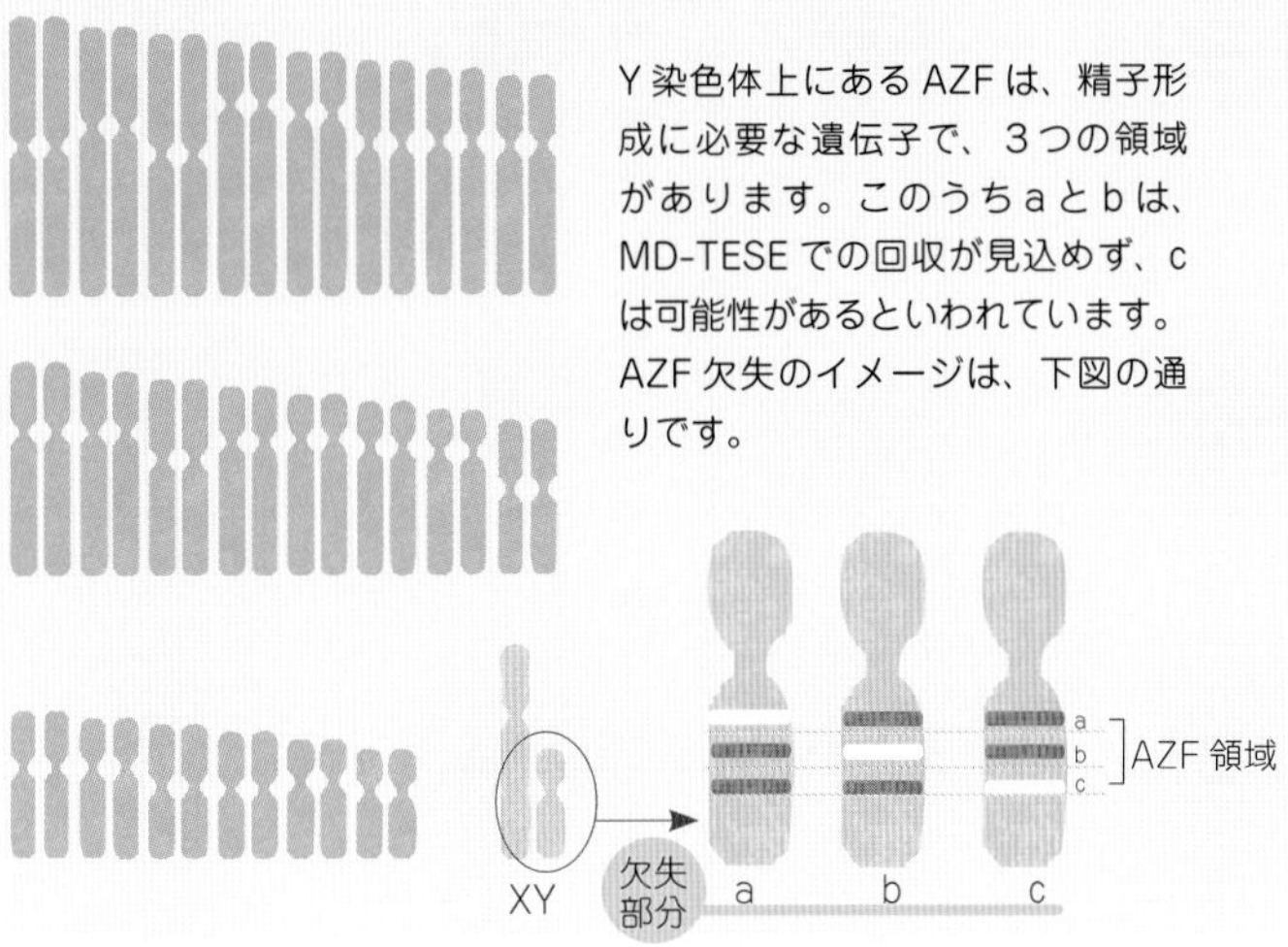

Y染色体上にあるAZFは、精子形成に必要な遺伝子で、３つの領域があります。このうちａとｂは、MD-TESEでの回収が見込めず、ｃは可能性があるといわれています。AZF欠失のイメージは、下図の通りです。

クラインフェルター症候群

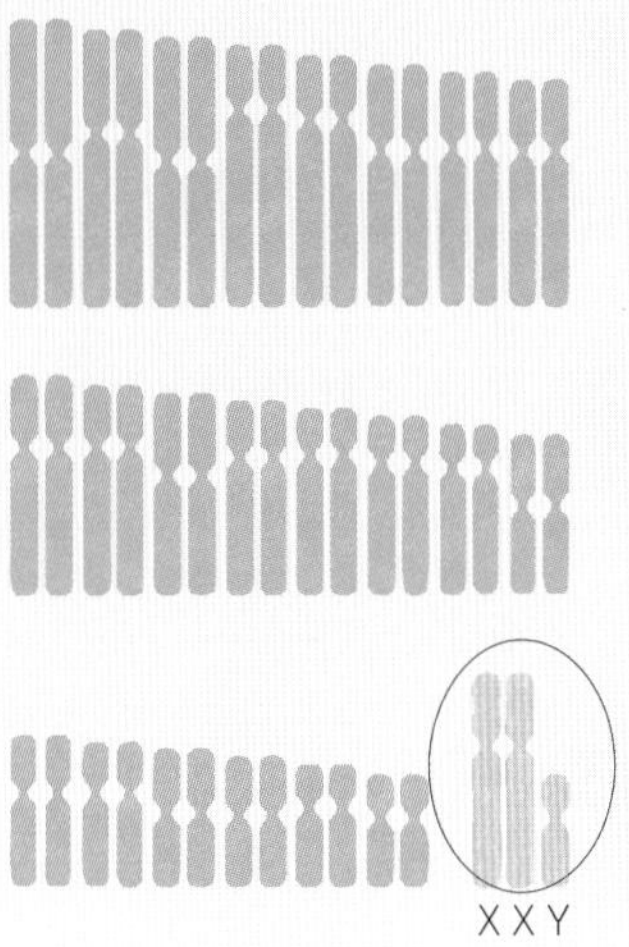

性染色体のＸが２つ以上あることで、精巣機能に問題がみられます。MD-TESEでの回収率は、35歳以下が良好だといわれています。

第二次性徴が現れたか、男性的な身体的特徴があるかなどをチェックしてみましょう。

乏精子症

乏精子症とは、総精子数が３９００万個以下（ＷＨＯによる）の場合をいいます。主な原因は精索静脈瘤です。

P.36
表参照

非閉塞性無精子症と閉塞性無精子症

精巣で造精されず、射精精液中に精子が認められないことを**非閉塞性無精子症**といいます。原因は、性染色体の問題、視床下部や下垂体の異常、特発性（原因不明）などの先天的理由や、精索静脈瘤、視床下部や下垂体の機能低下、抗がん剤など薬剤の影響、精巣の機能障害（おたふく風邪の合併症など）などの後天的理由があげられます。

造精はできているのに、精路（射精までの通り道）のどこかに狭窄や閉塞があって射精精液中に精子が認められない場合、**閉塞性無精子症**といいます。

低ゴナドトロピン性性腺機能低下症

精巣が左右とも小さく、テストステロンが低く、ＦＳＨとＬＨは正常か低い場合は、低ゴナドトロピン性性腺機能低下症（ＭＨＨ）と考えられます。原因は遺伝子の問題のように先天的なものと、脳の外傷や炎症、腫瘍といった後天的な問題、また原因不明の場合もあります。

ホルモン値やＭＲＩ検査などから診断し、ホルモン補充療法で精子の形成を促します。遺伝子組換えヒト卵胞刺激ホルモン（リコンビナントＦＳＨ）製剤での治療効果が認められていて、造精できるようになると期待されます。

ＭＨＨの場合、継続的なホルモン治療が不可欠です。難病医療費助成制度の対象疾患で、自治体に申請することで医療費の一部助成を受けられます。

停留精巣

陰嚢に精巣がないことです。小児の病気で、陰嚢が小さく、触っても中身がないためわかります。日本では乳幼児健診が充実していて、早期発見できます。生後半年頃までに、ほぼ自然に改善しますが、半年を過ぎても陰嚢に精巣が見られない場合、１歳頃までに精巣を固定する手術を行います。そのため、成人してから停留精巣が見つかることは稀です。

停留精巣が原因で乏精子症や非閉塞性無精子症になるのは、精巣が温められて造精機能が下がるためです。

topic
3-2

精路通過障害

精子の通り道に問題がある

精子が造られていても、射出のルートが妨げられていることをいいます。

精巣で造られた精子は、通常、精巣上体から精管、射精管を通って、漿液（前立腺や精嚢から分泌される）とともに射精されます。精子がきちんと造られているにもかかわらず、その通り道（精路）が塞がっている、または狭くなっていて、精子が尿道まで出られない場合があります。これを精路通過障害といいます。

原因としては、精管の問題や精巣上体の問題、射精管の問題、また副性器の問題などが考えられます。

精管の閉塞・欠損

パイプカット（精管を切る男性の避妊手術）後の炎症や、幼少時に受けた鼠経ヘルニア（脱腸）手術の後遺症で、精管が閉塞することがあります。また、生まれつき精管がない先天性両側精管欠損症（CBAVD）のこともあります。CBAVDは遺伝子の問題が原因で起こります。

どの場合も、精管吻合術などの手術で精路を再建できれば、射精精液の中に精子が認められるようになることもあります。ただし、閉塞期間が長いと改善が難しい可能性があります。

CBAVD Congenital bilateral absence of the vas deferens

精路／射精までの精子の流れ

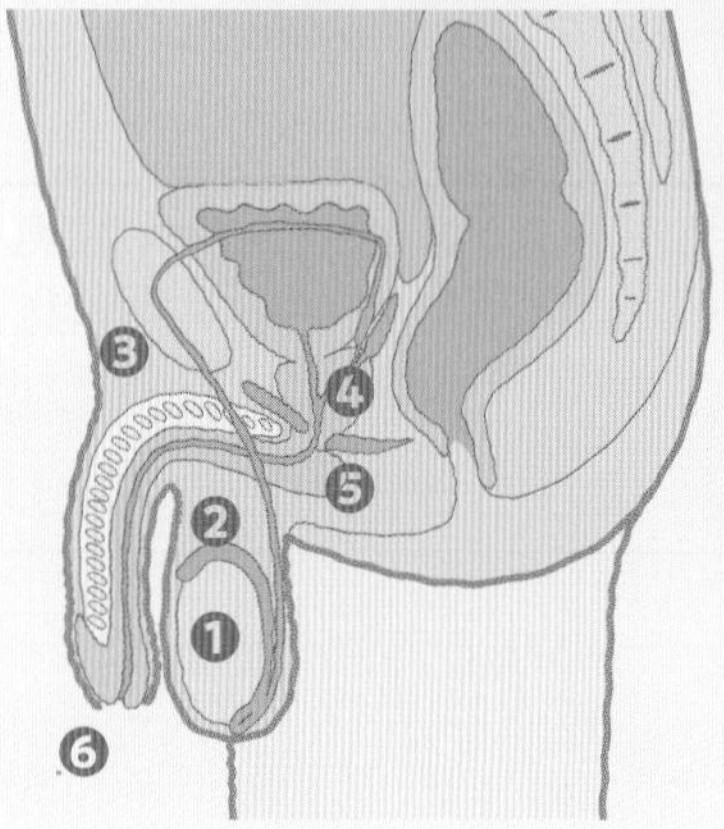

❶精巣で精子がつくられる
❷精巣上体につくられた精子が集まる
❸精管にはつくられた精子がいる
❹前立腺と精嚢からの分泌液（精しょう）が精子と一緒になり精液となる
❺内括約筋が膀胱側の通路を閉じる（射精に向けてペニスが勃起状態にあるとき）
❻勃起状態にあるときオーガズムに伴ってペニスから射精が起きる
（図は勃起時でない）

精路再建術

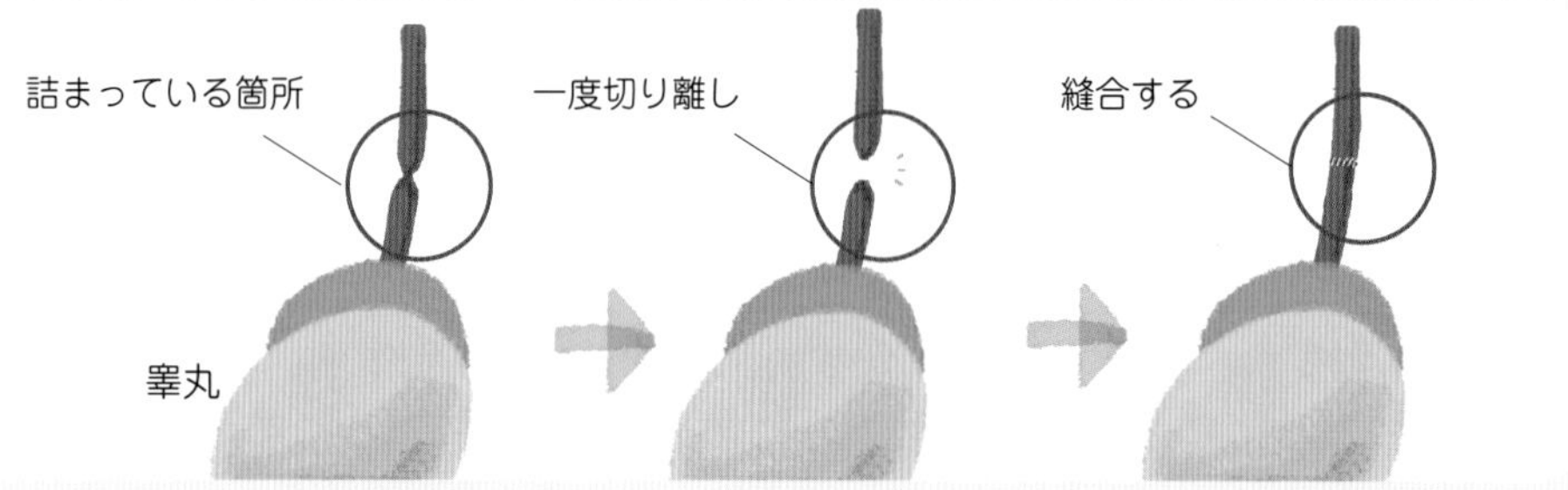

手術は、精巣側の精管の断端まで精子が運ばれていること、そして尿道側の精管が通っていることなどが条件になり、手術後は定期的に精液検査を行って、射精精液中に精子が見られるかを確認します。個人差はありますが、6カ月～1年くらいまでには精子が確認できるようになります。しかし、それ以上かかるようだと、精子が射精される可能性は低くなります。

精路再建術の開通率は、精管と精巣上体をつなぐ手術では約60%、精管同士をつなぐ手術では約80%という報告があり、開通すれば自然妊娠も望める治療です。

つまり、成功すれば妻を不妊治療から解放すること、または顕微授精から人工授精へと治療をステップダウンさせることが期待できます。また、手術後、何度精液検査を行っても精子が認められない場合のために、精路再建術時に精巣から精子を回収するＴＥＳＥも同時に行い、回収した精子で顕微授精をするバックアップをとることも多くあります。手術に関しては、大学病院の泌尿器科や男性不妊専門医のいる病院、クリニックで相談してみましょう。

POINT
知っておきたいこと

- 精管の閉塞・欠損
- 精巣上体炎
- 射精管の閉塞・癒着
- 副性器機能障害

精巣上体炎

前立腺肥大症や尿道狭窄症、膀胱結石、クラミジア感染などが原因で、尿中の細菌が増えることがあります。そのため精巣上体炎が起こり、射精精液中の精子の数が減ってしまうことがあります。この場合は、薬物療法（抗生物質）を行い改善をみます。

また、Ｙｏｕｎｇ症候群（副鼻腔炎、気管支拡張症、慢性気管支炎などを合併する症候群で原因不明）でも同じ症状が起こります。

射精管の閉塞・癒着

射精管（尿道につながる部分）閉塞症や尿道の炎症・外傷などでも、精路通過障害が起こることがあります。

嚢胞の問題：前立腺の嚢胞（液状のかたまり）ができて、射精管が圧迫され、精液が出られなくなる。多くは先天性。

感染症・外傷：尿道感染で起きた炎症や傷が治る過程で、射精管に癒着が起こることがある。

この場合、尿道・膀胱専用の内視鏡を使った経尿道的射精管解放術を行うことで、精液量や精液所見が改善することもあります。

男性不妊の原因と造精機能障害の内訳

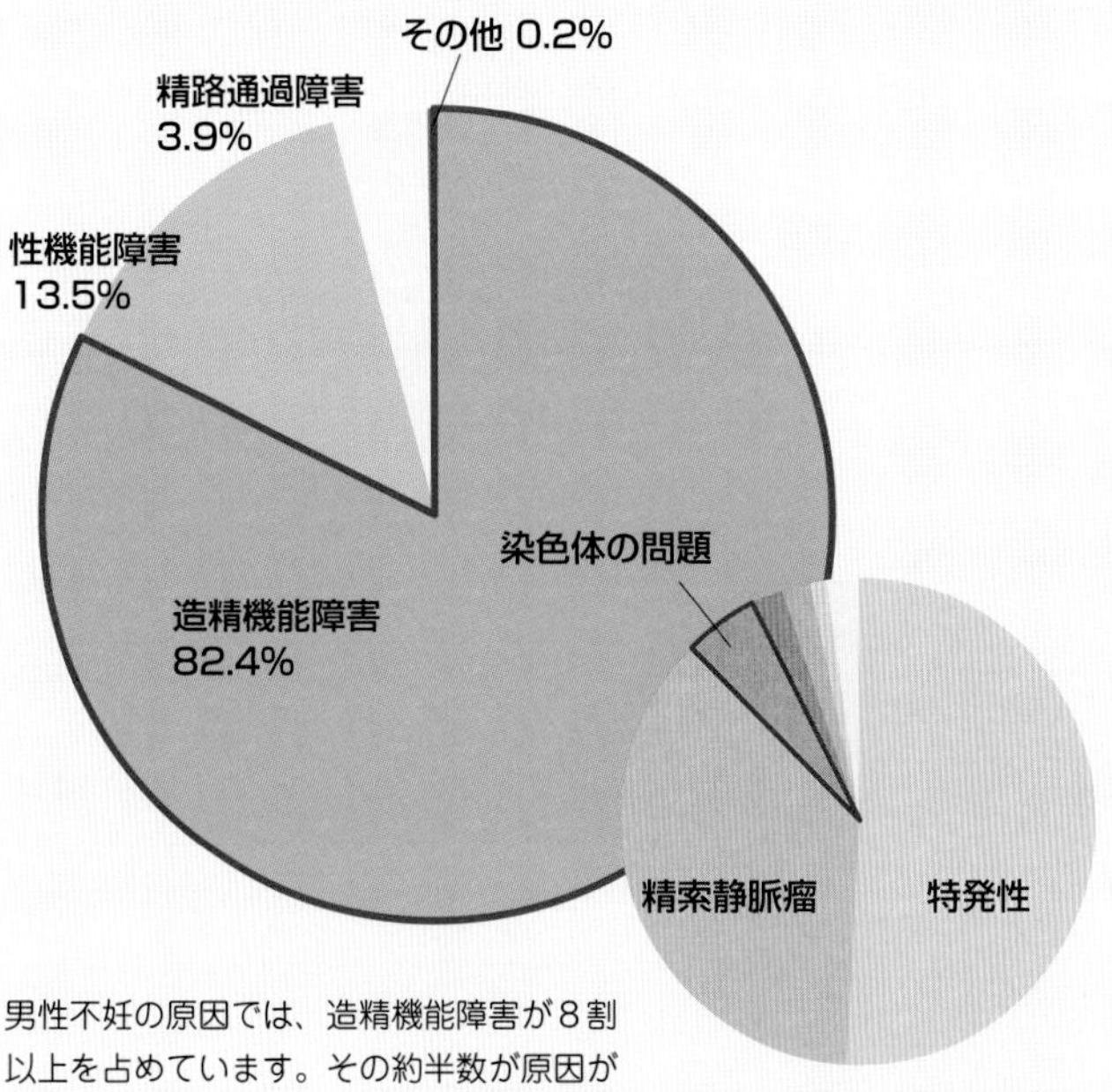

男性不妊の原因では、造精機能障害が８割以上を占めています。その約半数が原因がわからない特発性、ついで精索静脈瘤となっています。染色体の問題は、全体としては多くはありませんが、不妊に悩むカップルのなかでは少なくありません。AZFc 欠失は、生まれてくる子が男の子の場合には遺伝する可能性があるので、十分なカウンセリングを受けましょう。

（我が国における男性不妊に対する検査・治療に関する調査研究
男性不妊患者数ならびに疾患分類の調査結果）より 改変

副性器機能障害

精巣上体や精嚢腺、前立腺などに、先天的欠損や奇形などがあると、精路通過障害が起こる場合があります。そして、副性器（精管、精嚢、前立腺、陰茎など）の機能に問題や障害、炎症などがあることを、副性器機能障害といいます。

炎症を起こす原因の１つに、クラミジア感染症があります。クラミジア感染症は、性感染症（ＳＴＩ）のなかで最多のもので、多くは無症状のため早期発見が難しく、治療しなければ、尿道炎から精嚢、前立腺の炎症に広がります。感染が疑われたら、抗原検査（尿検査）と抗体検査（採血）を行い、治療が必要な場合はパートナーが揃って抗生物質を内服します。

クラミジアのほか、マイコプラズマや結核菌、サイトメガロウイルスなどの細菌やウイルスによって精路感染した場合も、薬物療法を行います。治療しても改善が見られなければ、精液検査の結果によって不妊治療を選びます。

STI：Sexually Transmitted Infections

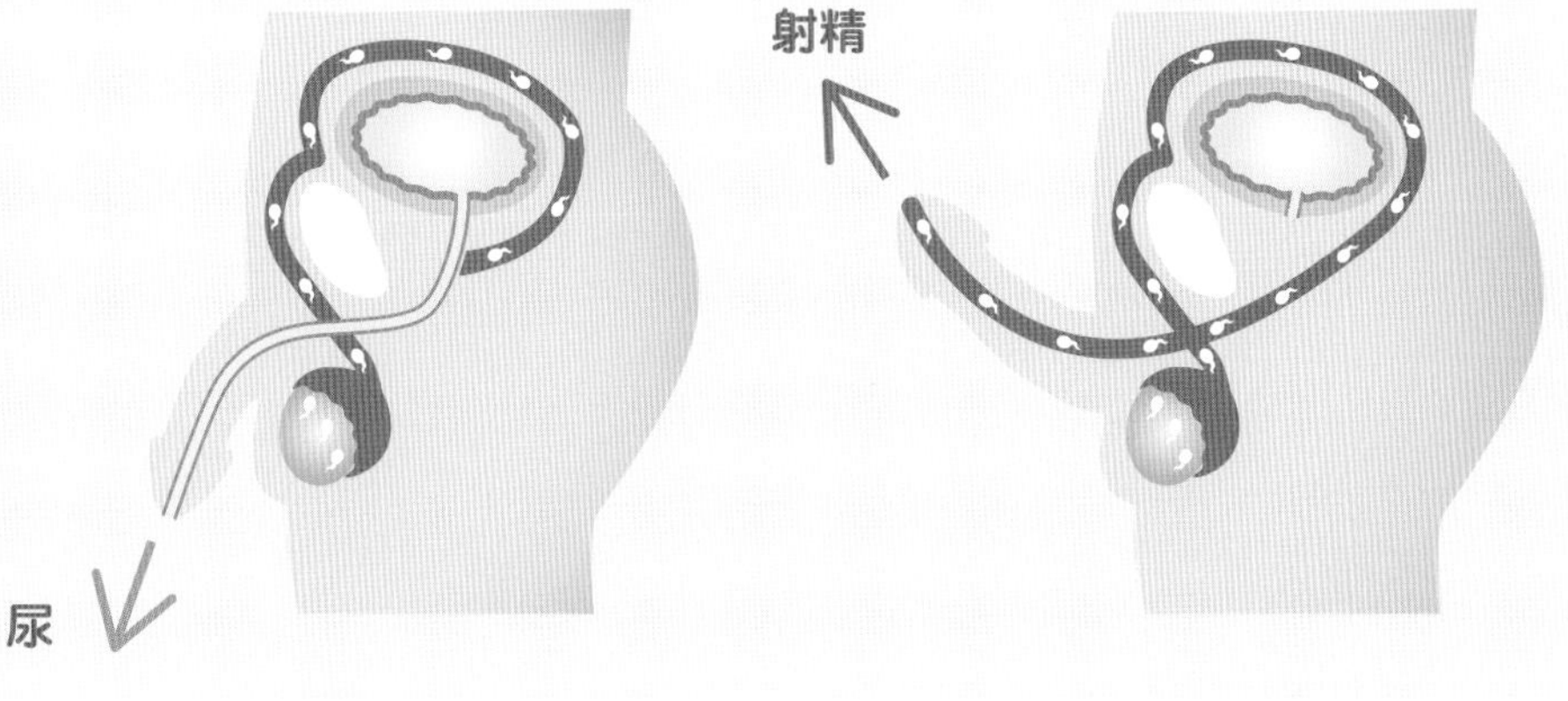

尿と射精の切り替え

ふだんは尿を出すためにある男性のペニスですが、ペニスは射精の時には勃起して、膀胱が閉じて精液の通り道となります。なんとも合理的な機能ですが、ここに障害があり、射精時に膀胱が開いたままだと射精精液が膀胱に逆流する、逆行性射精が起きることがあります。

ペニスからの射出精液が少ないことや全くないことなどから診断されます。オーガズムの直後の尿から精子を回収することもあります。

topic 3-3

性機能障害

十分な勃起が起こらない勃起障害や、射精ができない射精障害のことを性機能障害といいます。性機能障害は、男性側の不妊の原因のなかで造精機能障害の次に多く、約3割を占めるといわれています。また、そのうち約6割は原因不明といわれています。

いずれにしても、精神的な問題や機能的な問題、またはそれらが複雑に絡み合って起きていると考えられています。

勃起障害

勃起障害（ED）は、十分な勃起が起こらずセックスができないことです。勃起できないことだけでなく、勃起するまでに時間がかかる、勃起しても途中で萎えてしまうことも勃起障害に含まれます。次のような原因があります。

ED：Erectile Dysfunction

機能性：性的興奮を感じない、ストレスや加齢などにより性欲が減った、タイミング指導を受け、その日を逃せないという義務感からプレッシャーを感じるなどの心因性のものと、うつ病や統合失調症といった精神病性のものがある。

器質性：動脈硬化などによる血管性のものや、脊髄損傷や糖尿病、前立腺手術などによる神経性のもの、ホルモンの乱れなど内分泌性のもの、他の病気の治療で使用している薬剤が原因のもの、骨盤内手術後の影響によるもの、ペロニー病（線維組織が厚くなることで陰茎が収縮して変形する）など陰茎性のもの、加齢によるものなど多岐にわたる。

どのような原因でも、持病などがある場合をのぞき、治療にはＰＤＥ5阻害薬（バイアグラ、レビトラ、シアリス）による薬物療法を中心に行います。ストレスや生活習慣が関係しているようなケースでは、薬物療法に加えて、ストレス予防や禁煙、運動、健康体重を目指すための指導を行うこともあります。

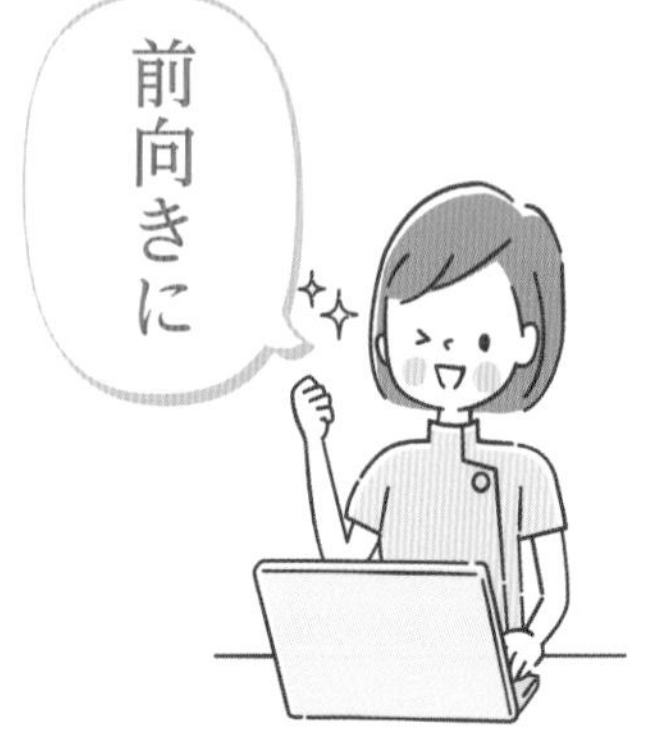

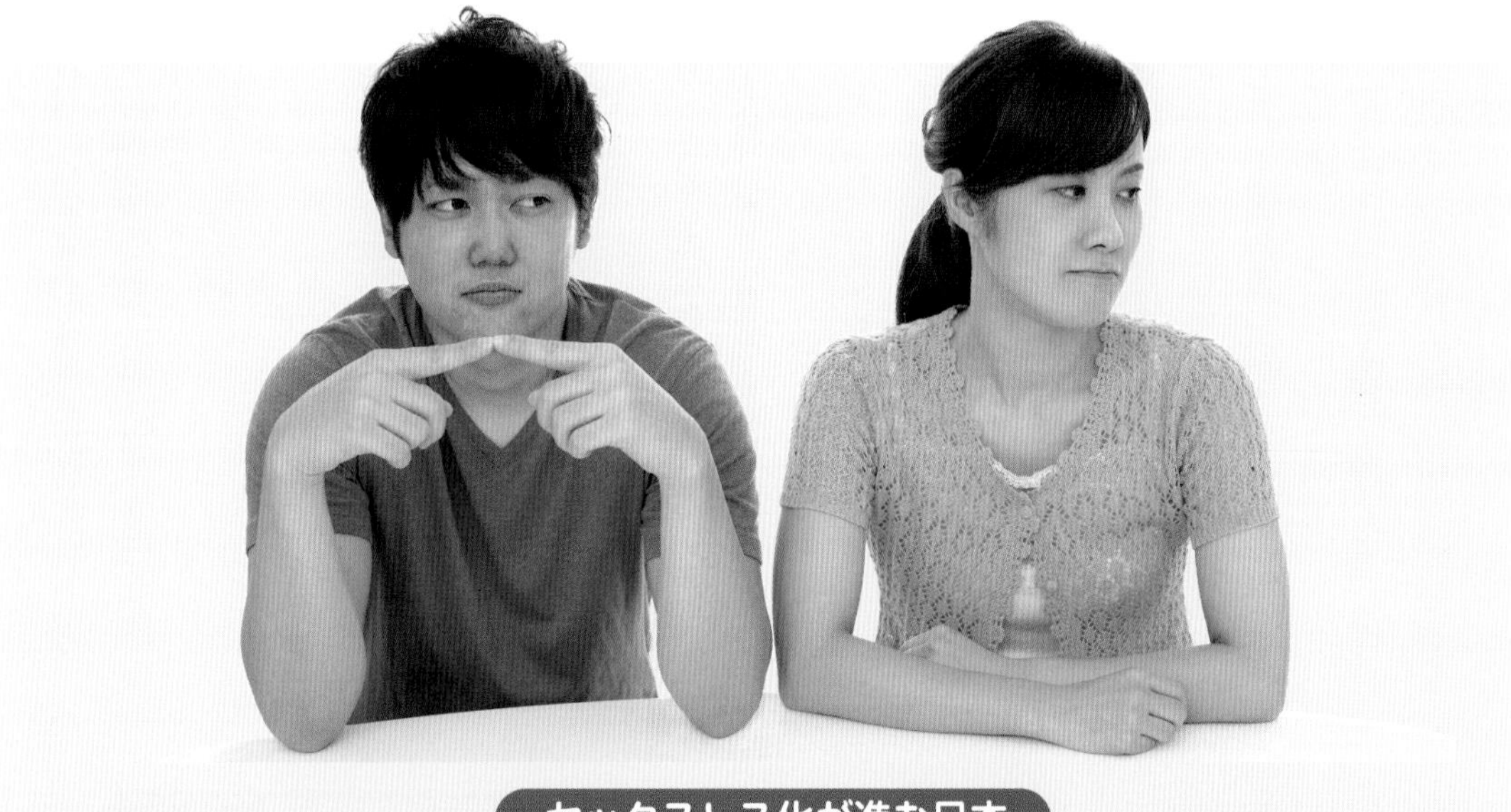

セックスレス化が進む日本

もう16年も前になりますが、2008年に避妊具の大手メーカーが世界別年間性交回数を調べた結果発表がありました。トップはギリシャで164回、2位はブラジルの145回。なるほど、そして日本は48回で順位的には最も低く、世界平均103回の半分以下と知って、日本での生殖医療の発展に繋がる要因にもなるのだろうかと思ったものです。

それがますます進んでいるといいます。それでも、夫婦仲が悪いというわけではありません。仲は良いのだけど、「仕事での疲れ」「肉親のように思えて関係に至らない」「子どもができたら何となく」「面倒くさい」が理由なのだそうです。

セックスレスとは、夫婦やカップルが長期間にわたり性交渉のない状態を指す語と辞書にあります。そして通常は1カ月以上セックスがなく、どちらか一方が不満を抱いている状況を指すことが多いとしています。

果たして、今後どのような方向に進んでいくのでしょうか？ 不妊の原因にもなるとしたら、どこかで修復が図られることを期待したいものです。

POINT
知っておきたいこと

- 勃起障害
- 射精障害
- セックスレス

カウンセラーによる診療も効果があると考えられます。

脊髄損傷の場合は、神経の損傷程度により、電流刺激による射精や、精巣内から直接精子を回収する手術を行い、妊娠に臨みます。

射精障害

射精障害は射精ができないことをいい、次のようなものがあります。

逆行性射精：射精の時に精液が膀胱に逆流し、尿道から射出されないこと。射精感はあるのに精液量が少ない、射精後の尿に精液が混じっているなどが特徴。

原因は、糖尿病などの病気や脊髄の問題、前立腺手術の後遺症、薬剤の副作用（前立腺肥大症の治療薬など）などだが、原因不明の場合もある。

精液が膀胱に逆流しても、尿とともに排出されるので体に害はない。

腟内射精障害：マスターベーションでは射精できても、セックスで妻の腟内では射精できないこと。

原因は、誤ったマスターベーションに慣れたこと、不妊治療のプレッシャーなどがある。

無精液症：精液自体がまったく出ない。

早漏・遅漏：射精が早すぎる（早漏）または遅すぎる（遅漏）など、自分が満足するタイミングで射精できないこと。

早漏は、心因性のもの（ストレスなど）と身体的なもの（包茎など）がある。遅漏は主に心因性（ストレス、不安感や精神疾患など）と考えられる。

神経性無射精：事故などによる脊髄損傷が原因で射精できないこと。

逆行性射精では、薬物療法（交感神経刺激薬や抗うつ薬）を行い、効果があれば通常の夫婦生活、タイミング療法での妊娠が期待できます。薬物療法で改善しない場合は、カテーテルを使って膀胱から精液を回収し、精子の状態によって不妊治療を選びます。

腟内射精障害では、女性の腟圧程度で射精できるようにするため、マスターベーションエイドなどの器具を使ったリハビリテーションのほか、カウンセリングや薬物療法（抗うつ薬など）を行うこともあります。リハビリで75％に改善が見られたという報告もあります。

プレッシャーが原因の場合、妊娠には不妊治療（人工授精やシリンジ法など）で臨み、セックスは純粋に2人の気持ちを優先するというように、分けてもいいかもしれません。

早漏・遅漏の場合は、共通するのは心因性の原因があれば解消すること、また早漏では、ストップアンドスタート法（射精しそうになった時に一度手を止め、少ししたら再開するのを3回反復）や圧迫法（射精しそうになった時、陰茎の先を十数秒ほど手で強く握り、少ししたら再開する）によるリハビリを行うこともあります。

神経性無射精に対しては、薬物療法は効果がないため、陰茎振動刺激（自律神経反射に異常がない場合）や電気射精によって射精を誘導します。また、精子を外科的に採取することもあります。

セックスレス

造精機能障害、精路通過障害、性機能障害のほかに、男性に限らずカップルにとって問題となることとしてセックスレスがあります。

セックスレスとは「病気など特別な事情がないのに、1カ月以上性交渉がない」ことをいいます（日本性科学会の定義）。カップルの2人ともセックスをしたくない、セックスに興味はないが子どもを希望しているという場合は、シリンジ法（針のない注射器で精液を吸い上げ、妻の腟内に注入するタイミング法の一種）などを行うことがあります。

セックスレスの原因は、たとえば、セックスがそもそも好きではない、生活に追われて余裕がない、結婚生活が長くなり、お互いへの関心や愛情が薄れてしまったなど、個人やカップルにより様々です。

どちらかでもセックスレスに悩んでいる場合は、子どもを希望するかしないかに関わらず、カップルとしてこれからも良い関係を続けていくため、しっかりコミュニケーションをとり、解決することが大事です。

挿入や射精がなければセックスではないと考える人もいるかもしれませんが、2人の気持ちを確かめ合い、パートナーに触れて、相手の温もりを感じることも、大きく考えればセックスという愛情表現の1つと考えていくのもよいでしょう。

また、セックスレスがとても辛い時は、カウンセリングを受けて解決への道を探るのも1つの方法かもしれません。

カウンセラーに相談してみよう！

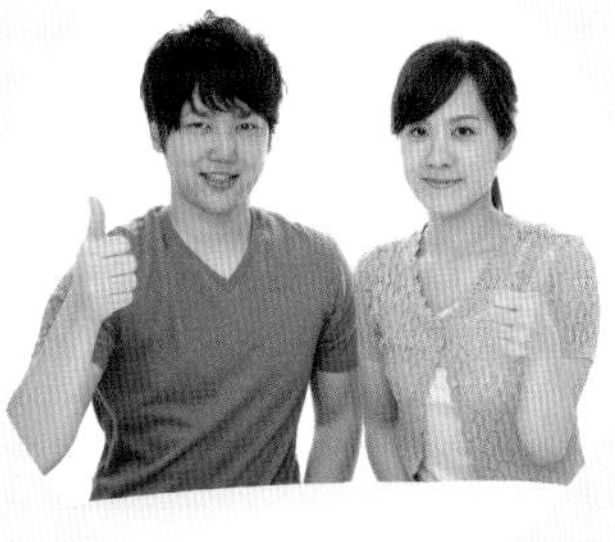

カウンセリングを受けてみましょう！ と聞くと、抵抗を感じる方もいるかもしれません。病院に行って検査を受けることを、身体的なケアと考えると、カウンセリングは心のケアと言えるでしょう。妊娠を希まれると、夫婦のことだけではなく、仕事と夫婦生活や治療との両立、経済的なことについて悩まれる方も少なくなく、その悩みは人それぞれ違います。

その心のケアを行う資格を持った医療従事者がいる不妊治療クリニックもありますから、前向きな選択肢としてカウンセリングを夫婦で受けてみることも良いかもしれません。他の夫婦・カップルのケースなど、参考となるお話も聞けるかと思います。

topic 4

加齢による影響

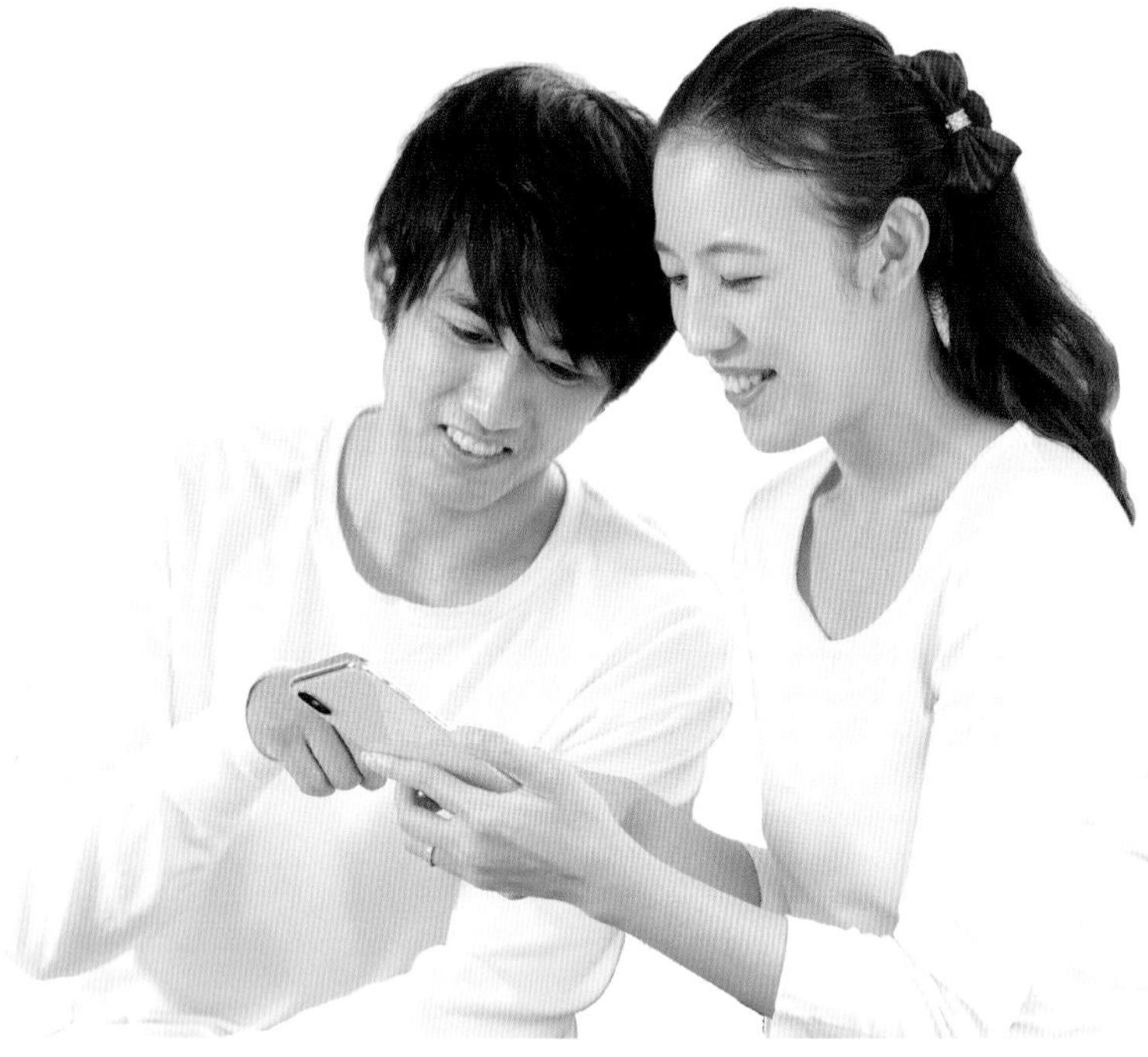

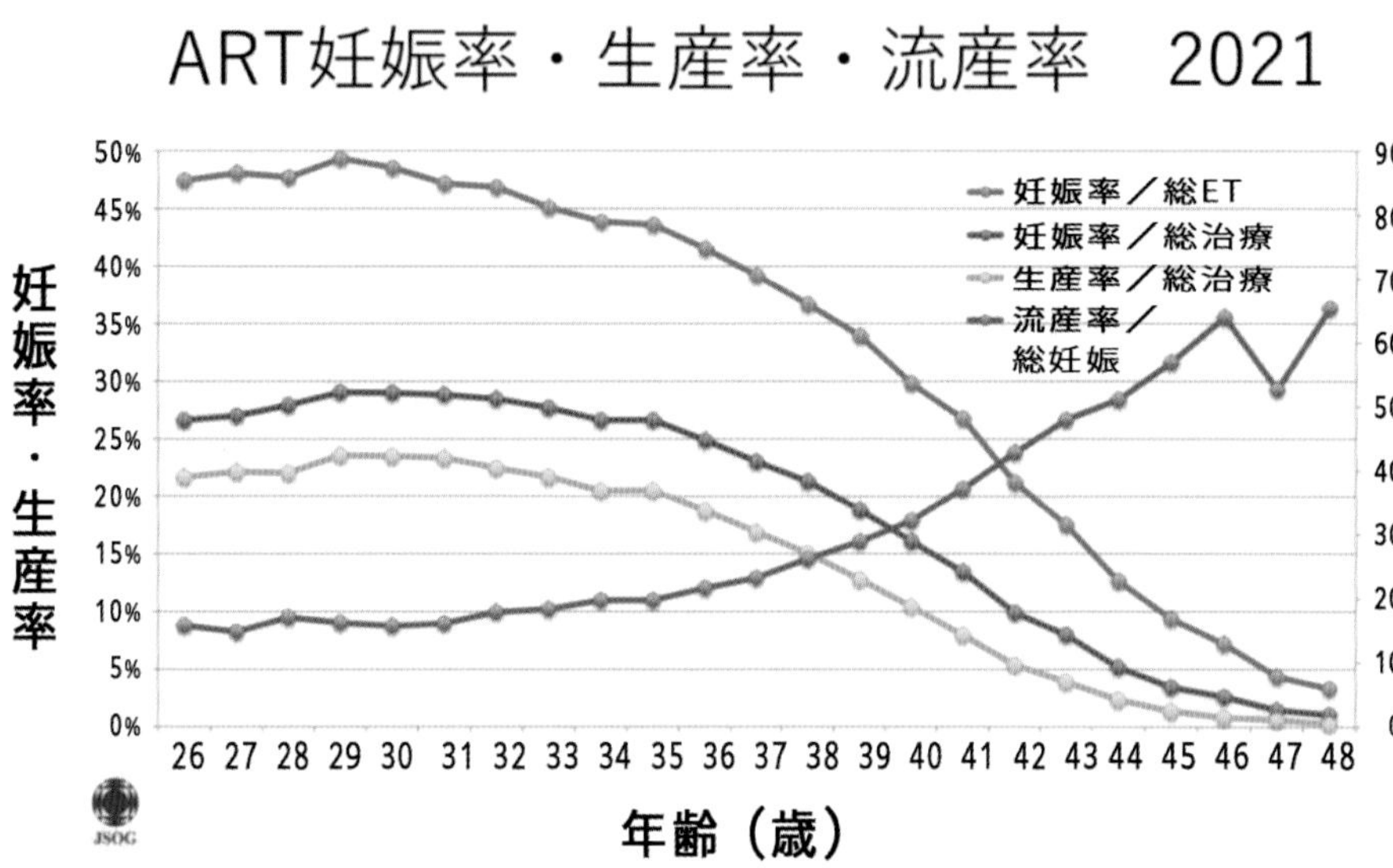

日本産科婦人科学会　2021 年 体外受精・胚移植等の臨床実施成績より

POINT
知っておきたいこと

- 女性も男性も生殖活動に適した年齢がある
- 生殖適齢期は20代から30代半ば
- 40歳を超えると赤ちゃんに出会える確率は10％以下
- 卵子も母体の年齢とともに歳をとる
- 卵子も精子も加齢とともに質が落ちてくる

年齢因子が語りかけるもの

加齢という言葉は、実際には誕生してから一生を刻む言葉ですが、ここでは、生殖年齢適齢期を過ぎる頃からをイメージしてください。多くはそうイメージされているかと思います。老化という表現を使うにはまだまだ若い年齢にあって、そのなかで妊娠できる期間があるわけです。ですので、年齢というものがいかに妊娠にとって大事かを人はよく知っていますし、または知っておく必要があるかと思います。

不妊の原因は、ほぼ男女半々だとお伝えしてきました。女性は一生分の卵子をもって生まれ、初潮を迎え、月経周期が整い、社会人として歩ける20代から30代半ばが生殖適齢期です。そのころに子どもが欲しいと性生活をし、問題なく妊娠・出産できる人もいれば、様々な理由・原因から思い通りに進まず、不妊治療を始めても、35歳を過ぎる頃からは妊娠率や生産率が下がり始め、流産率は逆に上がり始めます。

一方、人の生活パターンや人生感、仕事目的、家族に対する考え方などが時代とともに変化し、多様化している面もあります。そのために晩婚化や子どもをもうける年齢の高年齢化が進み、少子化にも繋がっているものと考えられます。つまり、そこにある大きな要因が年齢なのです。

したがって、妊娠や出産についての知識や情報を再度教育を通して養い、家族形成や子どもを持つ意識、生殖年齢のことをしっかり理解することが大切でしょう。本来、不妊症や不妊治療の話は、その次にあるものなのかもしれません。年齢因子は、私たちにそう語りかけているようにも思えてなりません。

加齢に伴う細胞の変化 染色体異常の増加と 妊娠への影響

卵子も精子も受精した胚も生殖細胞です。子どもを作る時に、生殖細胞は父母の遺伝情報を伝える大事な役目を持っています。その役目を担う染色体に異常がある場合があります。もともと、卵子は生殖年齢を過ぎれば無くなってしまいますが、生殖年齢の中でも異常のあるものが排卵されることがあります。

染色体に異常があると、受精障害や受精後の胚の発育不良、着床後の流産の原因となり、異常の発生率は、加齢とともに高くなっていきます。体外受精時の流産率は、治療平均年齢に近い37～38歳で25％ほどで、これ以降の年齢ではさらに増えます。そのため、反復して流産に至る場合などでは、染色体異常がないかどうかを調べる着床前胚染色体検査（ＰＧＴ）が進んできています。

例えば、人の染色体は23対ですが、この数の異数性（過不足）を調べる検査（ＰＧＴ－Ａ）、構造異常を調べる検査（ＰＧＴ－ＳＲ）があります。胚盤胞が得られ、かつ反復流産や不育症である患者さんからの受検希望や期待度は高いと思われます。現在、実施には日本産科婦人科学会に所属していること、研究目的での実施などの条件が必要のようです。

将来的には先進医療、保険診療としての実施を希望する声も高まっていますが、それには、確かな医療としてのプロトコルも必要とされています。

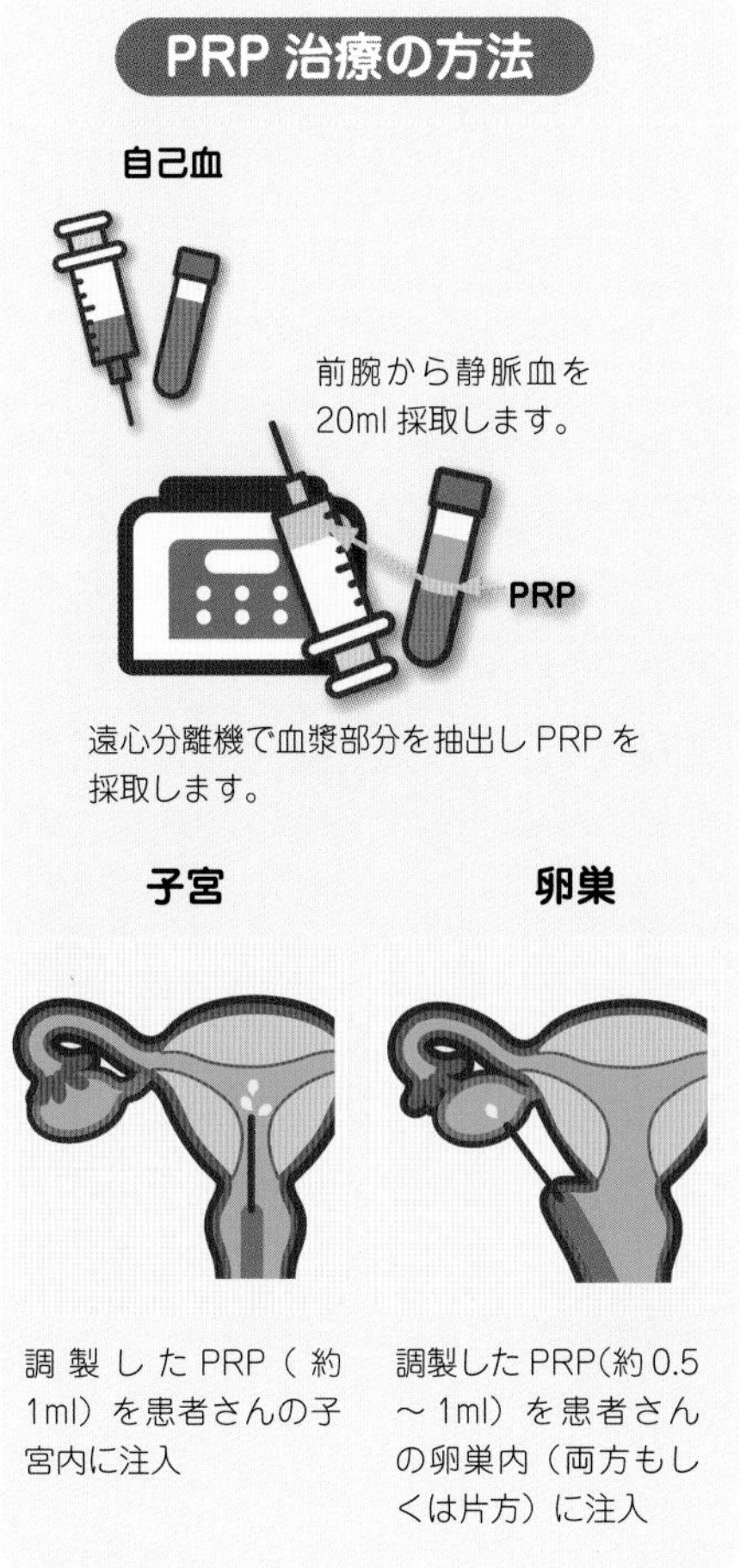
PRP 治療の方法
自己血
前腕から静脈血を
20ml 採取します。
PRP
遠心分離機で血漿部分を抽出し PRP を
採取します。
子宮
卵巣
調製した PRP（約1ml）を患者さんの子宮内に注入
調製した PRP(約0.5～1ml）を患者さんの卵巣内（両方もしくは片方）に注入

年齢と卵子の質 胚や卵子の確保と 凍結保存

女性には、男性よりも厳しい生殖年齢のハードルがあります。それは、女性が命を宿し、出産するという大きな役目を持ち、その後も授乳する役割を持つ性だからです。夫婦で分担しようにもし切れない、大事な役割です。

その役割を果たすために、命の伝承プログラムとして生殖年齢があり、それにしたがって人は生きている以上、年齢に逆らえません。そのため、不妊治療は年齢との勝負という面があります。それが顕著に現れるのが、数を含めた卵子の質です。

人の妊娠率は、35歳くらいから下がり始め、流産率も増え始めます。そこに卵子の質が関係していても、質を見た目で判断することはできませんし、質をよくすることはできません。現在可能性があるのは、卵子の質の低下を防ぎ、老化を遅らせ、活性化を試みることぐらいです。

治療では、年齢とともに、卵子を確保するための排卵誘発方法や着床環境に気が配られる一方、凍結保存技術を生かした、将来に向けての（より若い年齢からの）卵子凍結保存や胚の凍結保存が期待され、最も有効とされてくる面もあるでしょう。

持ち主の女性とともに年をとる卵子の保存技術が凍結であり、将来のライフプランやキャリアプランの設計のために金銭的支援を行う地方自治体もあります。

成長因子と ＰＲＰ療法

近年、胚移植に先駆け、子宮内膜の環境を整える医療技術が進んできました。保険診療での先進医療項目にも、子宮内膜受容能検査、子宮内膜受容期検査、子宮内細菌叢検査、反復着床不全に対する投薬、子宮内膜擦過術、子宮内膜刺激法などの技術が名を連ねます。

卵子の質に注目し、採卵時に排卵誘発法を工夫し、良好胚を得て移植に臨んでも成功しない時、また不成功を繰り返す時、これらの技術で体を整え、さらに着床環境を見直すこともあるでしょう。

そこに、成長因子を用いて子宮や卵巣を活性化させるＰＲＰ（高濃度の血小板）療法を行う施設もあるようです。

ＰＲＰ療法は再生医療として有名ですが、不妊治療では、患者自身の血液から得たＰＲＰを卵巣に注入して卵巣機能の改善を期待します。同じく子宮腔内に注入するＰＲＰ子宮内注入法があります。これは子宮内膜の機能改善を期待するもので、内膜が厚くなる、着床しやすくなる効果があるといわれています。治療施設における症例数も多くあるものの、保険診療での先進医療としては認められていません。今後のさらなる進展に注目したいところです。

同じ効果を期待した、ＰＦＣ－ＦＤという方法もあります。これは同じ患者の血液からＰＲＰを作った後、フリーズドライ加工によってパウダー状に調製されて子宮腔内に注入する方法です。

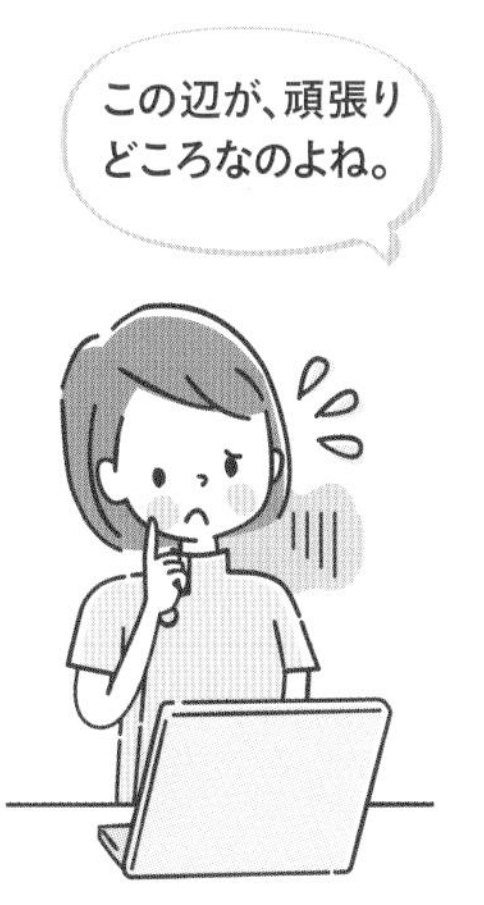
この辺が、頑張り
どころなのよね。

topic 5

不妊の原因を探る検査まとめ

ここでは、女性と男性それぞれが受ける不妊症の検査についてまとめてみました。不妊治療を実際に開始するかは別として、カップルが妊娠を考えた時、自分たちの体がどういう状態なのかを知っておくことは、とても重要なことです。もちろん、いざ不妊治療をスタートさせようという時の指針にもなります。

女性側の検査、男性側の検査、どちらにも共通する検査など、様々なものがあります。検査結果によって、新たに追加の検査が必要になることもあります。そういう意味でも、繰り返しになりますが、早めに検査を受けるようにしましょう。

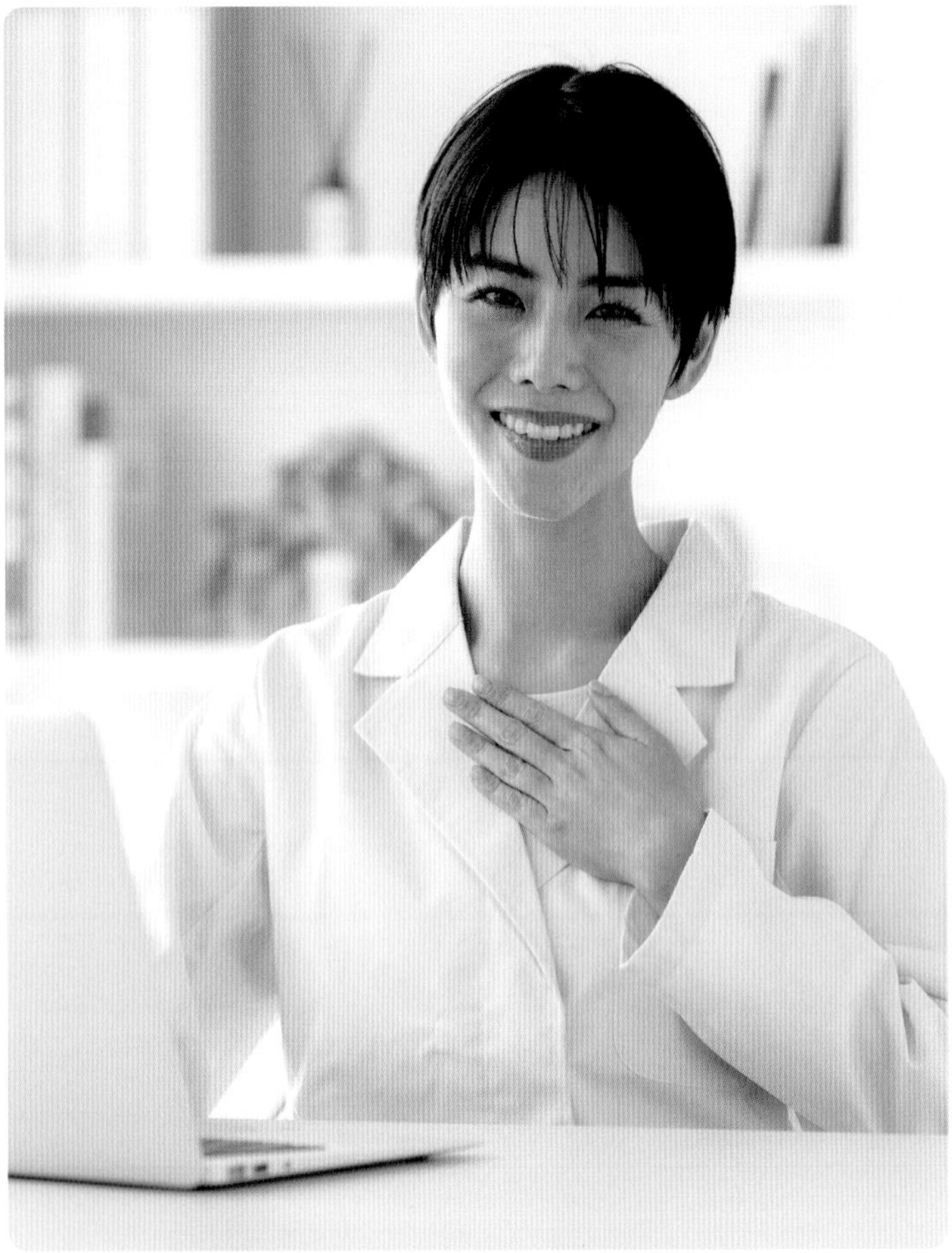

POINT
知っておきたいこと

- 内診・経腟超音波検査(エコー検査)
- 子宮卵管造影検査
- ホルモン検査・血液検査
- 子宮頸管粘液検査・性交後検査
- 感染症のスクリーニング検査
- 特殊な検査
- 精液検査
- 泌尿器科的検査

女性側の検査

女性側の検査は、初潮の時期や月経周期、妊娠歴、基礎体温などについての問診のほか、内診・経腟超音波検査、子宮卵管造影検査、ホルモン検査（血液検査）、頸管粘液の検査、感染症のスクリーニングなど、受診された女性の多くが受ける一般的なものと、一般的な検査の結果、何らかの病気が疑われる場合に行われる特殊なものとがあります。

女性側の検査

- 基礎ホルモン検査
- 超音波検査
- 卵管造影検査
- フーナーテスト（性交後検査）
- 高温期採血
- 血液検査（抗精子抗体、抗ミュラー管ホルモン、感染症、甲状腺機能）

内診・経腟超音波検査（エコー検査）

産婦人科の診察室の診察台（内診台）の上で行います。子宮や卵巣を産婦人科の観点から診察し、痛いところなどがないかを確認したり、超音波プローブ（直径2㎝ほどの棒状の超音波機器）を腟から挿入して、子宮や卵巣などの状態を診察します。またあわせて、医師が腟に指を入れ、お腹を片手で押さえて子宮の大きさや動きやすさ、痛みがないか、卵巣が腫れていないかなどを診ます。

この検査によって、子宮筋腫や卵巣嚢腫、子宮内膜症などの病気がないかを確認することができます。

内診は痛いから苦手という方も少なくないと思います。緊張して体に力が入ると、余計に痛みを感じてしまうため、難しいかもしれませんが、息をふーっと吐き、できるだけお腹とお尻の力を抜くことで、痛みが和らぐこともあります。

子宮卵管造影検査

子宮卵管造影検査（HSG）は、卵管（子宮と卵巣を繋ぐ管）が詰まっていないかどうかを調べる検査です。卵管は卵子と精子の通り道で、そこが詰まっていると受精できず、自然妊娠は難しくなります。検査は通常、月経終了後から排卵までの間に行います。

方法は、腟から子宮頸管、子宮腔、卵管を通して腹腔内に造影剤を注入し、そのプロセスをX線撮影することによって、子宮内の異常（子宮の奇形や内膜ポリープ、筋腫や癒着など）や卵管閉塞、卵管水腫（卵管留水症）、卵管や子宮の周りの癒着などを調べます。卵管はとても細く、エコー検査ではほとんど見えませんが、HSGならばはっきりわかります。

もし卵管の詰まりがある場合は、この検査を行うだけでも卵管疎通性（通過性）などが改善し、妊娠率を向上させる可能性があるという医師もいます。この効果は検査後の数か月間持続すると考えられています。

検査では、子宮が圧迫される痛みや造影剤を流す時の痛みなどを伴いますが、施設によっては検査前に座薬鎮痛剤を使い、痛みを軽減できることもあります。不安な方は相談してみるとよいでしょう。

ちなみに、卵管疎通性を確認するための検査には、HSGのほかに、卵管通気法（空気や炭酸ガスを使って卵管の詰まりがないか調べる）や超音波下卵管通水法（生理食塩水を使って超音波で診断する）もあります。

子宮卵管造影検査

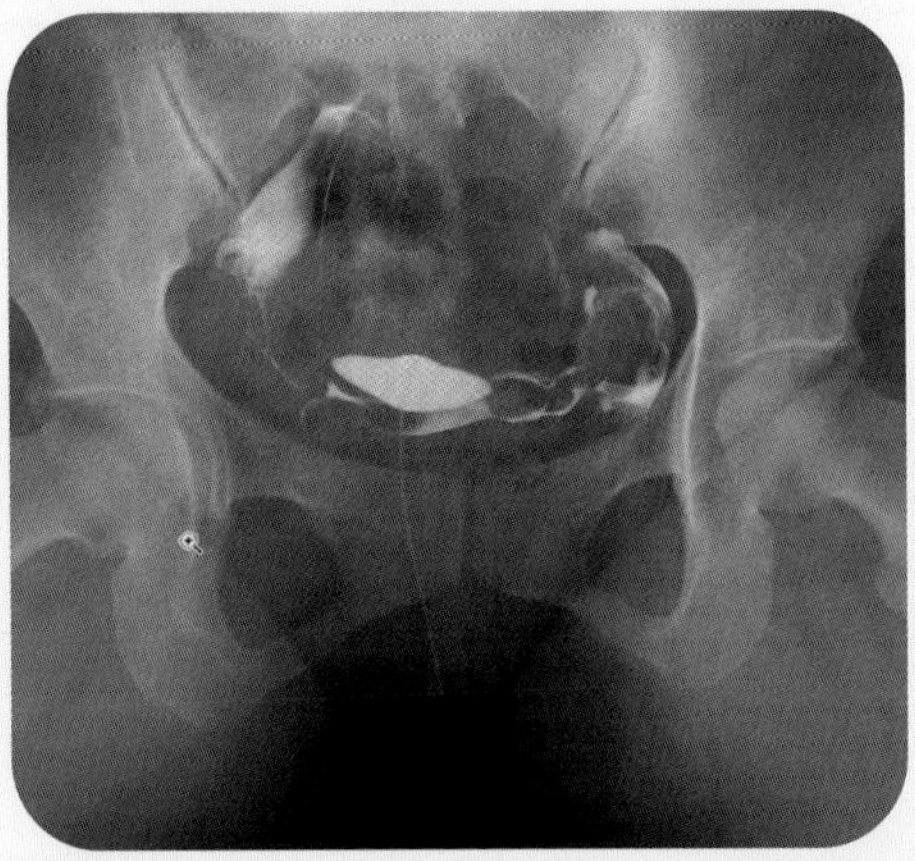

卵管造影検査は、卵子と精子が出会う通路が通っているかの検査です。不妊と考えられる女性全員が対象にはなりますが、妊娠している可能性のある方や、クラミジア抗原検査を受けていない方、造影剤に使用される液体に含まれるヨウ素が身体に合わない方（ヨードアレルギー）やその疑いのある方、甲状腺に病気がある方は検査を実施できない場合があります。

提供：馬車道レディスクリニック

ホルモン検査（血液検査）

採血して、下垂体から放出される卵胞刺激ホルモン（FSH）、女性ホルモン（LH）や黄体形成ホルモン（E2など）、男性ホルモン、黄体ホルモン（プロゲステロン）、母乳を分泌するプロラクチン（PRL）や甲状腺ホルモンなどの値を調べます。

分泌されるホルモンの種類や量は、月経周期によっても変わるため、月経期・卵胞期・排卵期・黄体期などにわけて検査を行います。

また、抗ミュラー管ホルモン（AMH）の検査も行われます。AMHは卵巣内に残された卵胞数の目安となるため、卵巣予備能を把握することができます。

糖尿病や甲状腺疾患なども、血液検査で確認することができます。

子宮頸管粘液検査・性交後検査

子宮頸管から分泌される頸管粘液（いわゆるおりもの）は、排卵期が近づくと多くなり、粘り気も増して、精子を子宮内に入りやすくする作用があります。

不妊症では、頸管粘液の分泌に問題がある場合と、頸管粘液と精子の適合性に問題がある場合があります。

子宮頸管粘液検査では、排卵期の頸管粘液の量や牽糸性（どのくらい糸をひくか）、色、pH、シダ状結晶などを確認・評価します。

また、性交後検査（フーナーテスト、精子頸管粘液適合検査）では、性交後に腟内や頸管粘液内に運動している精子がいるかどうかを調べます。異常があった場合、抗精子抗体などの免疫因子や男性因子（乏精子症や精子無力症など）がある可能性が考えられます。

頸管粘液と精液とを別個に採取して顕微鏡下で適合性を調べる、ミュラークルツロックテストという検査もあります。

性交後検査

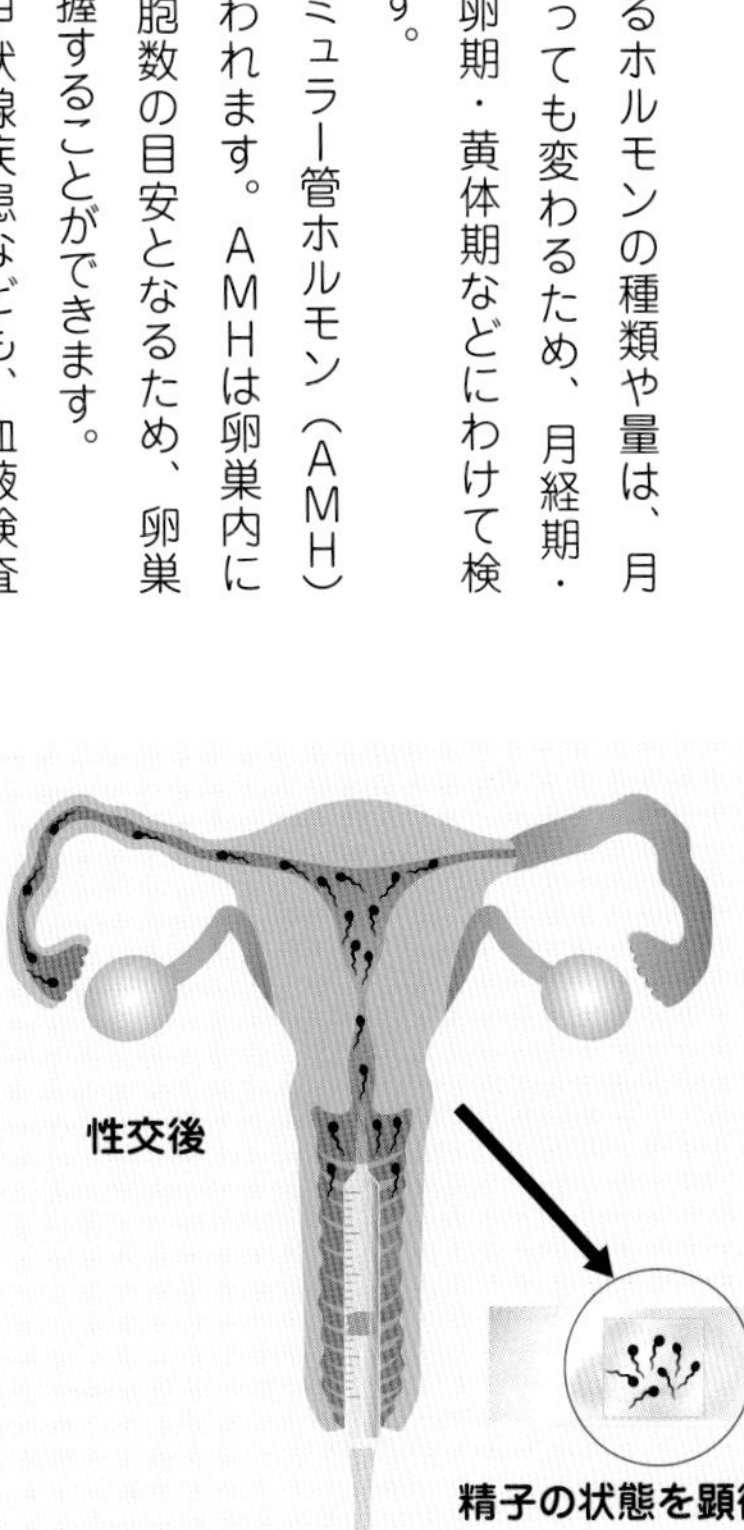

フーナーテスト（Huhner test）とも呼ばれ、顕微鏡で400倍に拡大した視野中に15個以上の運動している精子が見られれば、良好と判断することが一般的です。5個未満の場合は不良と判断され、治療のステップアップを提案されることもあります。

topic 5

不妊の原因を探る検査まとめ

感染症のスクリーニング検査

初診の時に、妊娠中に感染すると母体と胎児に悪影響がある可能性のある感染症がないか、スクリーニング検査を行う施設もあります。

主な項目は、HBs抗原（B型肝炎）、HCV抗体（C型肝炎）、梅毒、淋病、HIV（ヒト免疫不全ウイルス）、クラミジア抗体検査（または抗原）、HI抗体（風疹ウイルス）、トキソプラズマ抗体、マイコプラズマ・ウレアプラズマ抗体、トリコモナスなどです。

特殊な検査

その他にも、必要に応じて特殊な検査が行われます。

腹腔鏡検査　お臍の下を少し切り、そこから腹腔鏡（内視鏡）を挿入してお腹の中を観察する手術。全身麻酔をかけて手術室で行う。骨盤内臓器（子宮や卵巣など）の状態を確認できるため、子宮内膜症や卵管周囲の癒着などの不妊の原因が見つかることがある。状態によっては、卵巣嚢腫や子宮筋腫、多嚢胞性卵巣症候群の治療もできる。

子宮鏡検査　子宮内に細いカメラを入れて、内部を直接観察する検査。麻酔なしで行うことが多く、外来でも可能。この検査で、ポリープや子宮筋腫、子宮内腔の癒着などを確認できる。

MRI検査　MRI（磁気共鳴画像）を使って、子宮や卵巣の形態などを詳しく観察できる。子宮筋腫や子宮内膜症などをはじめ、卵管留水症（卵管水腫）などの他の不妊原因となる病気も見つけることができる。

MRI：Magnetic Resonance Imaging

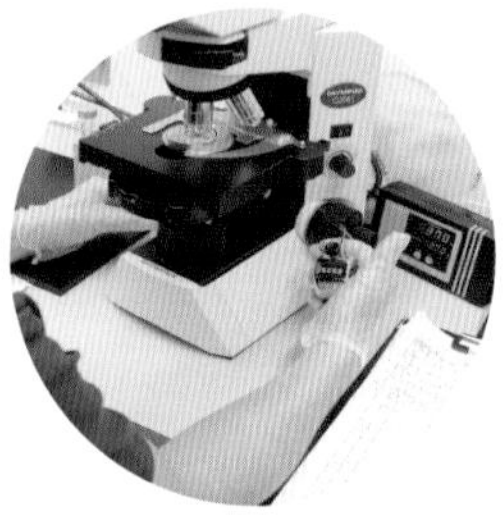

胚培養士や臨床検査技師が目視で精子数、運動率、奇形率を数えます。

検査結果表例

結果が多項目にわたって確認できます。

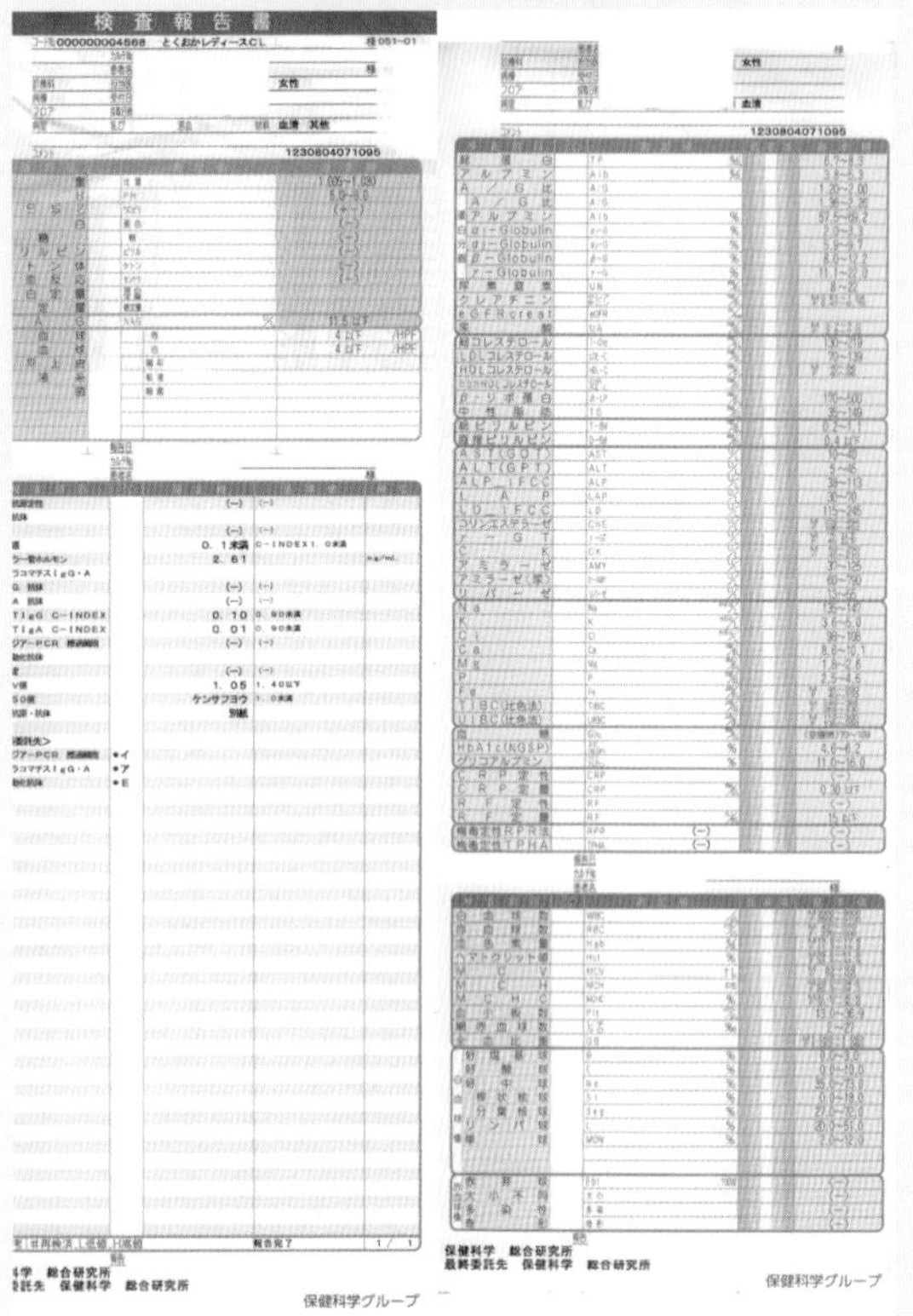

検査報告書

提供：とくおかレディースクリニック

男性側の検査

男性側の検査は、精液検査と、泌尿器科的な検査に分けられます。精液検査は、受診された男性のほとんどの方が受ける一般的な検査です。泌尿器科的な検査は、診察、エコー検査、採血など、短時間で簡単にできますので、女性側の婦人科治療前に、または並行して受けることをお勧めします。

不妊症の原因のほぼ半数は男性側のものですから、男性側の不妊の原因を見つけることも、治療方針の決定にはとても重要です。泌尿器科と婦人科が連携することが推奨されています。

精液検査

問題なく射精できたとしても、その射精精液中に精子がいるかどうか、いたとしても、ちゃんと生きているか、運動しているか、十分な数がいるかなども重要になります。それらを調べるのが精液検査です。

精液検査は、男性不妊治療ができる泌尿器科だけでなく、女性が通院する不妊治療施設でも受けることができるため、カップルで一緒に通院することができます。

検査結果を踏まえて、医師が必要と認めた場合は、さらに詳しい検査が必要となることがあります。その時は、最初に

精液検査の基準値と結果例

精液検査結果（例）

精液量	1.3 ml
精子濃度	2750 万 /ml
運動率	34.7 %
総運動精子数	1241 万 /ml
直線速度	20.4 μm ／ sec
平均速度	71.6 μm ／ sec
奇形率	95.6%

＊ 精子分析器を使用して、速度を測っています。

〇〇クリニック

精液基準値（WHO 2021 年）

① 精液量	1.4ml
② 精子濃度	1600 万/ml以上
③ 運動率	42.0%
④ 総精子数（①×②× ③）	1638 万以上
⑤ 正常形態率	4%以上（奇形率‥96%未満）

検査を行った施設の担当医などと相談して、泌尿器科の生殖医療専門医がいる施設や泌尿器科を受診することをお勧めします。

1　採精の方法

マスターベーションで、専用容器に精液の全量を直接射出します。これは、自宅でも施設内でも可能です。

自宅の場合は、病院から渡された専用容器に採精し、使う時まで開封せず清潔な状態を保ち、指定された方法で保管して施設に提出します。自宅採精は、リラックスできる場所で臨みましょう。施設内の場合は、専用個室（メンズルームなど）で行います。人工授精や体外受精当日に採精する場合は、施設内での採精を勧められることもあります。

検査前の禁欲期間（射精しない期間）は、施設によって異なるため、指示に従ってください。

2　検査の方法

射精から間もない精子は粘っこいため、室温で30分くらい放置してサラサラになってから検査を始めます。まず、精液の粘性や色調、量などを見ます。検査専用の器具（マクラーカウンティングチャンバー）を使い、検査技師や胚培養士が顕微鏡で精子数、生きている精子数、運動している精子数、正常形態精子数などをカウントし、精液の全量との割合を算出します。

検査は目視で行われ、検査担当者によって差が出る可能性もあるため、精子分析機で検査を行う施設も増えてきました。これにより、一定した検査結果を得られます。

精子は体調やストレスなどの影響を受けやすく、結果の良し悪しには波があり、精液の全量や精子数などは、結果に2～4倍の差が出ることもあります。精子数が少ないと誤差が出やすいため、日にちの間隔をあけて数回検査を行い、その平均値や中央値から判断します。

3　結果について

多くの医療施設で、ＷＨＯの基準値を基に精液検査の結果を判断しています。この基準値を下回っていると自然妊娠ができないということではありませんし、上回っているから必ず妊娠できるというわけでもありません。このことはしっかり踏まえておきましょう。

女性の検査は月経周期に合わせて進められるため、すべての検査が終わるまで1～2カ月ほどかかりますが、男性はその間に1～2回の精液検査が受けられるでしょう。

精液検査の結果が基準値を下回る傾向にある場合は、結果によって不妊治療の方法（人工授精、体外受精、顕微授精など）が決まる可能性もありますし、女性が受ける検査項目が変わることもあります。いずれにしても早めに検査を受けましょう。

泌尿器科的検査

一般的検査の結果、何らかの病気が疑われる場合などには、泌尿器科的検査もあわせて行います。

1　診察（問診・視診・触診）

不妊症に関わりのある病気の既往歴や性生活の現状（勃起や射精など）を確認するとともに、外陰部（精巣［睾丸］や陰茎、精管など）の診察や、精巣サイズの測定（オーキドメーターを使う）、精索静脈瘤の有無などを触診します。

2　エコー検査

陰嚢に超音波プローブを当てて、陰嚢・精索・精巣を観察します。触診よりも違和感が少なく、精索静脈瘤や精巣がんなどを診断・発見するにも、最も手軽で有用な検査といえます。

3　ホルモン検査

女性と同じように男性でも、採血して、男性ホルモン（テストステロン）、性腺刺激ホルモン（ＬＨ、ＦＳＨ）、必要に応じてＰＲＬなどを調べることがあります。この検査で、精液異常の原因を突きとめることができます。勃起障害や射精障害がある場合にも必要です。

4　染色体・遺伝子検査

染色体の軽微な変化や遺伝子異常が、精子形成障害の原因となっている可能性があるため、精子数が極端に少ない場合や無精子症の場合は、採血して、染色体検査や遺伝子検査（ＡＺＦ検査）を行うことがあります。精巣内精子採取術（ＴＥＳＥ）などを検討する上でも重要です。

5　その他の検査

必要に応じて、精子の機能を調べる検査、精嚢や射精管の形態を調べるＭＲＩ検査、精巣生検（精巣での精子形成の状態を詳しく調べる）、勃起能力を調べる検査などを行うこともあります。

精子検査

培養士による目視（カウンターチェック）のほか、検査機器による検査導入も普及しています。

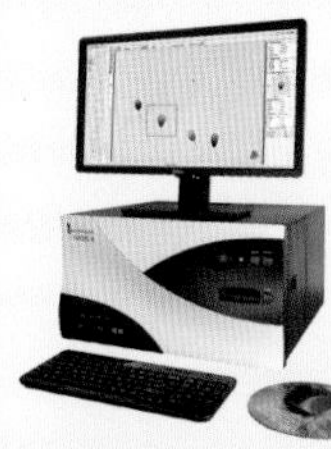

精子の運動速度が測定できるほか、特殊な薬品を用いた精子DNAの損傷率の測定や、精子奇形率測定ができます。

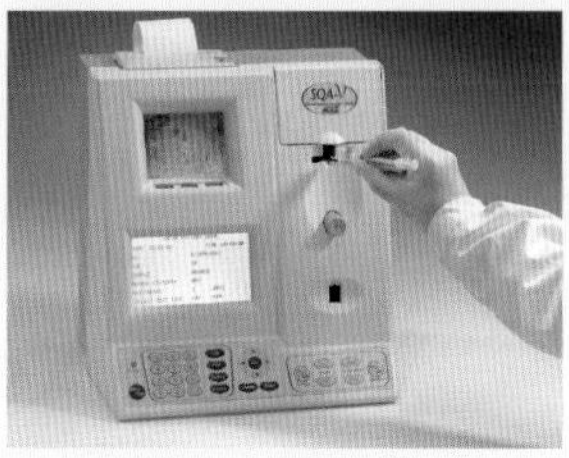

高速直進する精子の濃度やスピードの測定、精子の受精能力を数値化したSMIが判定できます。

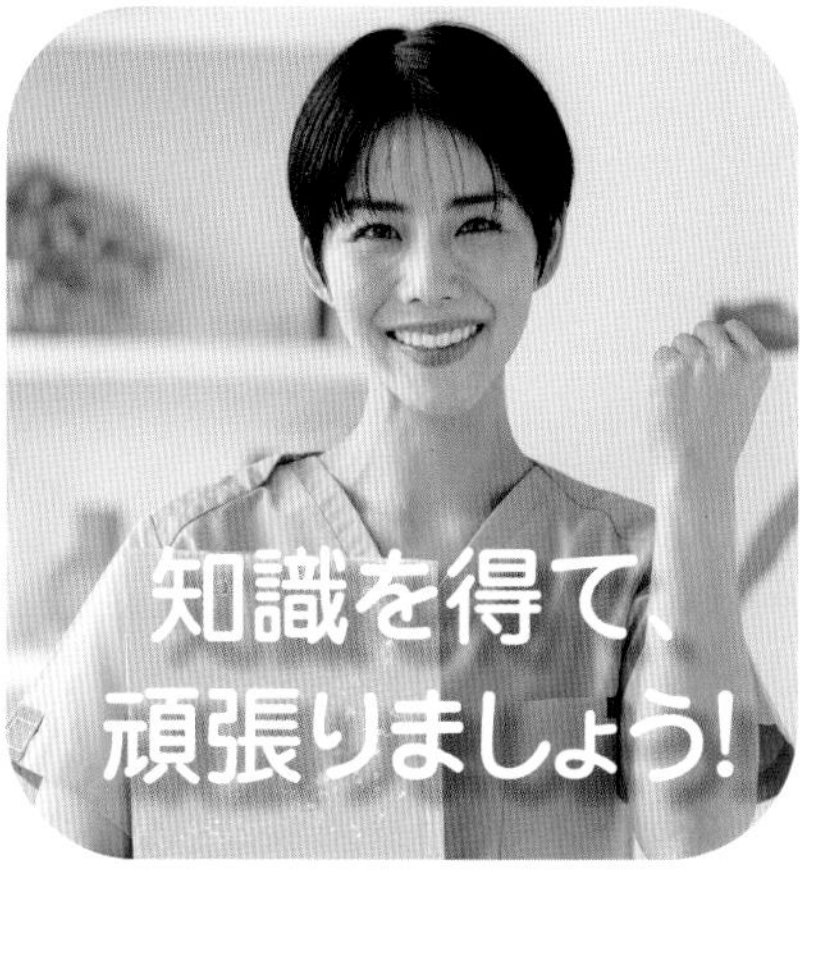

topic plus 治療への流れ

私たちに合った治療法は？

原因と検査を見てきましたが、では、治療はどうなるのでしょう？ 症状に応じた不妊治療の流れ（参考）をここで紹介します。

不妊治療には、一般不妊治療のタイミング療法、人工授精、体外受精（通常媒精・c-IVF）、顕微授精（ICSI）があります。それぞれ保険でできる治療です。ここではその方法とともに、その適応と保険での診療費用（３割負担額）を示しました。

それぞれ、自分たちに合った治療法の参考としてご覧ください。

保険診療費用例　2024 年 2 月時点

一般不妊治療

人工授精

一般不妊治療管理料

750 円

タイミング療法

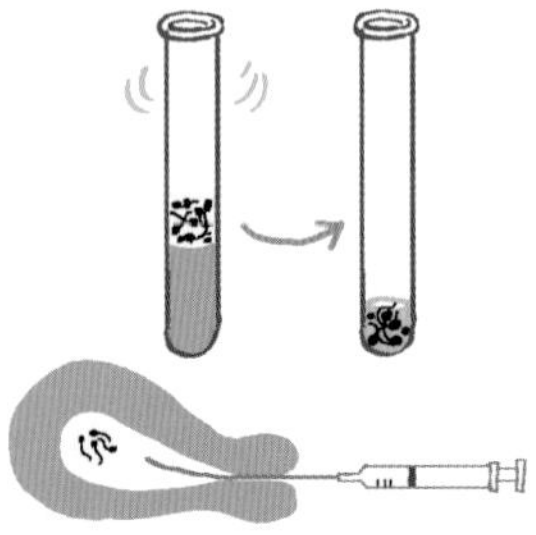

排卵日を予測、または調整し、精液を調整して、元気な精子だけを子宮へ入れる

5,460 円

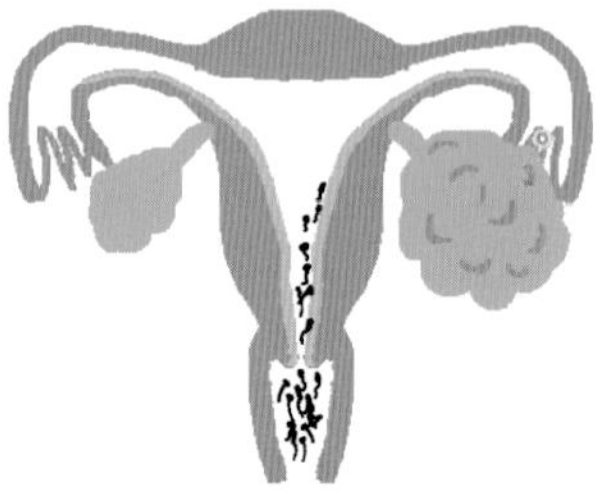

排卵日をできる限り正確に予測してもらい、夫婦生活を持つ

人工授精の適応は？

▶排卵に問題がない
… 排卵誘発剤で排卵可能な場合も適応
▶卵管の通過性に問題がない
…卵管の通過性に問題があっても、子宮卵管造影検査で開通した場合も適応
…卵管鏡下卵管形成術、腹腔鏡手術などで開通した場合も適応
▶精子の数、運動精子の数に若干の問題はあるが、精液調整後の精子の数、運動精子の数にあまり問題がない
… 服薬などで改善が見込める場合も適応
… 精索静脈瘤があり手術によって精子が改善された場合も適応
▶軽度の抗精子抗体がある　　　　など

タイミング療法の適応は？

▶排卵に問題がない
… 排卵誘発剤で排卵可能な場合も適応
▶卵管の通過性に問題がない
…卵管の通過性に問題があっても、子宮卵管造影検査で開通した場合も適応
…卵管鏡下卵管形成術、腹腔鏡手術などで開通した場合も適応
▶精子の数、運動精子の数に問題がない
… 服薬などで改善が見込める場合も適応
… 精索静脈瘤があり手術によって精子が改善された場合も適応
▶性生活で妊娠できなかった期間が１年未満で一般的な検査で夫婦ともに問題が見つからない　　　　など

人工授精の回数と妊娠率、生産率はどれくらい？

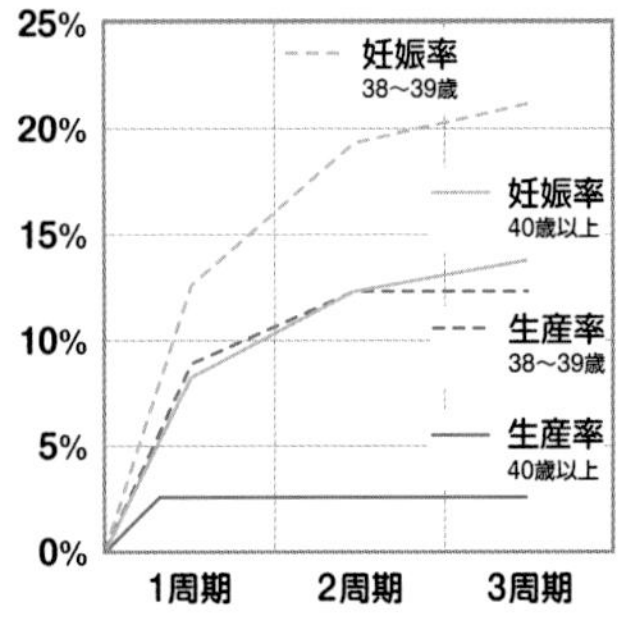

130 組の夫婦を 38 〜 39 歳と 40 歳以上の２つのグループに分け、242 の人工授精周期で行った調査発表です。この調査では、それぞれ排卵誘発を行い、卵胞径 16 ミリでＨＣＧ注射をして 12 時間と 36 時間後に人工授精を２回実施し、人工授精治療周期中は性生活をしないように指示し、臨床的妊娠であることを確認した結果を示しています。40 歳以上の厳しさがわかります。

Fertil Steril. 2010 Jun;94(1):144-8

排卵日に合わせた性生活で妊娠する確率はどれくらい？

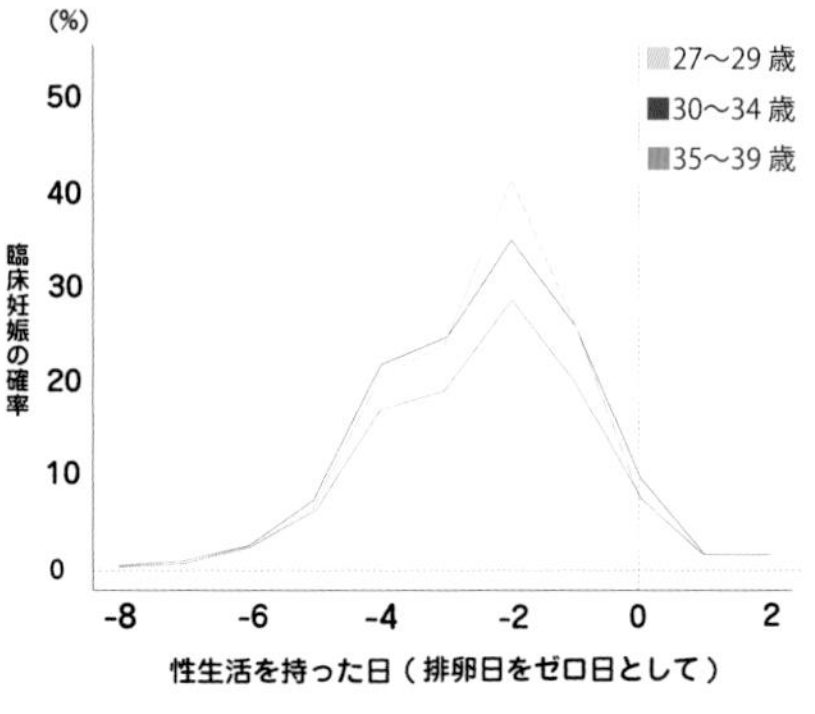

排卵日の８日前から２日後までの性生活で、排卵日をゼロ日として、いつが妊娠する確率が高いかを女性の年代別にグラフにしたものです。このグラフを見ると、排卵日２日前の性生活での妊娠率が高くなっていることがわかります。

Human Reproduction Vol.17, No.5 pp. 1399-1403, 2002

保険診療 費用（参考）

体外受精にかかる費用

採卵術（基本）……9,600 円
採卵 1 個…………7,200 円
採卵 2〜5個……10,800 円
採卵 6〜9個……16,500 円
採卵 10 個〜……21,600 円
体外受精 (c-IVF) ……12,600 円
顕微授精 (ICSI) 1 個　14,400 円
2〜5個………20,400 円
6〜9個………30,000 円
10 個〜………38,400 円

胚培養管理料
初期胚 1 個 ……13,500 円
〜
胚盤胞 1 個………4,500 円
〜
胚凍結保存 1 個 ……15,000 円
〜
胚凍結延長 1 年 ……10,500 円
胚移植術新鮮胚……22,500 円
胚移植術融解胚……36,000 円
卵子活性化…………3,000 円
AHA（孵化補助）……3,000 円

一般不妊治療

一般不妊治療管理料……750 円
人工授精……………5,460 円

そのほか

精液一般検査…………210 円
卵管検査（通気通水通色素）300 円
FT 卵管鏡下卵管形成術 139,230 円
子宮鏡検査…………1,860 円
他、各種検査

＊＊＊＊＊ 注意 ＊＊＊＊＊
保険診療で不妊治療の周期を始める時には、病名が必要です。そのため、（初診）受診し、検査を行います。検査によっては保険が適用されていないものがあったり、付随する治療が生じることもあるため、実際の治療周期トータルでは、患者さんの負担額は、一律では無いことも理解しておきましょう。

生殖補助医療（ART）

体外受精

生殖補助医療管理料　750(900) 円　（）内は、相談対応の責任者配置あり

顕微授精（ICSI）　通常媒精（c-IVF）

卵巣から卵子を採取して、体外で精子と出会わせ、胚になったものを培養して子宮へ戻す。卵子に精子をふりかける方法がコンベンショナル c-IVF。卵子に 1 個の精子を注入するのが顕微授精 (ICSI)

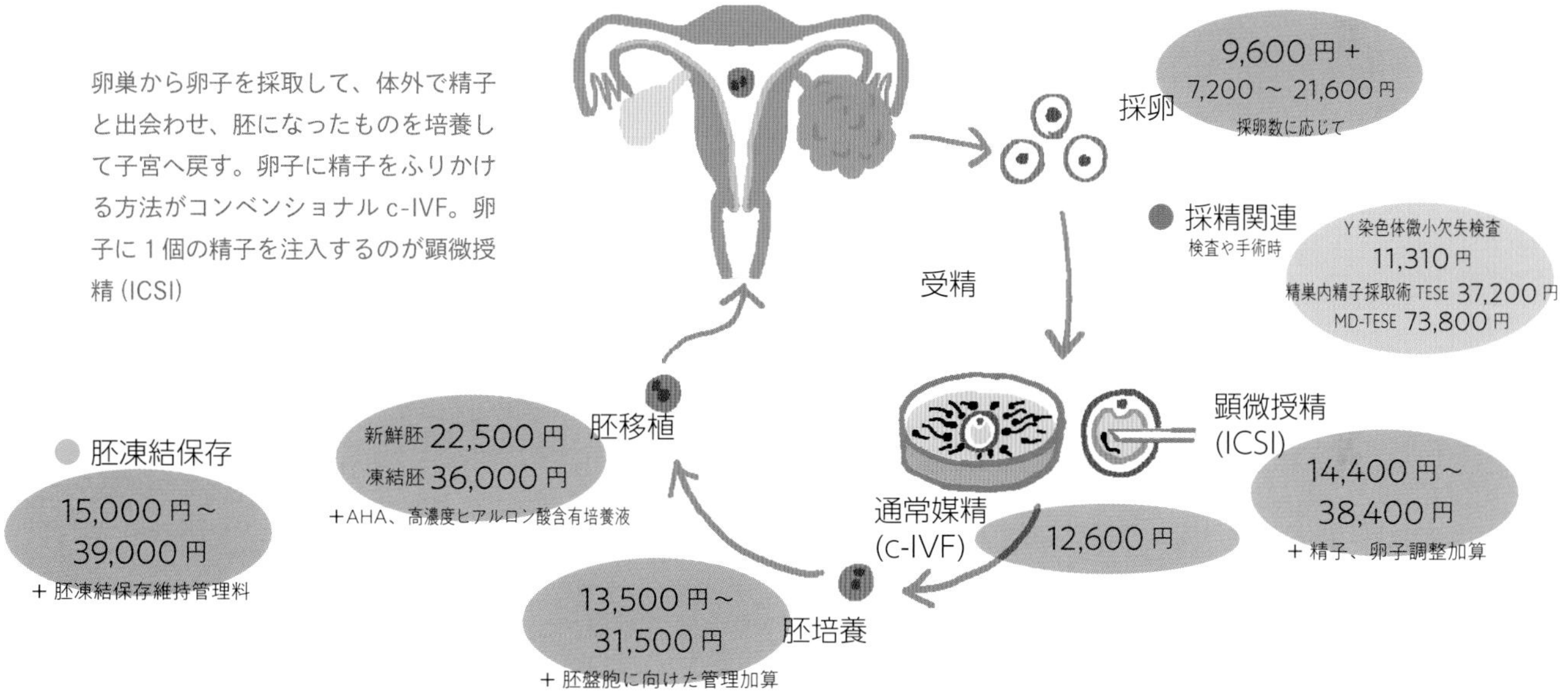

顕微授精 ICSI の適応は？

▶ c-IVF では受精しなかった
▶重度の抗精子抗体がある
▶精子の数、運動精子の数が極端に少ない
…無精子症の場合、精巣や精巣上体から精子が回収できた場合も適応　　　など

体外受精 c-IVF の適応は？

▶排卵に問題がある
▶卵管の通過性に問題がある
▶精子の数、運動精子の数に問題はあるが、精液調整後の精子の数、運動精子の数に大きな問題がない
▶抗精子抗体がある
▶性生活で妊娠できなかった期間が 1 年以上で一般的な検査で夫婦ともに問題が見つからない
▶妻の年齢が 40 歳以上である　　　など

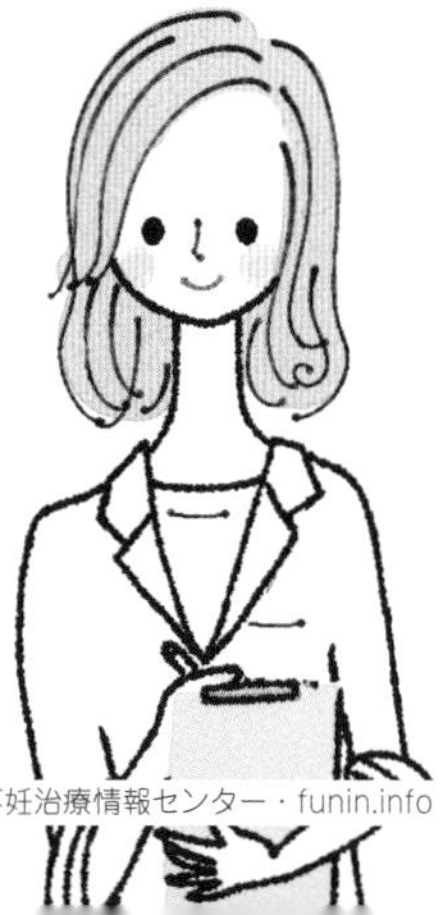

保険診療について

診療報酬の点数は、1 つひとつの医療行為ごとに厚生労働大臣が細かく決めています。
皆さんが受けた医療行為に対する価格は、医療行為ごとに決められた点数を基に「1 点 =10 円」として計算されます（例えば、初診料 288 点ですと 2880 円になります。患者負担は 3 割で 864 円）。
この医療行為ごとの点数「1 点 =10 円」という金額は、全国どこでも変わりありません。

この点数は、年々改定されることがあります。不妊治療では、保険適用化されて 2 年が経ちますので、2024 年 4 月に変更される可能性が高いと思われます。本ページでは、2024 年 2 月時点を例に掲載しておりますことご了承ください。新点数等の詳しくは、医療機関にお尋ねください。

Q&A よくある相談集

Q2　妊活を始めて１年以上ですが、妊娠できません。夫は精子数が少なく、運動率も低いのに、自然妊娠を望んでいて、さらにセックスレスです。
　今月もだめなら来月から人工授精を考えています。１人で頑張るのが辛いです。

A　妊活では夫婦の協力が不可欠です。勉強会などに２人で参加して、ご主人の理解と協力を促しましょう。
　性生活は、気持ち重視で愛を確かめ合ってみては ...。

　ご夫婦で、妊娠したいという思いや協力の足並みが揃わないのですね。不妊原因の比率は男女半々ですし、何より生まれてくるのは２人の赤ちゃんです。ですから、夫婦がお互いに協力し合うことが基本です。

　男性のなかには、妊娠や出産、不妊治療を他人事と考える人がいます。その１つの理由は、知識がないから。ご主人が知識を持ち、考えや行動を改めてもらうためにも、辛いでしょうが、作戦を立てましょう。

　不妊治療を行う医療施設の多くでは、不妊治療や体外受精の勉強会、説明会が開催されています。そこでは、妊娠、検査、治療方法、女性にかかる負担、卵子や精子、妊娠と年齢の相関、費用などについて説明があります。「その勉強会に行きたい、ただ１人は不安だから付き添ってほしい」と相談してみましょう。オンライン開催のものもあるので、いくつか受けてみると、様子がわかると思います。妻と同じ時間を過ごし、自分で見聞きすることで、妊娠などへの理解や妊活への興味が深まる男性もいます。焦らず、ご主人の成長に期待しましょう。

　もしあなたの悩みが大きく、身も心も辛いようなら、妊娠と性生活を分けてみましょう。人工授精はその第一歩ですね。赤ちゃんを授かることは医療の力を少し借りて、性生活は２人の気持ちを大事にする。そうすれば、夫婦の愛情を確かめ合える時間にもなるのではないでしょうか。

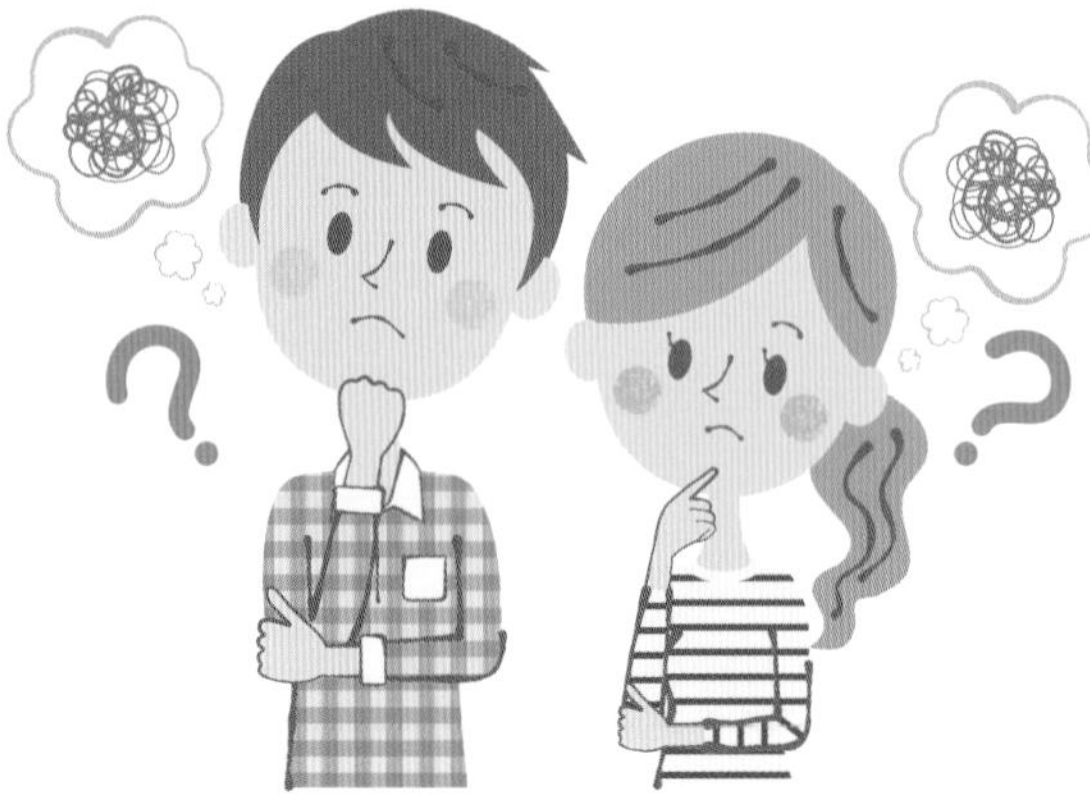

Q1　夫は射精しにくい体質で、そのため妊娠できないのではと不安になります。妊娠できる体か、一度夫婦で検査したいのですが、どうすればいいですか？

A　遅漏への対処は、その程度や悩み具合によって変わります。検査は、不妊治療専門の医療機関で受けましょう。

　射精までに時間が長くかかることを、一般に「遅漏」といいます。ただ、遅漏だとしても、腟内で射精ができていれば妊娠はできると思います。ご主人が遅漏を気に病まれていたり、思った以上に時間がかかる場合は別ですが、そうでなければ、さほど問題ではないと思います。悩まれているようでしたら、泌尿器科を受診しましょう。

　あなたの負担が大きい場合は、ソフトに伝えてみては。気恥ずかしいかもしれませんが、ラブコスメなどを使って、性生活にちょっとした刺激を取り入れるのもいいかもしれません。

　検査は、妊娠を目指すための専門的な検査が受けられるので、不妊治療専門の医療施設をお勧めします。検査内容については、受診の際に「妊娠できる体かどうか検査したい」と率直に相談すれば大丈夫です。例えば、女性ならホルモン検査（血液検査）やエコー検査、男性なら精液検査などがあります。

Q3

D5からクロミフェンを1錠内服中です。本日がD12で卵胞を確認したら、左右に約13mmのものが2つあり、子宮内膜は5.3mmでした。主治医は何も言いませんでしたが、薄すぎるのでは？

前周期は初めてのクロミフェン周期で、D11で卵胞は19mm、内膜は8.5mmでした。D22でも内膜は10.2mmしかなく、生理も短期間でした。内膜を厚くする薬や方法、サプリメントなどはありますか？

A

周期ごとにホルモン環境や育つ卵胞が違うので、卵胞の成長具合や内膜の厚さも変わります。

体外受精で何度か胚移植をしても内膜の厚みがないままなら、PRP療法なども検討してみては....。

卵胞は、月経後から10mm未満のものは1日約1mmずつ、10mm以上になると1日約2mmずつ大きくなるといわれています。あなたのD12の卵胞は、まだ成熟卵胞の大きさではありませんが、順調にいけばD15頃には成熟卵胞へ育つのではないでしょうか。もしくは、少し発育が遅くなる可能性があるかもしれません。ただ、現時点では内膜の厚さには特に問題ないと思います。

前周期に比べて不安になるのはわかりますが、月経周期によって、卵胞の成長具合や内膜の厚さは変わります。周期ごとにホルモン環境も育つ卵胞も違うからです。ですから、排卵誘発剤を使っていても、全周期で発育が良くなるとは限りません。

クロミフェンの影響で内膜が薄くなることもありますが、排卵から着床までの間に厚くなっていれば心配ありません。また、経血量と内膜の厚さは必ずしも比例しません。

子宮内膜を改善するには、ホルモンが十分に分泌される必要があるので、食生活や体調管理に気をつける、ビタミンDを作るために陽にあたるなどでしょうか。

冷え性なら改善してみましょう。

もし体外受精で何度も胚移植をしていても内膜が厚くならない状況なら、PRP療法（※）などがあります。導入施設は限られていますので、主治医に尋ねてみてください。

※自己血から抽出した高濃度の多血小板血漿（PRP）を患者の子宮内や卵巣に注入する治療法。

Q4

自然妊娠を希望しています。一度流産して、不妊に悩んでいます。自然な形で妊娠しないなら、人工授精をしても期待できませんか？ 精子検査では問題ありませんでした。

A

一度妊娠されていれば、期待はできると思います。ただ、他に不妊原因がないか、詳しい検査をすることをお勧めします。

残念ながら流産となってしまいましたが、一度は妊娠されているので、自然妊娠は期待できると思います。精子も問題ないとのことですので、人工授精を試してもいいのではないでしょうか。人工授精は、運動性のある精子だけを、より多く直接子宮内に注入しますので、卵子までの距離も縮まり、自然妊娠よりは妊娠が期待できると思います。人工授精は、タイミング療法のみでは多くの精子が子宮内に入っていない場合に有効です。性交後試験（フーナーテスト）をしてみると、詳しい状態がわかります。

人工授精での妊娠率は平均10％程度で、タイミング療法の場合と大差はありません。人工授精を4～6回行っても妊娠しない場合、治療のステップアップ（つまり体外受精）を検討するのが一般的です。

不妊治療を行っている医療施設を受診されて、他に不妊の原因がないか検査することで、今後の治療方針も見えてくると思います。まずは現在の主治医にご相談してみてください。

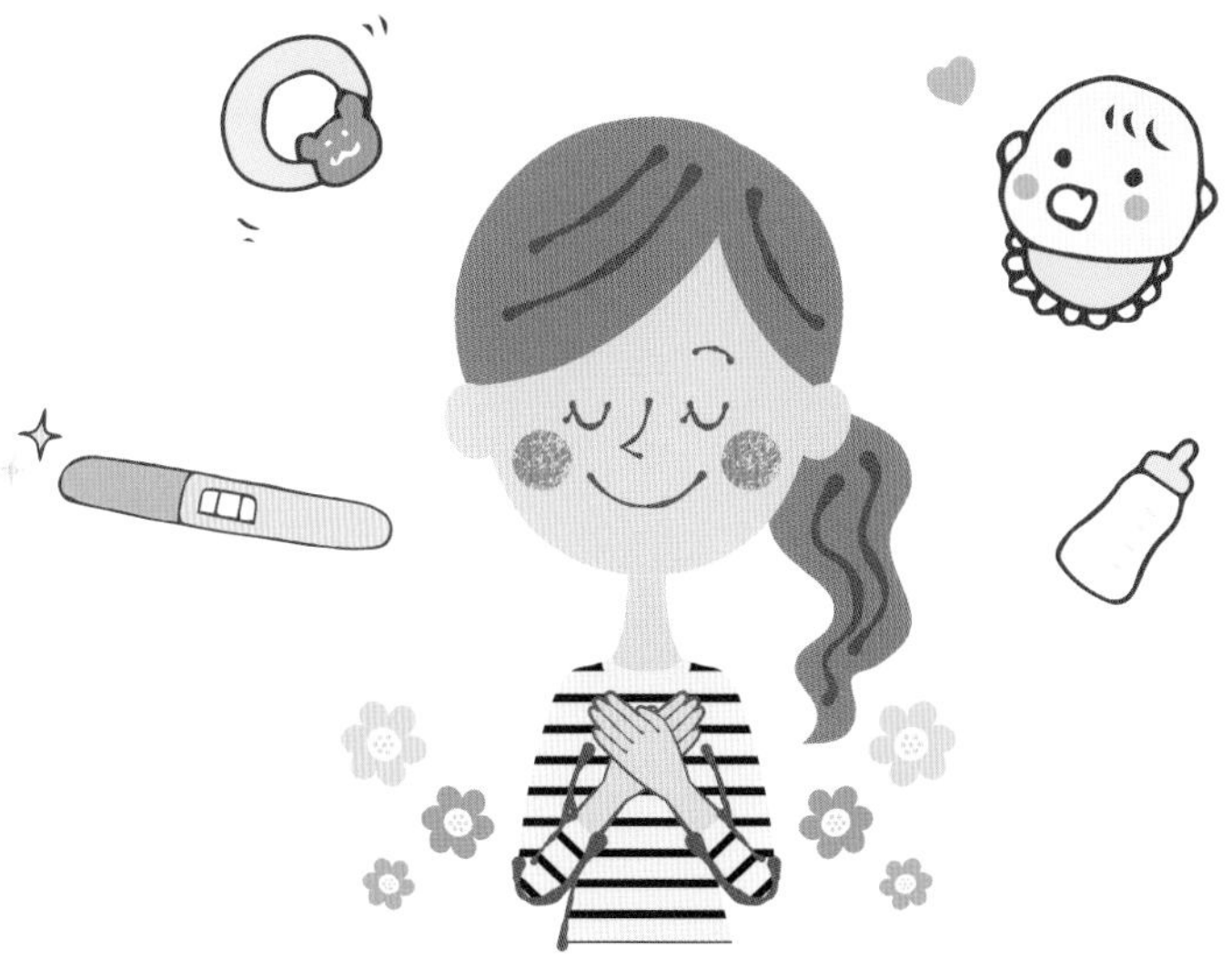

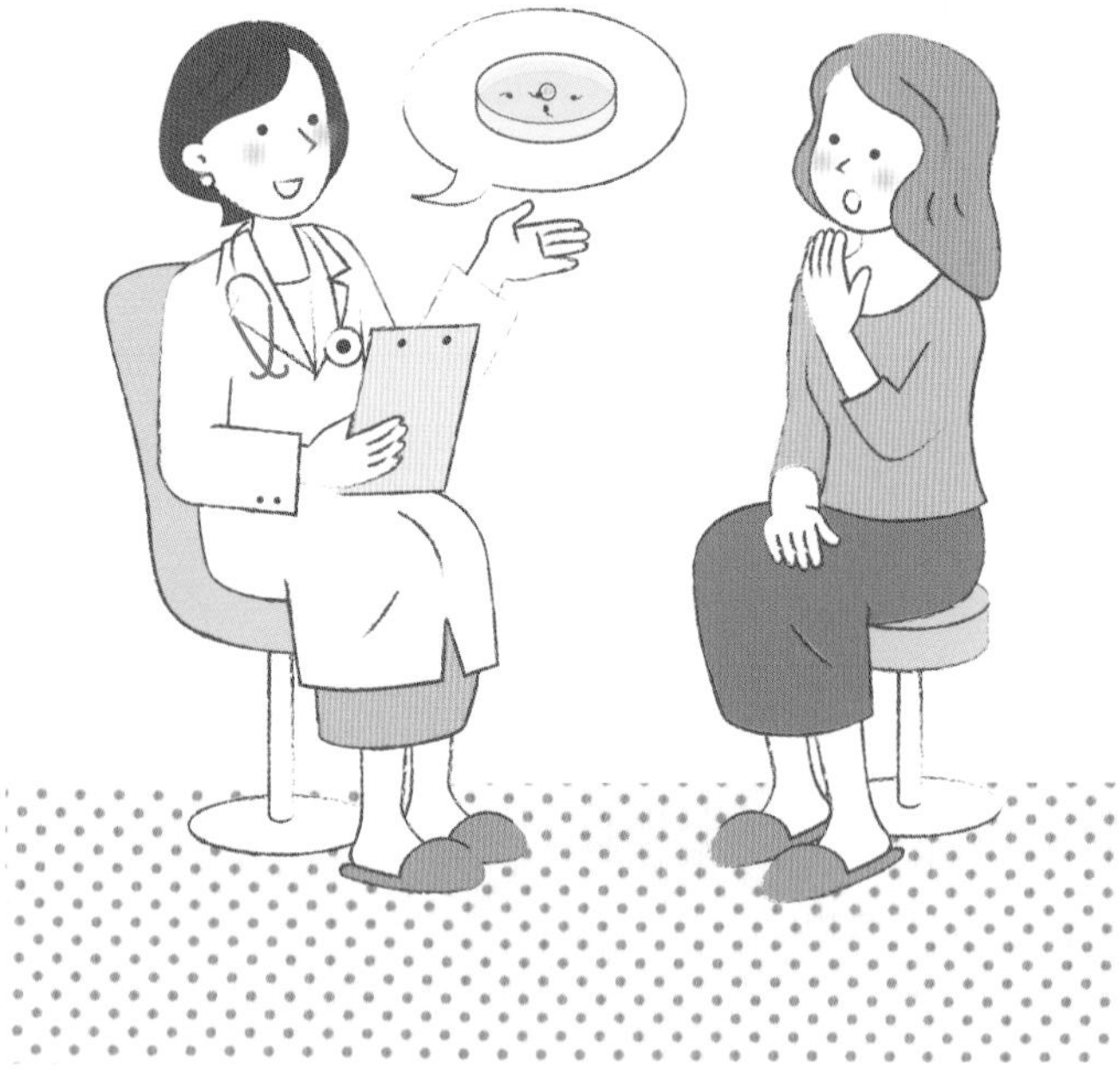

Q5

卵管水腫があり、病院からは切除を勧められました。自分では、タイミング療法による自然妊娠を望んでいます。卵管水腫により、子宮への逆流や着床の妨げが起こるとのことですが、自然妊娠は無理ですか？

半年間タイミング療法を試して、だめなら手術を考えています。

A

自然妊娠を希望されるなら、手術を検討したほうがいいと思います。AMH（抗ミュラーホルモン）値が低い場合は、体外受精をお勧めします。

卵管に水が溜まっているからといって、自然妊娠が成立しないわけではありませんが、仰る通り、着床を妨げることがあり、卵管水腫（卵管留水症）の手術や穿刺を行って、水がない状態のほうが妊娠率が上昇するというデータがあります。

術後の一定期間、自然妊娠しない場合には、体外受精に進むことになると思います。自然妊娠を希望されているので、このまま様子を見るより、手術を検討したほうがよいのではないでしょうか。

アメリカ生殖医学会によれば、軽度の卵管水腫の術後妊娠率は58～77%、重度の場合は0～22%という報告があるようです。

AMH値に問題がなければ、タイミング療法で様子を見てもいいと思いますが、低い場合は体外受精をお勧めします。ご主人や主治医としっかりご相談されてください。

資料：
https://haruki-cl.com/basic/hydrosalpinx.html

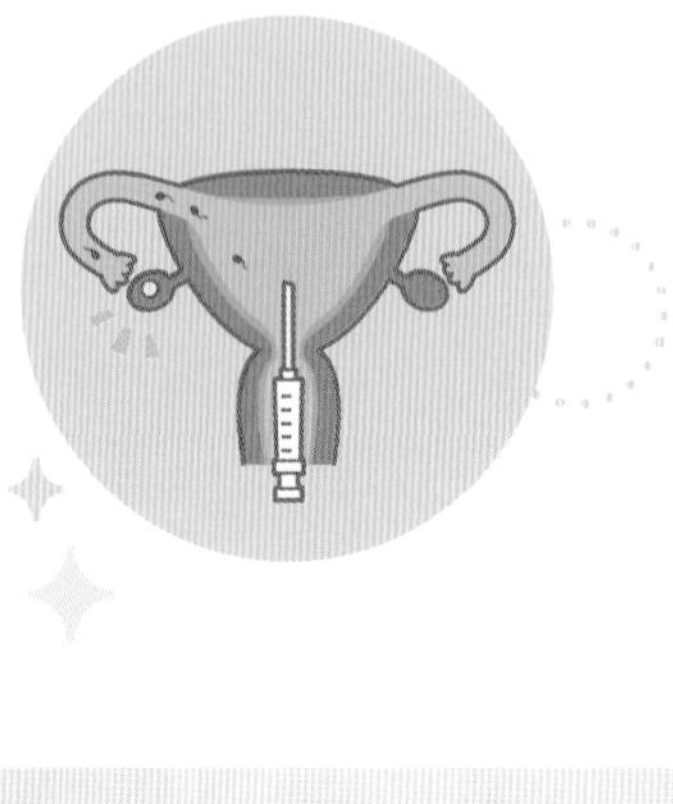

Q6

妊活中です。抗精子抗体が陽性だとしても、妊娠できますか？

仮に体外受精を行っても、受精卵にも抗体が反応して排除してしまう可能性はありますか？

A

陽性でも妊娠できる可能性はありますが、不妊の原因となることはあります。陽性反応が強ければ､早めのステップアップを考えておいたほうがいいでしょう。

抗精子抗体が陽性でも自然妊娠が成立したケースはありますので、妊娠できなくはありません。

ただ、陽性ということは、免疫性不妊症の原因になるとされています。分泌液にも抗体が出ていると、進入してきた精子の運動がスムーズにいかず、子宮内に入る精子数が減ってしまいます。また、人工授精の場合でも、卵管内での精子の動きが悪くなり、成功しないとされています。

体外受精の場合は、受精障害となることもあるため、卵子を回収する時にできるだけ不純物（血液など）をきれいにしてから精子と合わせる必要があります。

陽性反応が強い場合は、早めにステップアップすることを想定されたほうがよいと思います。

Q7

私は39歳、夫は42歳です。子どもがほしいですが,2人とも持病（子宮筋腫、射精障害）があり、自然妊娠は望めません。婦人科の主治医に相談したら、すぐの体外受精を勧められました。

初めての検査で、いきなり体外受精専門の医療施設に行っても大丈夫でしょうか？

A

体外受精を実施している医療施設でも、検査からスタートすることはできます。

年齢の問題があり、主治医から体外受精を勧められたのですね。体外受精を行う場合は、適応年齢に対する保険適用回数に制限があります。

体外受精に限らず、どの治療を選ぶにしても、通院回数は多くなります。自宅の近くにある施設や勤務先から通いやすい施設など、いくつか候補を探してみてください。相談しやすい主治医や看護師、専門スタッフがいる施設を希望される方もいます。

必要な検査を行うだけでも2～3ヶ月はかかるため、できるだけ早く受診されるとよいと思います。治療では夫婦同伴が必要な場合もあるため、2人でよく話し合って決めましょう。

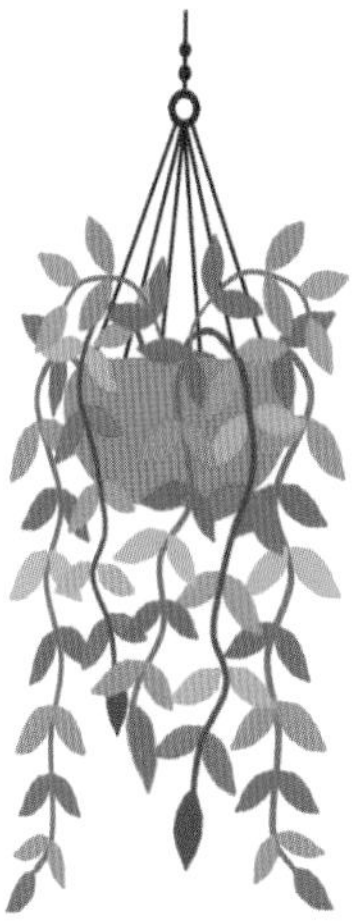

Q8

卵胞が育ちにくく、ゴナールエフ皮下注ペンを打っています。またチョコレート嚢腫があります。明らかな効果は出ていませんが、主治医の治療方針で1ヶ月ほど続けています。皮下注射に休止期間はなくても大丈夫ですか？

主治医は地道にやるしかないと言うばかりで、不安です。

A

心身への負担を考えると、治療を一度リセットして、別の排卵誘発方法がないか、主治医とよく相談しましょう。

現在、皮下注射の排卵誘発を続けていて、排卵誘発方法に不安を感じられているのですね。

注射ゴナールエフを1ヶ月間毎日続けても、発育卵胞が見えないということは、もともと自力での排卵が難しかったのでしょうか。

連続注射を行っても反応がない場合、一度リセットする方法もあると思いますが、主治医は継続方針なのですね。AMH値は低いのでしょうか。

体外受精が保険適用になったとはいえ、このままでは卵巣に負担がかかり、より反応しにくくなる可能性もあります。

心身のお疲れもあると思います。今の刺激方法が合っていないのか、別の注射での反応はどうか、今後の方針を主治医とよく話し合われてください。

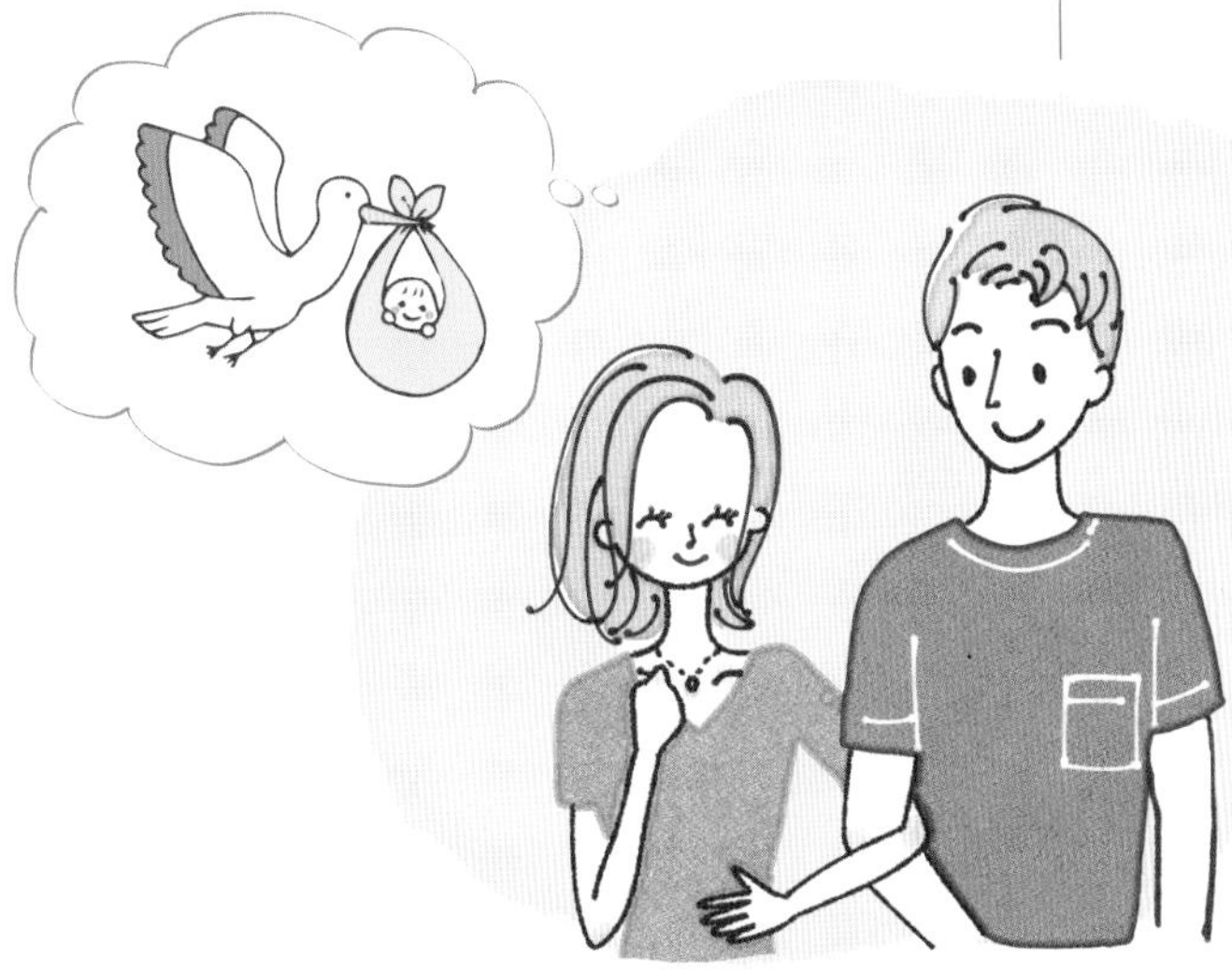

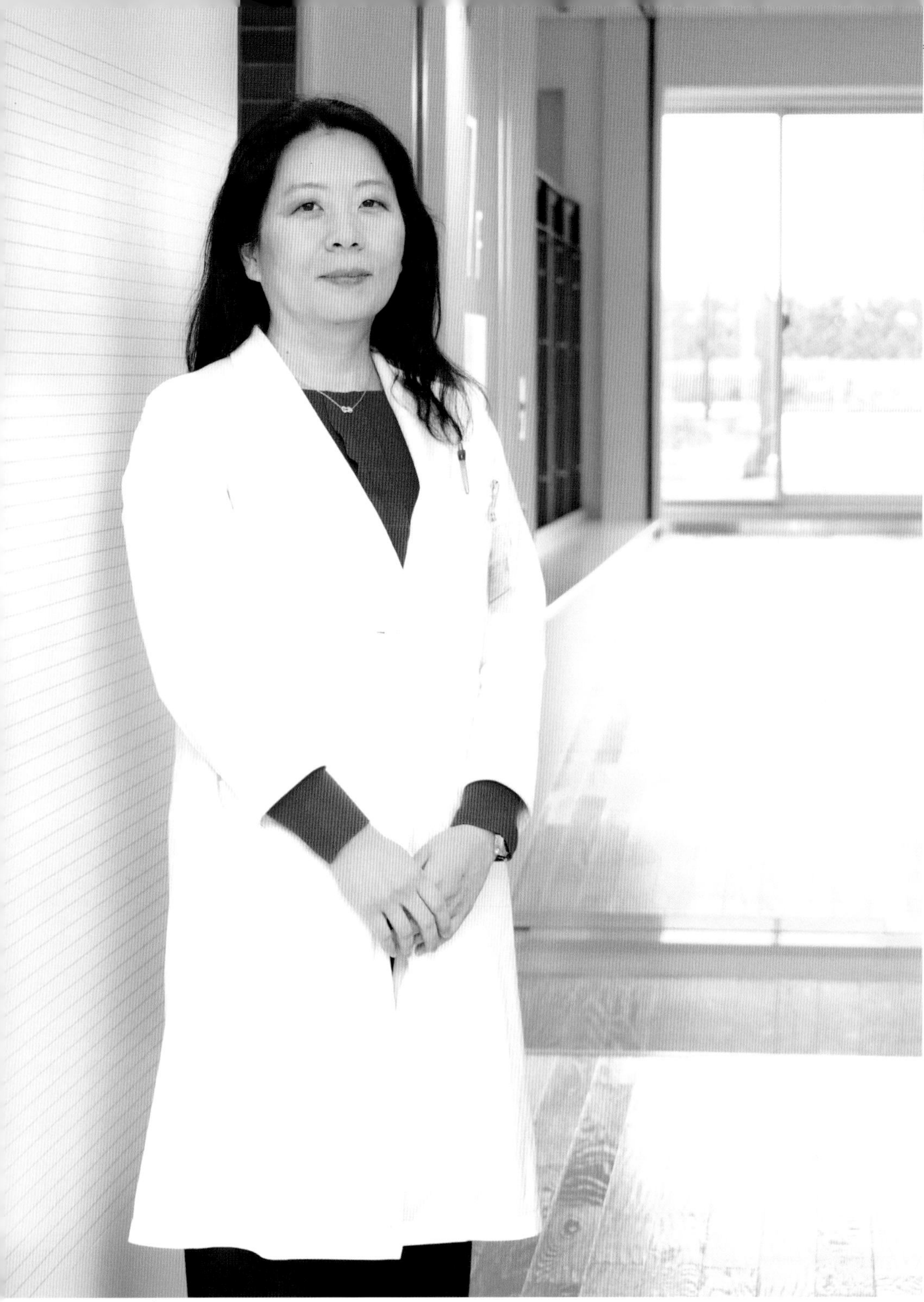

着床しない要因が子宮にあると考えられるなら

胚を受け入れる子宮に問題がないか、TRIO検査をしてみましょう。

東京大学医学部附属病院
女性診療科・産科／女性外科
原田 美由紀 先生
With Igenomix PART OF VITROLIFE GROUP
Harada Miyuki

なかなか着床しない その理由は何？ 保険診療でできることは？

２０２２年４月から体外受精は、保険診療で受けることができるようになりました。

大きく変わったのは医療費の負担で、受診するカップルの年齢層も若干若くなりました。

でも、すべてのカップルが、すんなりと赤ちゃんを授かるわけではありません。

中には、何度胚移植をしても赤ちゃんが授からないカップルもいます。

何が問題となっているのでしょう。

胚の問題？ それとも子宮の問題？

その問題を探るのは、保険診療でできるのでしょうか。

そこで今回は、東京大学医学部附属病院女性診療科・産科／女性外科の原田美由紀先生をアイジェノミクスジャパンのご担当と一緒に訪ね、お話を伺ってきました。

着床は、どのように起こるのか そこからお話しましょう

体外受精を受けるカップルにとって、胚移植は期待も膨らみますし、希望へとつながるものです。しかし、何度も胚移植をしているのに、着床しない、妊娠が成立しないとなれば、悲しい、辛い気持ちになるのは、ごく自然な思いでしょう。

でも、次の胚移植へ向けてできることもあります。それには、まず着床がどのように起こるのか、基本的なことを知っておくことが大切です。

着床は、子宮内膜に胚がくっつくことをいいますが、子宮内膜に胚が着床できるのは、ごく短い期間で、それを「着床の窓」といいます。

体外受精の場合は、この「着床の窓」に合わせ、なおかつ着床できるまでに育った胚が子宮にあることが重要で、この2つの条件がそろったときに、着床が成立します。

その後、血液検査で着床を確認し、妊娠5週目頃、エコー検査で胎嚢（赤ちゃんが入っている袋）が確認できれば妊娠成立です。

しかし、2回以上胚移植をしているのに、着床しない、妊娠成立しないことがあります。それを「反復着床不全」と呼んでいます。

「反復着床不全」の原因として、胚の染色体の問題と子宮の問題の2つが考えられます。

着床しない理由の1つ目 胚の染色体の問題について

着床しない理由の多くは、胚の染色体の問題です。胚移植は、「良い胚」から移植しますが、この「良い胚」は、見た目の良さや形の良さなどで評価します。

見た目の評価と妊娠率は、相関することはするのですが、実は見た目が良くても染色体に問題がある胚もあります。

特に染色体の数の過不足は、女性の年齢が上がることと関係し、年齢が高くなるに従って胚の染色体の数に過不足が起こりやすくなることが原因になります。

特に年齢の高いカップルは、「良い胚」と評価されても、実は染色体の数に過不足があって着床しないケースも増えてきます。

それには、PGT－A（着床前遺伝学的検査）を用いて胚から細胞を採取して、染色体の数に過不足がないかを調べます。この検査で、染色体数に過不足のない胚を移植し、妊娠を目指します。

ただ、現在、保険診療と併用した先進医療でPGT－Aを受けられる治療施設は非常に限られています。

そのため、PGT－Aを希望されるカップルの多くは、自由診療で体外受精を受けていただくことになります。医療費も高額になるため、保険診療で胚移植できる間に、PGT－Aを選択するカップルは少ないです。

本来であれば、PGT－Aを行って胚の染色体に過不足がないことを確認してから、子宮の問題を考えたいところです。

着床しない理由の2つ目 子宮の問題について

次に、子宮の問題についてです。

通常、胚移植は「良い胚」を選び、胚の発育と「着床の窓」が合うタイミングで移植します。

「反復着床不全」の場合、実は「着床の窓」がズレていたり、子宮内に慢性的な

CHECK!

胚盤胞の評価

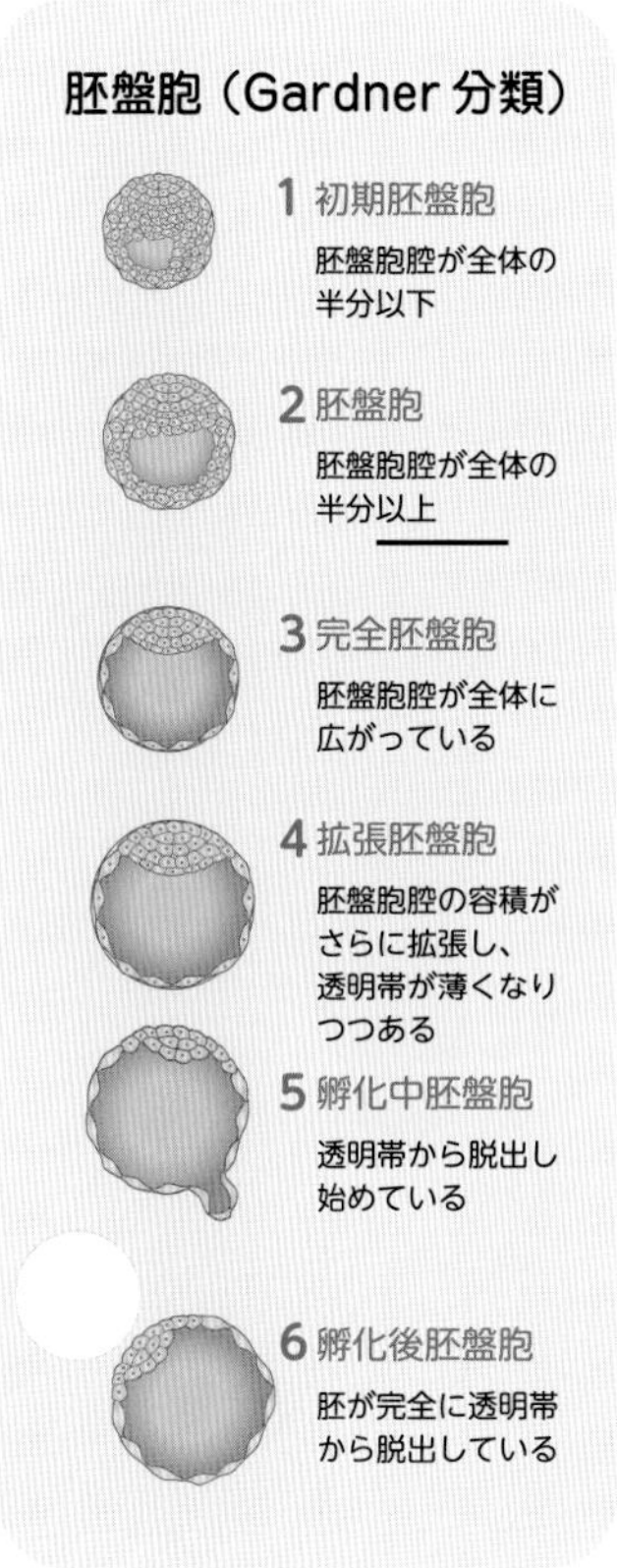
胚盤胞（Gardner 分類）
1 初期胚盤胞
胚盤胞腔が全体の半分以下
2 胚盤胞
胚盤胞腔が全体の半分以上
3 完全胚盤胞
胚盤胞腔が全体に広がっている
4 拡張胚盤胞
胚盤胞腔の容積がさらに拡張し、透明帯が薄くなりつつある
5 孵化中胚盤胞
透明帯から脱出し始めている
6 孵化後胚盤胞
胚が完全に透明帯から脱出している

胚盤胞は、胚盤胞腔の広がりと、内部細胞塊（将来赤ちゃんになる細胞）、栄養外胚葉（将来胎盤になる細胞）の数を見て評価します。

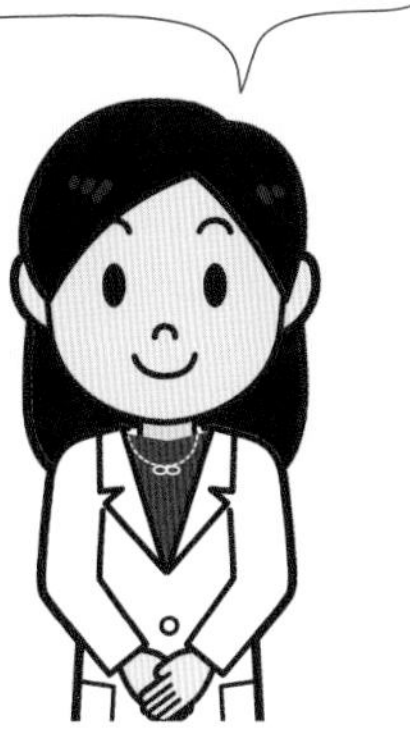

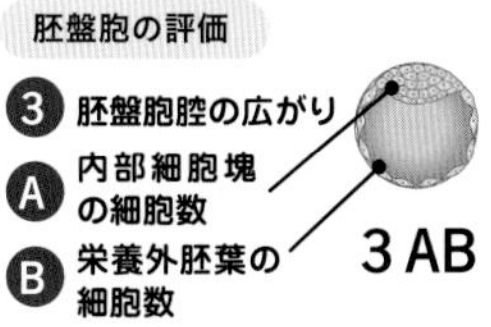

A：密で細胞数が多い
B：疎らで細胞数が数個である
C：細胞数が非常に少ない

PGT-A の方法

胚盤胞の栄養外胚葉から5-10個ほど細胞を採取して次世代シーケンサーで解析します。

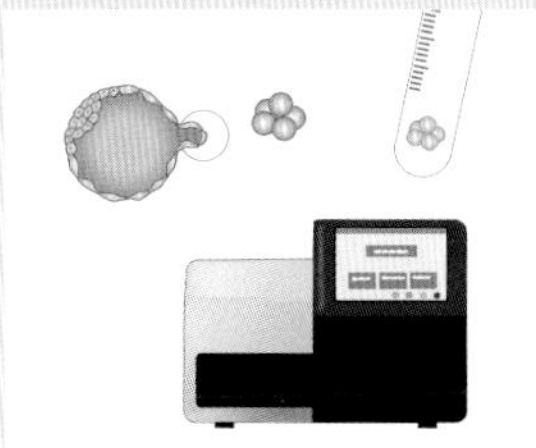

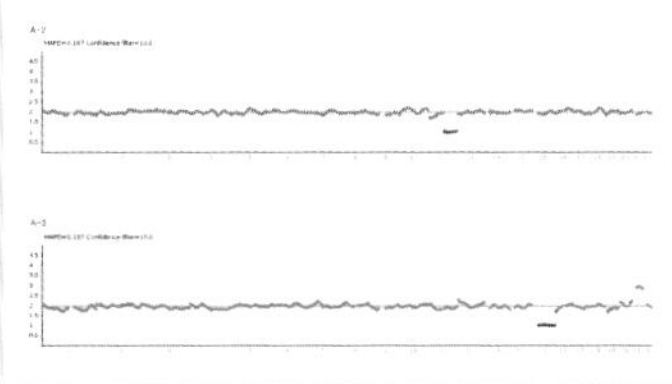

解析した胚の染色体の数などを波形データや検査結果からみて正常胚を移植します。中には、モザイク胚という正常な染色体数と異常な染色体数の細胞が混在する胚もあり、染色体の番号や状態によって移植可能な胚もあります。

炎症があったり、子宮環境が胚を受け入れるのに適した状態ではない可能性もあります。これらの状態は、TRIO検査（先進医療）で調べることができます。

まずは、保険診療と併用できるTRIO検査で子宮を調べる

保険診療による体外受精の場合は、先進医療を併用したTRIO検査があります。「着床の窓」を調べるERA検査、子宮内の細菌（フローラ）を調べるEMMA検査、感染性慢性子宮内膜炎の有無を調べるALICE検査です。

TRIO検査は、子宮の内膜組織を採取し、3つの検査を1回で受けることができるので、検査を受ける身体的な負担はそれほど大きくはありません。

ERA検査で「着床の窓」にズレがないか確認し、EMMA検査やALICE検査で子宮内の環境や慢性子宮内膜炎がないことを確認し、検査結果に応じて適切な治療を行います。

その後の胚移植で無事に妊娠し、赤ちゃんを授かるカップルもいらっしゃいます。

どの患者さんがTRIO検査を受けるべきか

TRIO検査は体外受精を受けるカップルすべてに必要な検査というものではなく、予め受けておくべき検査というものでもないでしょう。

それぞれの胚移植治療周期から妊娠成立

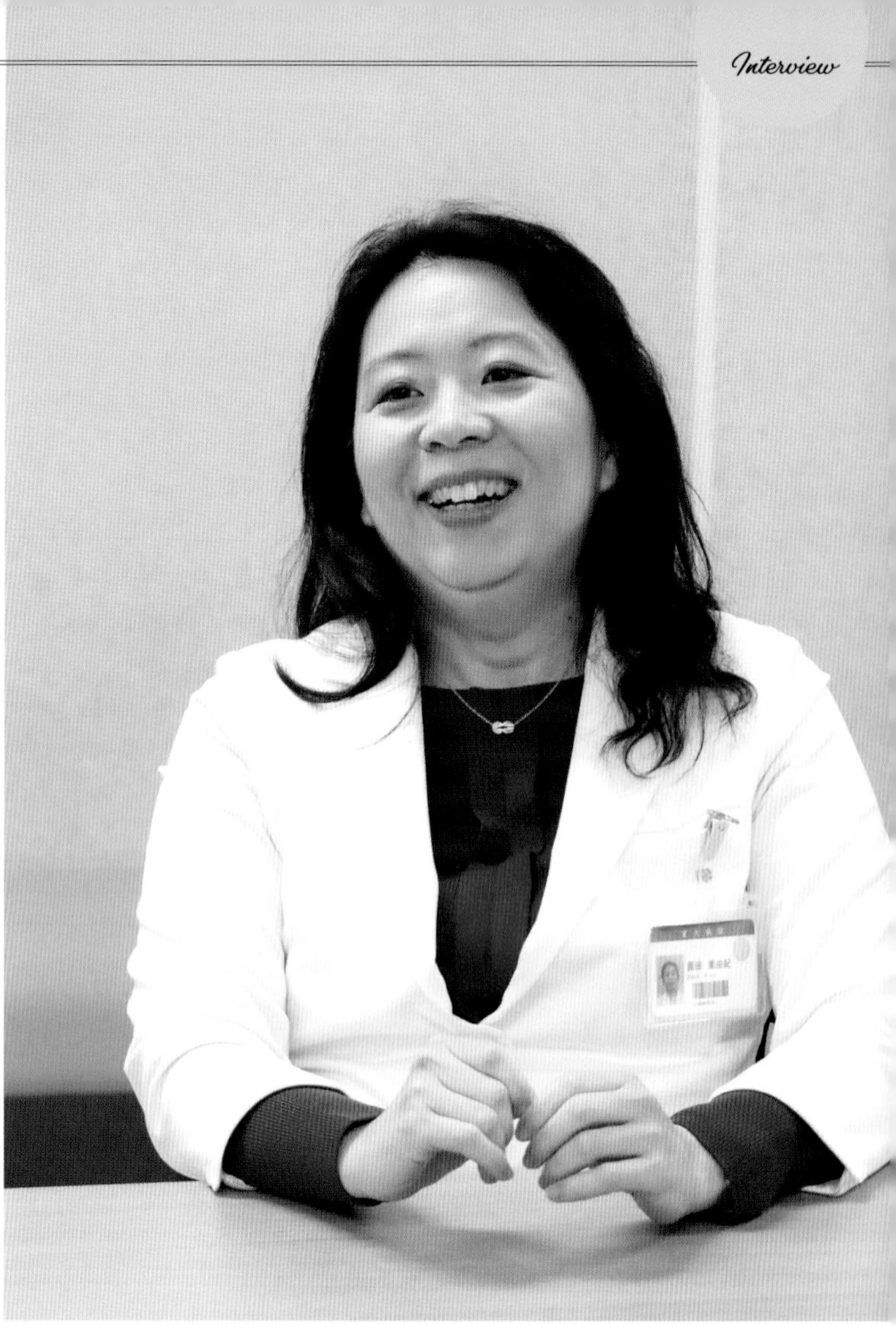

CHECK!

TRIO検査（EndomeTRIO）

図1

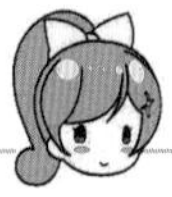

ERA《エラ》検査

あなたの着床の窓を調べます

- 子宮内膜が胚を受け入れ、着床可能になるタイミングを「着床の窓」と呼びます。
- 「着床の窓」には個人差があります。
- わずか12時間の移植タイミングのずれによって、受精卵が着床できないことがあります。

不妊治療に通う約38%の女性は「着床の窓」にズレがあります。※1

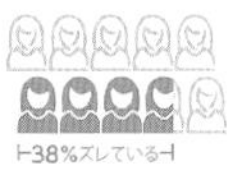

ERA検査を基に胚移植すると累積妊娠率が約25%改善した報告があります。※2

図2

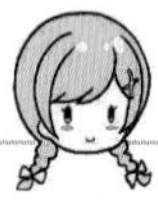

EMMA《エマ》検査

子宮内膜の細菌の種類と量を調べます

- 「何度も胚移植しているのに、着床しない」この悩みを抱える人の約50%に子宮内フローラの乱れがあると言われています。*3
- 検出された菌の種類に合わせて医師が治療を行います。

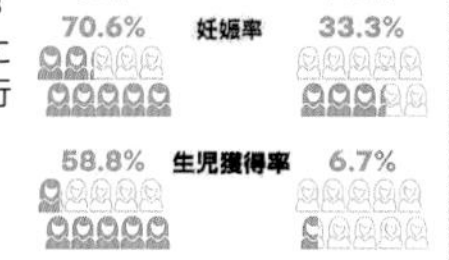

図3

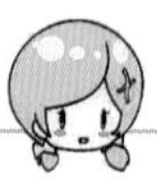

ALICE《アリス》検査

慢性子宮内膜炎を起こす細菌を調べます

- 次世代シーケンサーによる遺伝子検査技術を用いることで、これまでの手法では特定できなかった菌の検出も可能となりました。

習慣性流産や着床不全患者では、66%が罹患していると言われています。※4

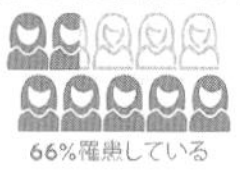

EMMA & ALICE 検査を基にした治療で妊娠率向上の報告があります。※3

*1 アイジェノミクス社内データ（2022年6月時点）. *2 Simon et al, RBMO VOLUME 41 ISSUE 3 2020. *3 Nanako Iwami, Miho Kawamata, Naoko Ozawa et al. J Assist Reprod Genet 40, 125–135 (2023). *4 Moreno Inmaculada et al. American Journal of Obstetrics & Gynecology. 2018 Jun;218(6):602. e1-602.e16.

良好胚を複数回移植しているのに着床しない場合は、TRIO 検査を考えてみましょう！

全てのカップルに必要な検査ではありません。しかし、何が要因となって着床を難しくさせているのかを調べるためには、大切な検査です。

保険診療の体外受精と併用することができる先進医療の検査になるので、TRIO 検査については保険が適用されませんが、そのほかの体外受精治療周期にかかる医療費には保険が適用されます。

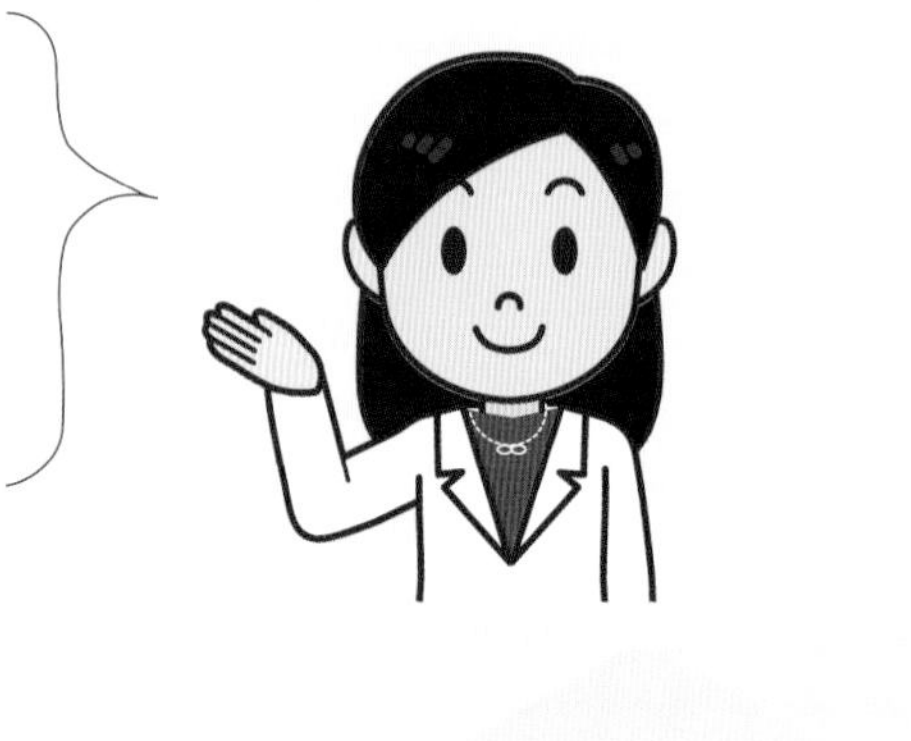

するカップルは多くいますし、反復着床不全であってもERA検査で「着床の窓」がズレている人は約3割です。

やはり良い胚を複数回移植しても着床しない、反復着床不全の患者さんが受ける検査だと思います。

TRIO検査の中でも、ERA検査については、さまざまな報告があります。先進医療として、まさにエビデンスを構築している段階なのです。

今後、TRIO検査後の胚移植の成績を報告する論文が積み上がっていけば、どのような患者さんに有効なのか、などが明確になっていくと考えられます。

当院の特徴
全科を通した
総合的な治療で、
患者さんの人生を考える

私たち東京大学医学部附属病院女性診療科・産科／女性外科で体外受精を受けるカップルは、婦人科疾患、あるいは全身疾患を持っている方や、繰り返し治療を受けてきたけどうまくいかない方、など、難治性不妊症いわゆる難しい病状の方が多いです。

たとえば、婦人科系の子宮筋腫や子宮内膜症などの良性疾患ばかりでなく、子宮頸がんや子宮体がんなどの手術や治療が必要な患者さん、またその治療後の患者さんもいます。

中でも、罹患頻度の高い子宮筋腫や子宮内膜症などの良性疾患は、妊孕性（妊娠する力）に影響を与える可能性があり、また年齢が上がるとこれらの疾患を持っている方は増えていきます。このような疾患を合併する場合には、その方の年齢や背景、疾患の状態などから手術の必要性を判断し、また手術が必要な場合には不妊治療と組み合わせていつ行うのが最適なのかを考え、トータルで治療計画を立てることが重要です。そこまでできて初めて、生殖医療専門医として十分な医療を提供しているといえます。

そのほかにも糖尿病や甲状腺機能障害などの慢性疾患を持っている患者さんや、パートナーの男性に治療や手術が必要なカップルもいます。

このようなカップルの場合は、他科と連携しながら、不妊治療が必要なのか、もしくは体外受精を行っても大丈夫なのかなどを出産まで考えて診療します。

当院には、さまざまな診療科がありますので、難しい症例でも必要な治療を十分に受けながら、妊娠を目指していただけます。

当院の目標は妊娠する
ことではなく、
元気な赤ちゃんが生まれること

私たちは、不妊治療とは「妊娠をするための治療」ではなく、「元気な赤ちゃんを授かるための治療」と考えています。

そのためには、生まれてくる赤ちゃんの健康まで考えた不妊治療が必要です。

さらに、妊娠をしたいと望むカップルの全身の健康状態までトータルで考えたうえで不妊治療を提供することも必要です。

私たちは、日々多くの患者さんと向き合いながら、子供を望むカップルが元気な赤ちゃんを抱くことができるように願い努めています。

東大病院
The University of Tokyo Hospital

東京大学医学部附属病院
女性診療科・産科／女性外科
東京都文京区本郷 7-3-1
TEL : 03-5800-8630
https://www.gynecology-htu.jp/

診療内容

- 不妊外来
- 不育症外来
- 体外受精外来
- ヘルスケア外来
- 子宮内膜症外来
- 子宮腺筋症外来
- 着床外来
- 着床前診断外来
- 妊孕性温存外来
- 腫瘍外来　など

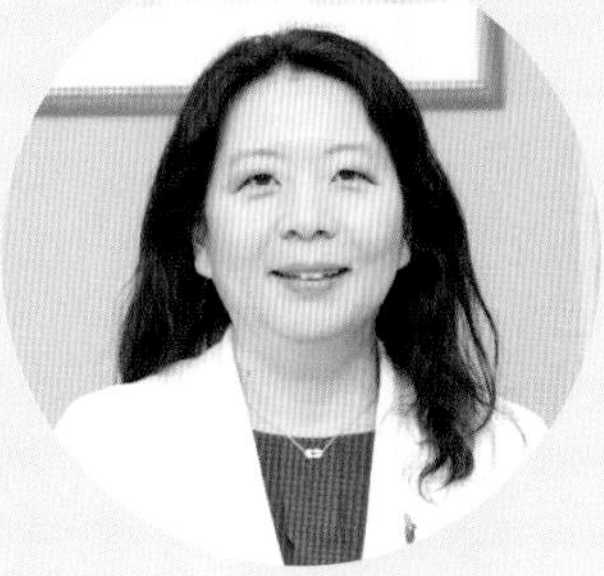

原田 美由紀 先生

資格
日本産科婦人科学会 認定産婦人科専門医
日本生殖医学会 認定生殖医療専門医

2000年　東京大学医学部医学科卒業
2007年　東京大学大学院医学系研究科
生殖発達加齢医学専攻修了、医学博士取得
東京大学医学部附属病院助教
日本学術振興会研究員（米国ミシガン大学）
2016年　東京大学医学部附属病院女性診療科・産科講師
2020年　東京大学医学部附属病院准教授

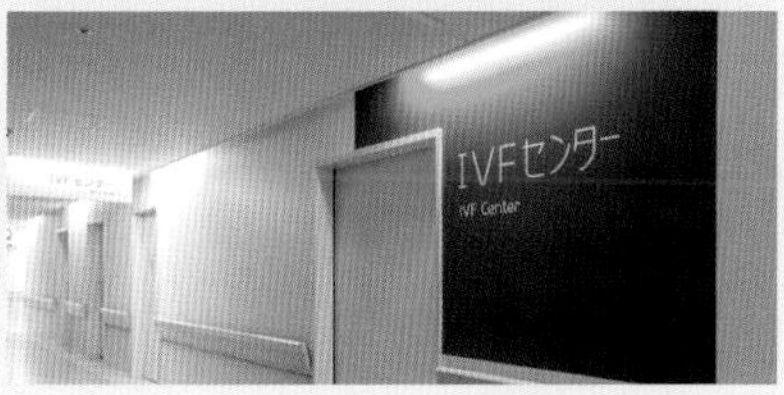

東京大学医学部附属病院女性診療科・産科／女性外科

専門外来のご案内

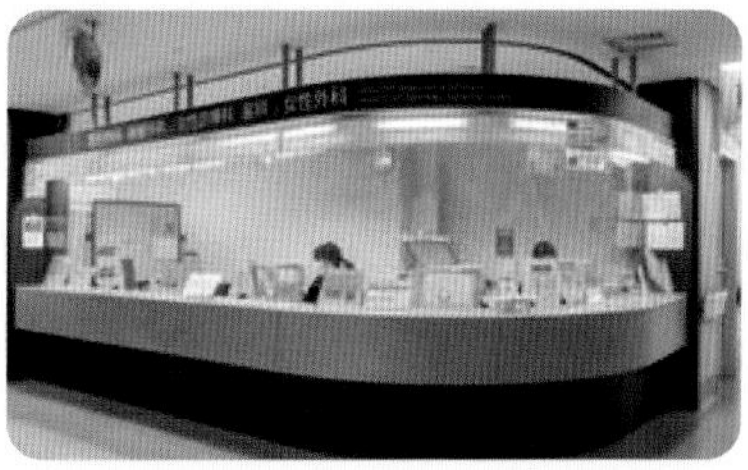

- 不妊外来
- 不育症外来
- 体外受精（IVF-ET）外来
- ヘルスケア外来
- 子宮内膜症外来
- 子宮腺筋症外来
- 着床外来
- 着床前診断（PGT）外来
- 妊孕性温存外来女性
- アスリート外来
- 腫瘍外来
- 腫瘍検診外来

赤ちゃんを授かるための、もう一歩！

PRP療法が、妊娠の可能性を広げる。

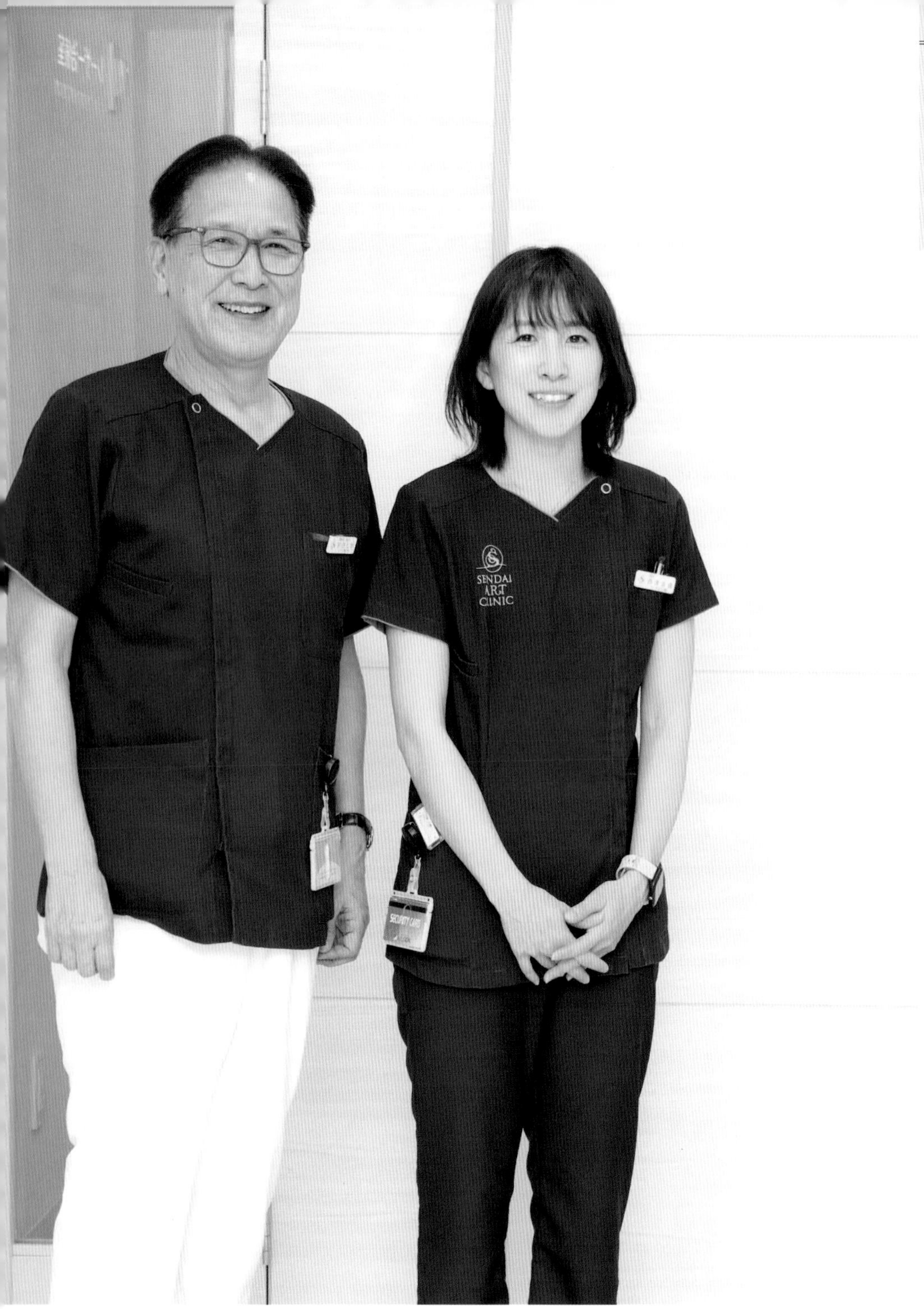

仙台 ART クリニック
吉田 仁秋 先生
Yoshida Hiroaki

着床しない。卵子が育たない。もう、諦めるしかないの？

「私は、もう何度も胚移植しているのに着床しない」

「私は、移植したくても、子宮内膜が厚くならなくて、何度も移植がキャンセルになる」

「採卵したくても卵胞が育たない。治療が先に進められない」

―もう諦めるしかないの？―

そんな悩みを抱えながら、体外受精の治療周期を受けているカップルがいます。

決して、多くはありません。でも、何度も何度もトライしているのに、一歩が先へ進まないのです。

諦めたくない。

どうすればいいのでしょう。

仙台ARTクリニックの吉田仁秋先生を尋ね、一歩を進めるために、赤ちゃんを授かるためのお話をうかがいました。

子宮内膜が厚くならない だから妊娠できないの？

凍結融解胚移植をする場合、ホルモン剤を用いて子宮内膜を育てて、胚の発育程度と子宮内膜の状態、そして、ホルモン環境と時間を合わせて移植をする方法があります。たとえば、胚盤胞は、排卵から5日目、子宮内膜の厚さも排卵から5日目、そしてホルモン環境も排卵から5日目という状態をホルモン剤で再現して移植する方法です。

私たちのクリニックでは、移植時の子宮内膜の厚さは8㎜以上をベストとしていますが、それに満たなくても、そのほかの状況が良い場合は胚移植をしています。それにより多くのカップルが赤ちゃんを授かっていますが、なかには子宮内膜が十分に厚くならずに着床しなかったり、移植がキャンセルになったりするカップルもいます。

しかし、一般的に着床しない、妊娠しない理由は、胚の染色体の数に問題があることが多く、一概に子宮内膜の問題とは言い切れません。

複数回移植しても妊娠できなかったら、次の治療は？

保険診療で体外受精‐胚移植治療を受ける場合は、先進医療となる検査や着床不全に関わる検査をお勧めしています。良好胚（形が良く、スピードも順調に発育した胚）を2回以上移植しても着床しない、または妊娠が成立しなかったカップルを対象に、着床の窓を調べる検査、子宮内の感染やフローラなど状態を調べる検査、そして胚を受け入れる免疫に問題はないかを調べる検査などがあり、ご希望に沿って行います。

着床の窓がズレている方は、検査結果に沿って胚移植を行います。子宮内の検査で慢性子宮内膜炎が見つかれば抗生物質による治療を、ラクトバチルス菌が少ない方には増やす治療を行います。あらゆる検査や治療を行っても着床しない、妊娠が成立しないカップルは、胚の染色体に問題があるケースが多いので、染色体の数を調べるPGT-A（着床前胚染色体異数性検査）をお勧めすることもあります。

PGT-Aによって正常胚（染色体の数に問題のない胚）を移植することで妊娠し、出産に至るケースも少なくありません。

ただ、PGT-Aは保険が適用されないため体外受精治療周期も自由診療になるため医療費が高額になります。そのため、保険診療でできる間は先進医療による検査を併用して胚移植に臨むカップルが多いです。

着床しない、妊娠が成立しない要因を先進医療も用いて探り、また胚の染色体数の問題もない場合には、PRP療法を

CHECK!

PRP 療法の方法

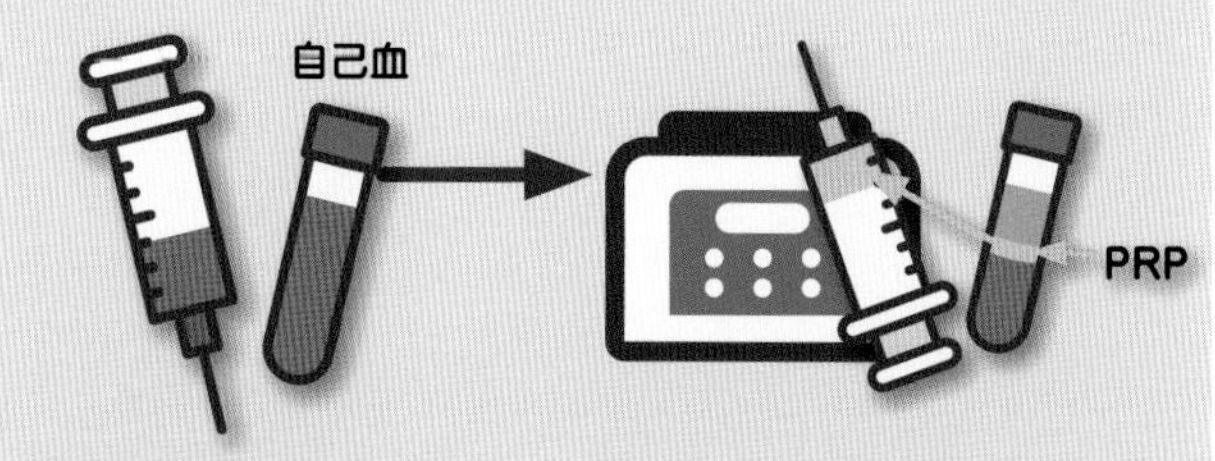

前腕から静脈血を 20ml 採取します。

遠心分離機で血漿部分を抽出し PRP を採取します。

子宮内膜の場合

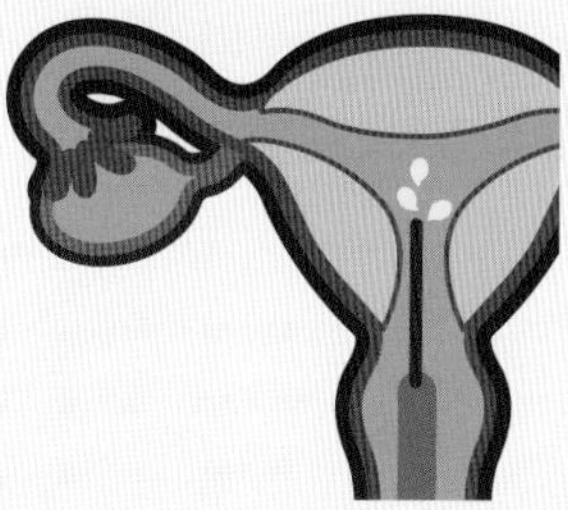

調製した PRP（約 1ml）を患者さんの子宮内に注入

- **月経周期 1 日目 凍結融解胚移植周期 スタート**
- **月経周期 10 日目頃 PRP を子宮へ注入 1 回目**
- **月経周期 12 日目頃 PRP を子宮へ注入 2 回目**
- **月経周期 14 日目頃 内膜測定**
- **月経周期 19 日目頃 凍結融解胚移植**
- **移植後 10 日目頃 妊娠判定**

卵巣の場合

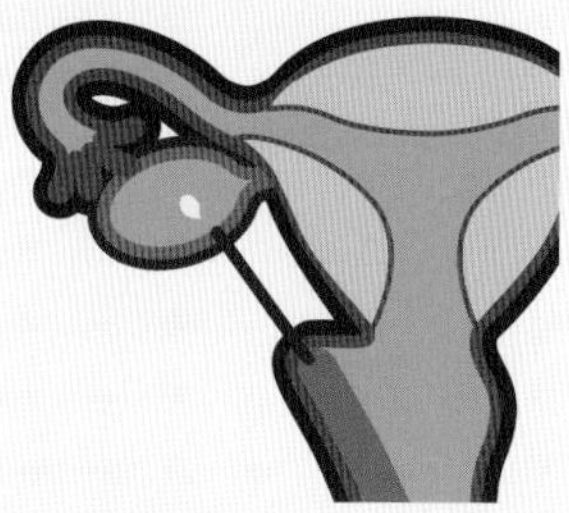

調製した PRP（約 0.5 ～ 1ml）を患者さんの卵巣内（両方もしくは片方）に注入

個々の卵巣の状態などにより注入するタイミングや回数、注入量が違います。

自分の血液から抽出する多血小板血漿が PRP です。
採血してから PRP を抽出するまでに約 60 分ほどかかります。
PRP 療法は、採血から PRP 抽出、子宮、または卵巣への注入を同日に行います。

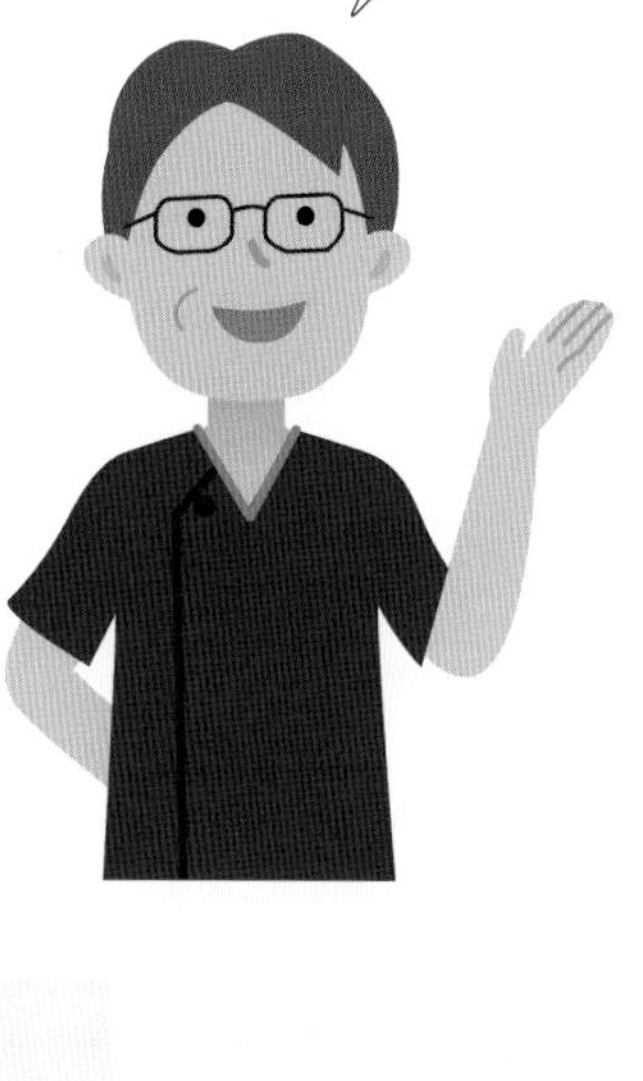

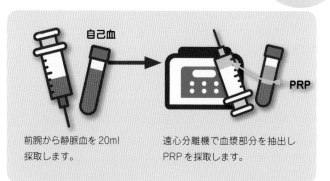

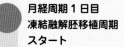

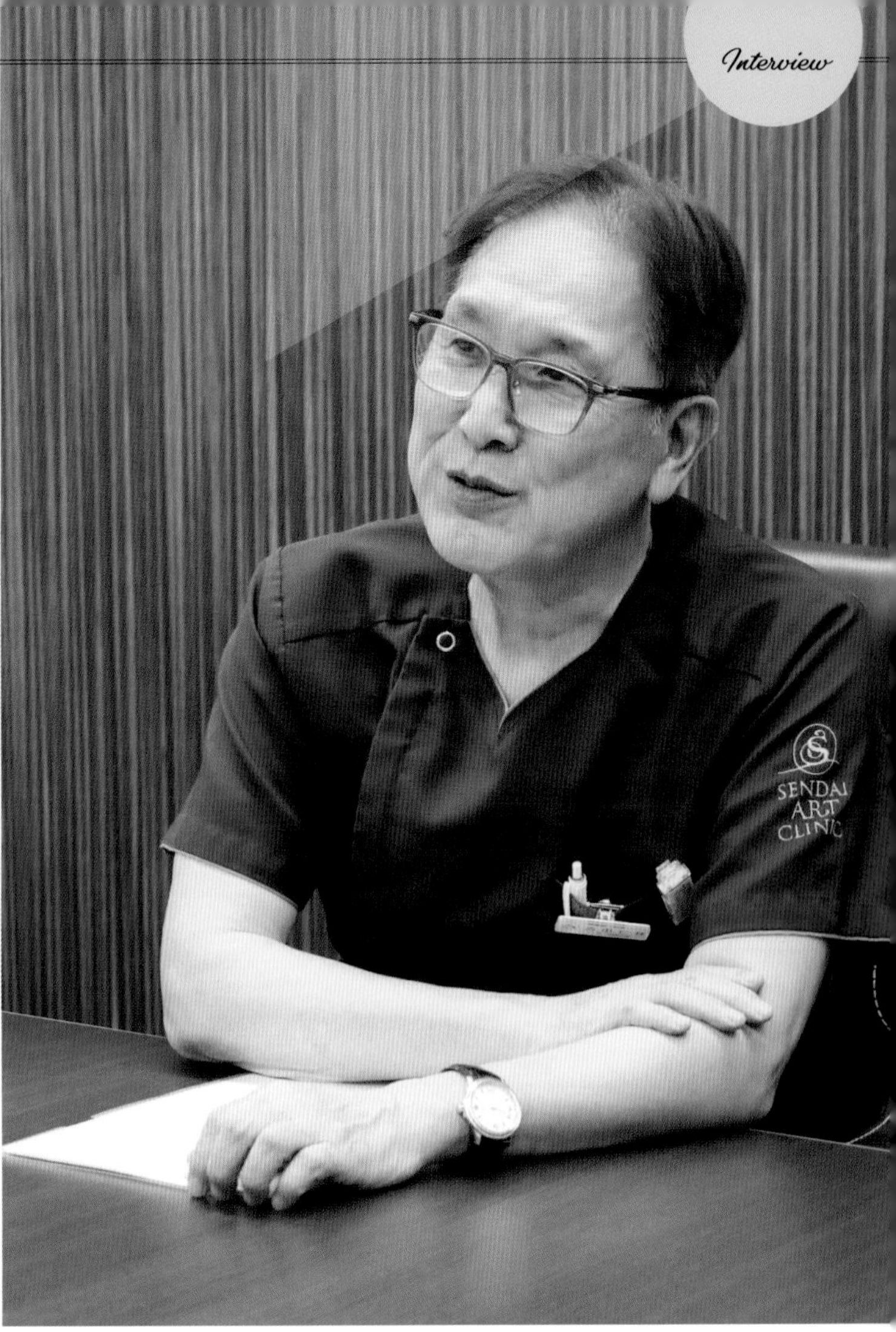

お勧めし、ご希望されるカップルに治療を行っています。

どのような方が傾向として多いですか？

これまで、子宮内膜が厚くならない場合は、最初にお話したようにホルモン療法を行って子宮内膜を着床環境になるように育てたり、その前の周期からピルを服用してコントロールするなどが主な治療法でした。それでも6～7㎜と、なかなか厚くならないケースもあり、そうしたケースに対する効果的な方法を見つけるのは至難の業でした。そのほかのことは先進医療やPGT-Aなどを組み合わせることで問題は解決していますが、解決されていないのは内膜の厚さなどを含めた子宮の問題だけです。

胚を凍結することはできても、胚移植をすることができない、または移植しても着床しない、その一歩が進まないのです。そして、その傾向としては子宮内の手術経験がある方が多いです。たとえば、中隔子宮で子宮内の壁を切除したとか、子宮内ポリープの切除、または流産などで子宮内膜を掻爬（そうは）したなどです。次の妊娠や妊娠継続をするためには、そうした手術は必要ですが、その後の着床に問題を残してしまうケースが少なからずあるということです。

妊孕性を考えた場合、どのような手術を受けることが大事かということも含まれます。そのため、妊活前に子宮内の手術が必要になった場合は、その後の妊娠も踏まえて不妊治療を専門に行う医師にセカンドオピニオンを求めることも大切になってくるでしょう。

PRP療法とは？

子宮PRP療法は、患者様自身の血液から抽出した高濃度の血小板（PRP）を注入する方法です。血小板には、細胞の成長を促す物質や免疫に関わる物質が含まれるので、PRPを子宮内に注入することで、子宮内膜が厚くなり、胚が着床しやすくなる可能性が高くなると考えられています。また、患者様自身の血液から抽出するため、アレルギー反応などの副作用が起こる可能性が低いこともメリットとしてあげられるでしょう。

妊娠へ、そして赤ちゃんを授かるための一歩をPRP療法が先へ進めてくれる、そして、それが赤ちゃんへとつながる可能性を広げてくれるかもしれません。

実際には、エコー検査の所見などで子宮内膜が厚くなるケースもあれば、厚くならないケースもあります。では、厚くならないケースは着床しないのか、妊娠しないのかというとそういうわけではありません。

2021年から18症例、22周期に子宮PRP療法を行って、その後の妊娠反応陽性率は45％（胚移植あたり）、臨床妊娠率も36％（胚移植あたり）になり、生産率も50％（妊娠あたり）です。これまで、何をしても妊娠しなかった、移植さえできなかったカップルに赤ちゃんが授かっています。

だから、「諦めないでほしい」と、そう思っています。

CHECK!

対象は良好胚を2回以上移植しているのに着床しない方

↓ なおかつ

- 先進医療を含めた着床不全の検査をしても問題がない方か、問題となることの治療をしても着床に至らない、妊娠しない方
- PGT-Aを行い正常胚を移植しても妊娠しない方
- 子宮内の手術経験がある方（中隔子宮、子宮内ポリープ、内膜掻爬など）

子宮PRP療法実施患者の妊娠率と生産率
18症例　22周期　平均39,4歳

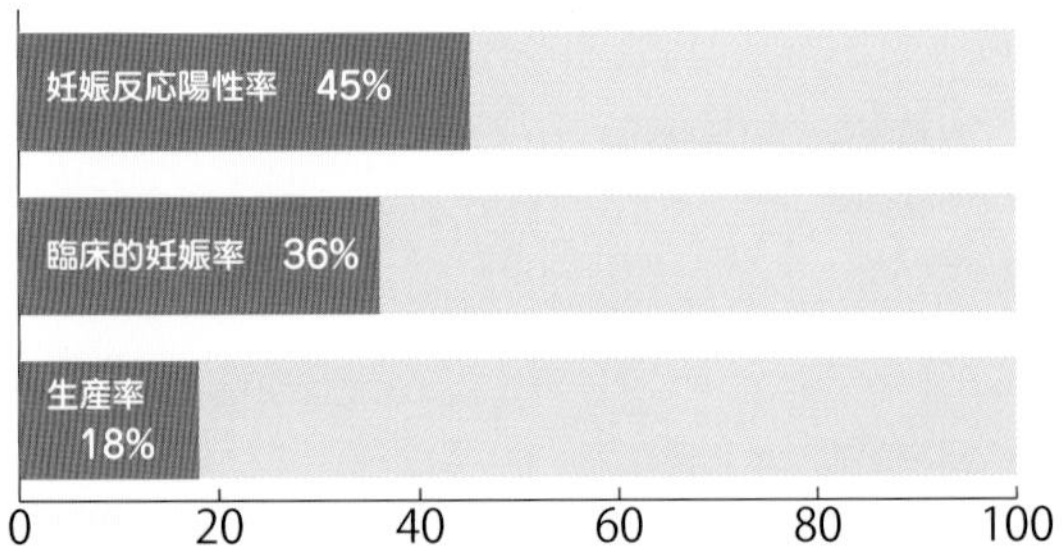

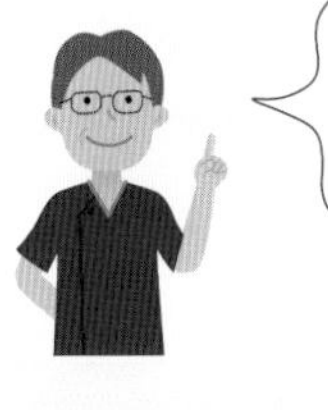

患者数としては決して多くはありません。でも、着床しない、内膜が厚くならず胚移植のキャンセルが続く場合は、PRP療法は、大変有効な治療だと考えています。

卵巣PRP療法は、いかがですか？

卵巣については、AMH値、FSH値、これまでの採卵数や卵巣のエコー検査からPRP療法をお勧めしています。卵巣PRP療法は、PRPを卵巣に注入することで卵巣予備機能の改善効果が期待でき、採卵数の増加や良質な卵子が採取できる可能性が高まります。

月経周期初期のエコー検査で、これまで胞状卵胞が見えなかった方でも見えるようになり、卵胞が育つケースや、採卵ができる様になるケースもあります。ただ、子宮PRP療法に比べて症例数は少なく、2022年から卵巣PRP療法の認可を受けて実施していますが、これまで8症例です。まだ、有意性があると言えるほどにはなっていません。

また、月経が停止している期間が長かったり、閉経間近だったりすると、PRPの効果を期待するのが難しいケースもあります。1を3にすることは期待できても、0（ゼロ）を1にすることはできません。今の適応では、卵巣PRP療法は困難な症例も少なくありません。

卵胞が育たない場合は、諦めるか、他の方法で赤ちゃんを授かるしかありません。たとえば、卵子提供を受けるとか、養子縁組をするなどになります。

しかし、自分の卵子で赤ちゃんを授かりたいと思うのが本来ですので、本当に難しくなってくる前の段階で、卵巣PRP療法が受けられたらと考えることもあります。PRPは医療費の問題から躊躇するカップルもいらっしゃいますし、その前に排卵誘発法やホルモン療法などの工夫を十分にするべきだと考えています。

今後、子宮や卵巣PRP療法が必要になる方に特長はありますか？

これは！という自覚症状はありません。ただし、月経が停止している期間が長かったり、月経から月経の間が長かったり、また月経血量が少なくなってきたなどの場合は、なるべく早く婦人科を受診してください。

子宮内膜の厚さの問題もさることながら、排卵にも問題がある場合もありますので、自分の月経の様子を知ることが一番だと思います。

PRP療法を受けた患者さんたちからは、どのような声が上がっていますか？

PRP療法によって妊娠ができたカップルは、大変喜んでいます。当院の患者様だけでなく、他院での治療歴が長く、「なんとかお願いします」と転院されてくるカップルも少なくありません。

子宮PRP療法、卵巣PRP療法とも、先進医療となって保険診療と併用できるようになれば、私たちも患者様にお勧めしやすくなりますし、カップルもPRP療法が受けやすくなるでしょう。

自由診療となると、やはり医療費の負担も高くなりますし、着床しないという方には、PGT-Aを先に選択することが多くなります。

今は、PRP療法を行う治療施設も増えてきていますので、学会での発表なども増え、有効性が積み上がっていけば、よりよい環境でPRP療法が受けられるようになっていくと考えています。

体外受精を受けられる患者様のなかでも、多くのカップルが必要となる治療ではありません。しかし、これまで何をしても妊娠できず、辛い思いを重ねてきたカップルに赤ちゃんが授かっているのですから、PRP療法は大きな福音となり、妊娠の可能性を広げる治療だと考えています。

私たちは、これからも患者様と向き合い、寄り添いながら、1周期1周期を大切にして治療に努めて参ります。

不妊治療専門高度医療施設
仙台ARTクリニック

仙台 ART クリニック

仙台市宮城野区名掛丁 206-13
TEL : 022-791-8851
https://www.sendai-art-cl.jp/

特別な検査や治療

- 再生医療等治療：PRP 療法
- PGT-A（着床前検査）
- TESE 顕微授精

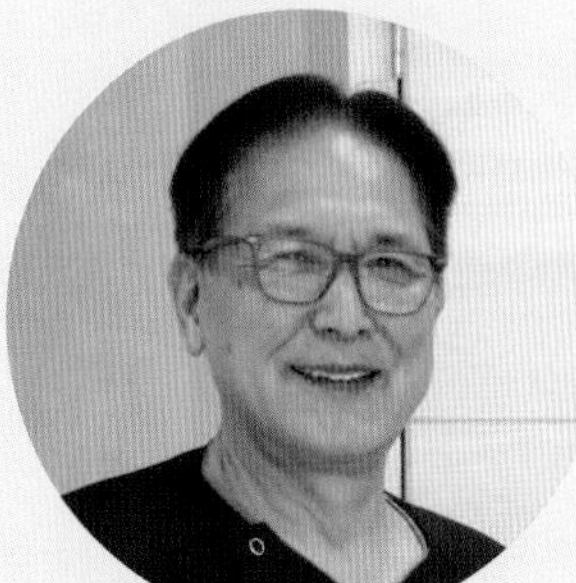

吉田 仁秋 先生

資格
日本産科婦人科学会 認定産婦人科専門医
日本生殖医学会 認定生殖医療専門医

1980年　獨協医科大学　卒業
1980年　東北大学医学部 産婦人科学教室入局不妊・体外受精チーム研究室へ
1991年　医学博士号取得
1991年　米国マイアミ大学 生殖内分泌学講座留学
1993年　竹田綜合病院産婦人科部長
1996年　東北公済病院医長
1998年　吉田レディースクリニック開設
2007年　吉田レディースクリニック　ARTセンター開設
2008年　東北大学医学部産婦人科 臨床准教授（元兼任）
2016年　仙台ARTクリニック開設

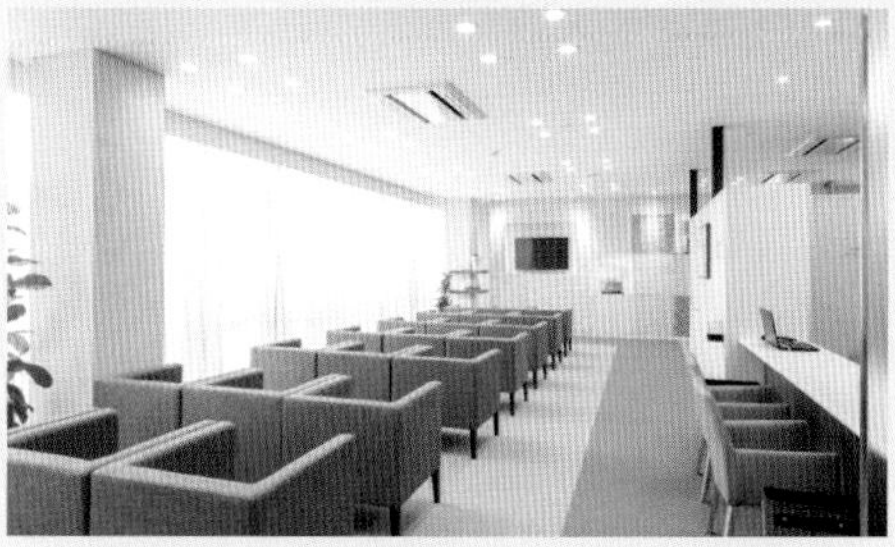

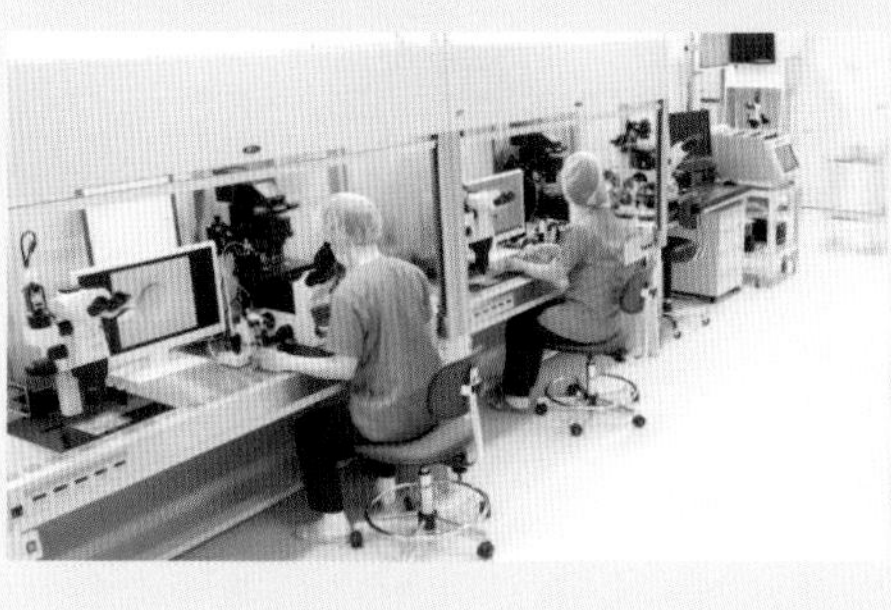

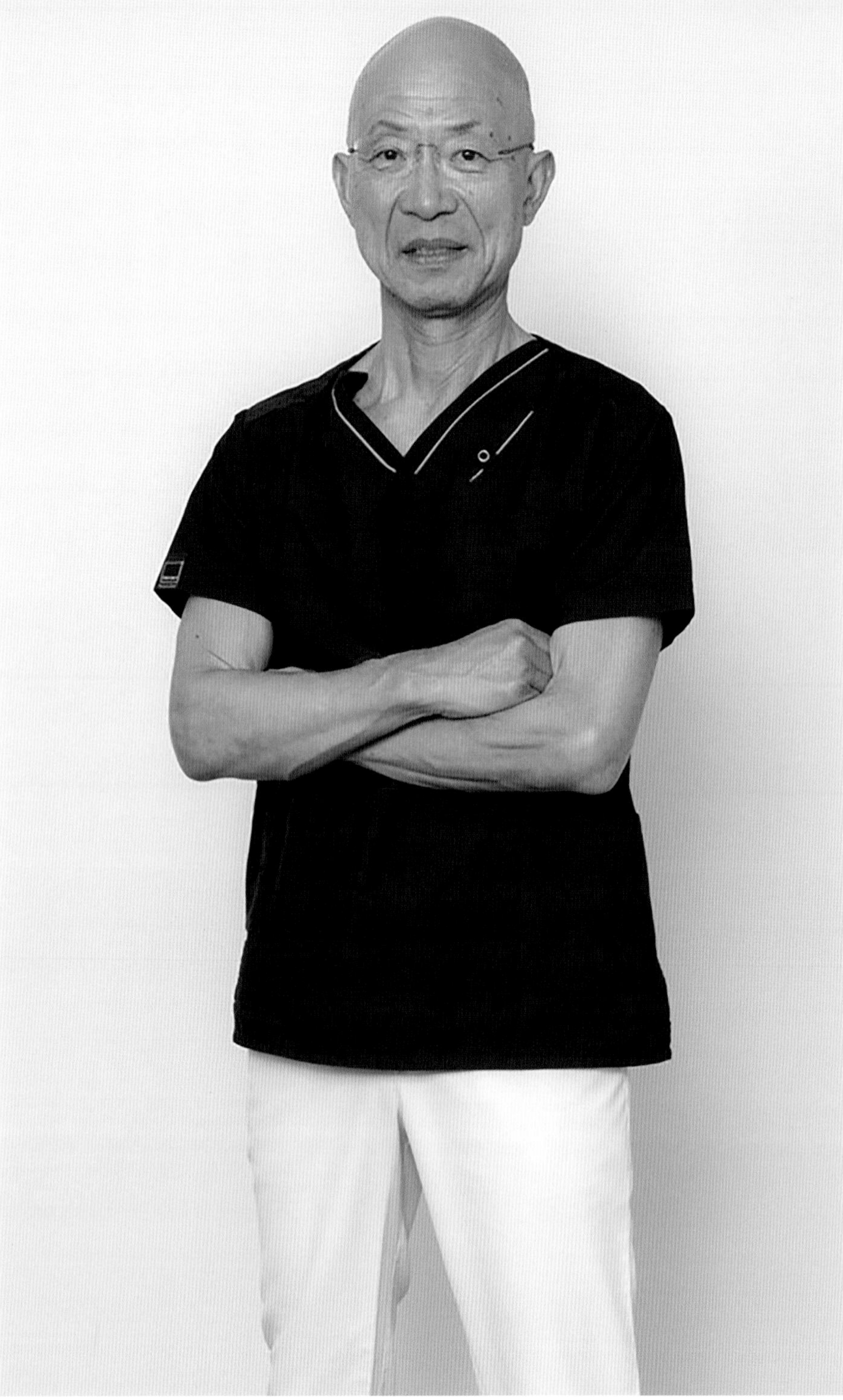

より多くの移植胚を得るために、より妊娠につながる胚へ育てるために

抗酸化物質入りの培養液で 精子を活性酸素から守る

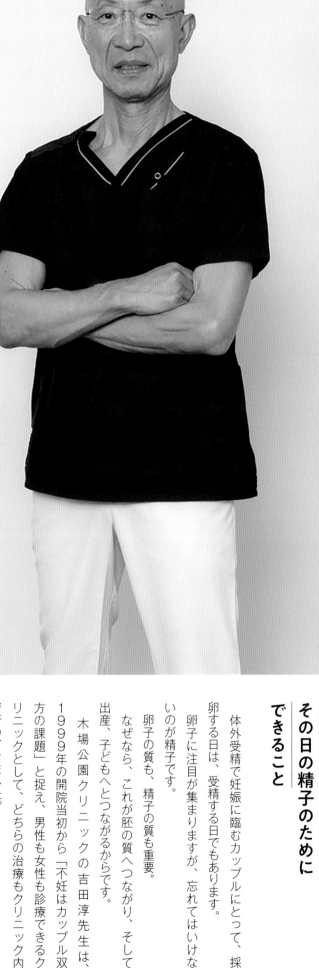

木場公園クリニック
吉田 淳 先生
Yoshida Atsumi

受精する その日の精子のために できること

体外受精で妊娠に臨むカップルにとって、採卵する日は、受精する日でもあります。

卵子に注目が集まりますが、忘れてはいけないのが精子です。

卵子の質も、精子の質も重要。なぜなら、これが胚の質へつながり、そして出産、子どもへとつながるからです。

木場公園クリニックの吉田淳先生は、1999年の開院当初から「不妊はカップル双方の課題」と捉え、男性も女性も診療できるクリニックとして、どちらの治療もクリニック内で行ってきました。

そこで今回は、精子に注目して「元気で良い精子を育てるためには?」「受精するその日の精子のためにできることは?」などについてお話をお聞きしました。

精子になるまでに3カ月かかる

精子は、毎日つくられます。

しかし、今日射出される精子は、3カ月前からだんだんと育ってきたものです。ですから、精子の質はその3カ月間の生活に影響を受けています。

たとえば、食生活です。食事のバランス、食事の時間なども影響するでしょう。適度な運動も大切ですし、喫煙や過度の飲酒については、子どもを望む間は控えて欲しいと思います。

また、精液を溜めすぎるのもよくありません。つまり、いわゆる健康的な生活に必要なことが、精子を育てることにもつながっているというわけです。

精子は、卵子と受精して、新しい命へとつながります。妊娠や不妊治療、体外受精など、卵子の質にばかり注目するカップルも多いですが、精子も同じように重要で、それは生殖医療に携わる者の常識だと考えています。精子の質が良くないと妊娠の成功率に影響が出ることもあります。

精子の質は、形態や動きだけではわからない

体外受精の場合、受精当日の精液を顕微鏡で確認して、数や形態、動きなどを調べて数値を出します。その後、受精のために精液を調製して運動性のある精子を回収し、また数や形態、動きなどを数値化して受精方法の最終判断をします。通常、精子の調製後は調製前の原精液に比べて動きのある精子の割合が多くなっていますが、なかには形態の良くないものが含まれています。

通常媒精（c-IVF：卵子に精子を直接ふりかける方法）の場合は、調製後の精子が自分の力で卵子まで泳いで受精していきます。一方、顕微授精（ICSI）の場合は、調製後の精子から形態が良く、速くまっすぐ泳ぐ精子を選んで顕微授精用のピペットから卵子に注入します。

しかし、通常の精子選別方法ではわからないことがあります。それは、精子のDNAの傷の有無です。高度な精子選別として、精子の頭部や尾部などを通常の顕微鏡（400倍から600倍）よりも高倍率の顕微鏡（1000倍から6000倍）で観察して精子を選ぶIMSI（強拡大顕微鏡を用いた形態学的精子選択術：先進医療）や、ヒアルロン酸を用いて成熟した精子を選ぶPICSI（ヒアルロン酸を用いた生理的精子選択術による顕微授精：先進医療）があります。これらの方法ではDNAが正常な精子を選び取ることができる可能性があります。

精子のDNAに傷ができるのは、なぜ？

DNAに傷のある精子は、年齢とともに増えていきます。この年齢による衰えは止めることはできません。

たとえ外見が若く見えても、どれだけ健康的に暮らしていても、精子や卵子の状態を自分自身で直接的に管理することは男女ともに難しいでしょう。

特に精子は、DNAの傷を自己修復することができません。精巣でつくられた精子は精巣上体へ運ばれ受精能を獲得します。しかし、射精されるまでの日数が長いとそれまでの間に活性酸素にさらされてしまい、DNAに傷がついてしまう可能性が上昇します。精子は自己のDNAの傷を直すことはできないので、活性酸素による影響を特に受けやすいと言えます。DNAに傷がついた状態で射精し、それを受精に提供してもいいのかというと、そこが問題なのです。

精子のDNAの傷は、幸いにも受精後に卵子に含まれる酵素によって修復されます。しかし、精子のDNAの損傷部分が多ければ、卵子はそれらを修復するために多くのエネルギーを必要とするので、その後の胚発育にも影響し、胚の発育が途中で止まってしまうものもあるでしょう。胚移植ができても、着床しなかったり流産に至ってしまう確率も上がるという臨床報告もあります。ですから、精子の質は重要なのです。

そのため、最初にお話ししたように、食事や運動、喫煙や過度の飲酒などに気を配り、コンスタントに射精し、溜めすぎないことが大切なのです。

精子のDNAの傷は特別な検査でわかる

見た目ではわからない精子頭部にある

CHECK!

IMSIの適応

1) 1回以上の体外授精を実施しても受精卵や移植可能胚を得られない。

2) 下記の性状不良精液（精子）所見のうち、2つ以上を満たしており、顕微授精の実施が必要と判断されたカップル。

A) 精子濃度：1mL あたりの精子数 3000 万未満

B) 運動率：40% 未満

C) クルーガーテスト：正常形態精子率 3% 未満

D) 精子 DNA 断片化：30%以上

PICSIの適応

1) 胚移植後に2回以上流産を繰り返す（反復流産）。

2) 奇形精子が伴う（正常形態率4％以下など）。

精液量	1.4ml 以上
精子濃度	1ml 中に 1,600 万個以上
精子運動率	運動精子が 42%以上、 前進運動精子が 30%以上
正常形態精子	4%以上
生存率	54%以上

正常精液所見（WHO の下限基準値、2021 年）

核内の異常は、SCSA（精子クロマチン構造検査）で、精子クロマチンの欠陥やDNAの損傷などを調べます。クロマチンとは、細胞核の中に存在するDNAとタンパク質の複合体のことで、DNAの配列と構造を保ちながら効率的に核に収納する役割を持っています。

どんなに形態が良く、速く泳ぐ精子でも、実際にその精子の核がどのような状態かについて生きたまま顕微鏡で判断することはできません。

また、男性不妊症の方はクロマチンの欠陥やDNAに傷のある精子の割合が多いといわれています。SCSAでは、未熟な精子は濃い緑色に染まり、正常な精子は緑色に染まりますが、クロマチンの欠陥やDNAに傷のある精子は赤く染まります。ただ、DNAに傷のある精子の割合の大小や、DNAに傷のない精子があることがわかったとしても、染色に使った精子をそのまま受精に用いることはできません。

検査の結果から、IMSIやPICSIで受精をしたほうがいいかなかどの判断をしていきます。

受精当日の精子の質を下げない工夫

先述の通り、重要なのは受精当日の精子です。卵子については、採卵までに排卵誘発を行って卵子を育て、採卵で得られた卵子を用います。一方、精子は、当日射精された中から、より良いものを選ぶことになります。また、精子は活性酸素に弱いため、精子がつくられてから射精に至るまでの間にも、その影響を受けます。そのためカップルには、良い卵子と良い精子が受精できるように日頃の生活に気を遣っていただくことが大切です。

そして、射精後も精子を活性酸素から守ることが重要で、それは私たちの役目です。

市販の精子調製用の培養液の多くは抗酸化物質が含まれていないのですが、私たちはα-リポ酸、カルニチン、システインの3つの抗酸化物質が入っている培養液で精子の調製を行っています。

この培養液で精子を調製することで、精子を酸化ストレスから守り、精子のDNAの傷を増やさないように、また受精後のDNA修復による卵子側のエネルギー負担を軽減できるようにしています。

抗酸化物質入りの培養液で精子を調整すると

抗酸化物質入りの培養液を用いて精子を調製することで、胚盤胞到達率、グレードの良い胚盤胞の割合が増え、そして胚移植成功率が上がることが期待できます。実際に、私たちの研究では、精子調製に抗酸化物質入り培養液を使った場合に、グレードの良い胚盤胞の割合や、移植可能な胚盤胞の割合が高くなりました。中でも、高齢男性には有用性が高いと考えています。年齢が高くなるに従って、DNAに傷のある精子が多くなるため、抗酸化物質によって、射精から受精までの精子調製の間に受ける酸化ストレスから守ることが重要です。そ

CHECK!

抗酸化物質入り培養液で精子調製をすると？

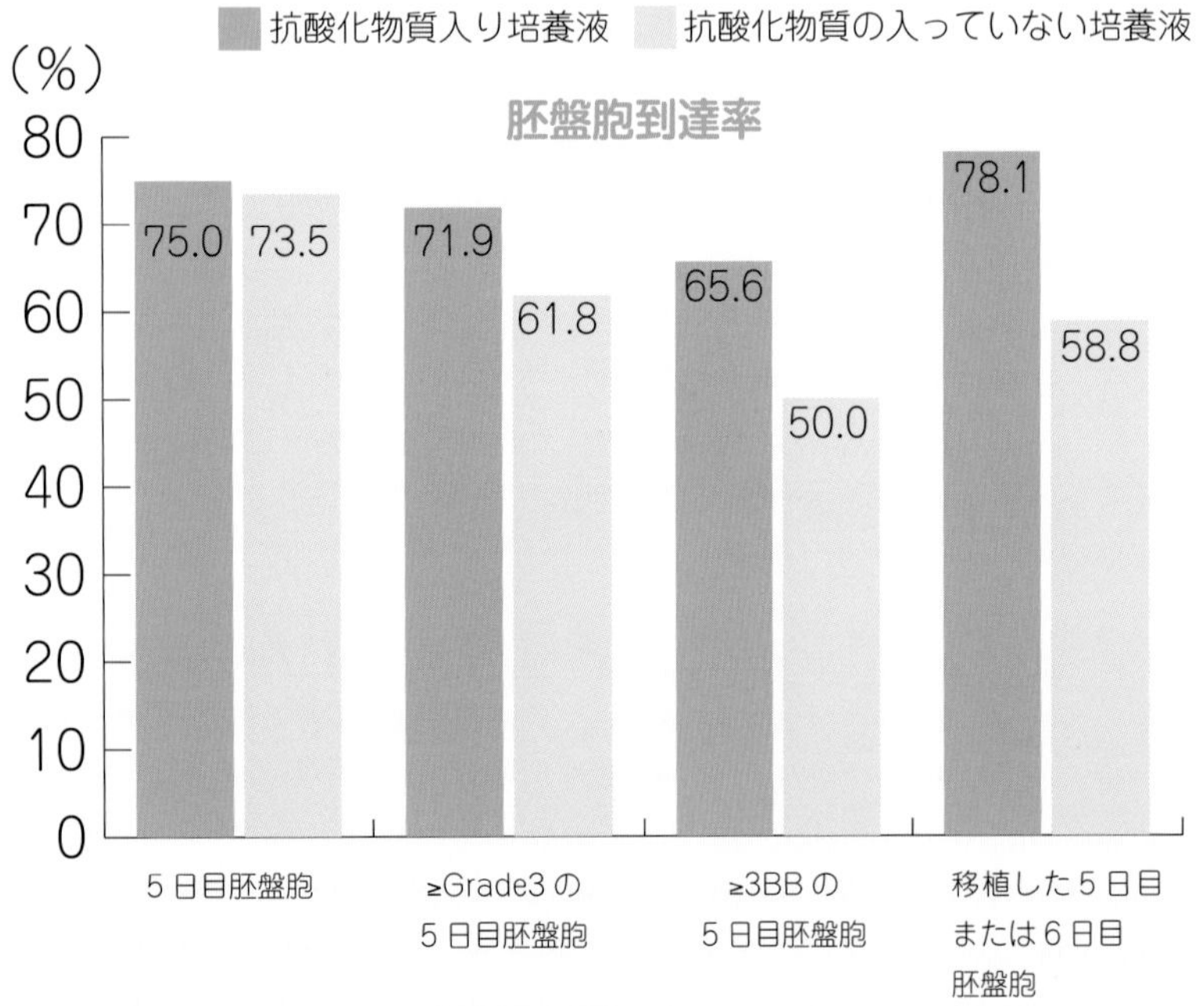

木場公園クリック 吉田淳 2022年豪州FSA講演
「Randomized prospective multicentre study on the addition of antioxidants in culture media」より

＊胚培養培地には抗酸化物質は添加されていません。

- 培養液中に抗酸化剤を加えると、体外受精培養における胚発育の改善が期待できる。
- グレードの良い胚盤胞の率、胚盤胞到達率、および胚移植成功率が良くなることが期待できる。
- 高年齢のカップルの移植1回あたりの妊娠率を高める可能性がある。

射出精子を今以上に良くすることはできません。でも、今ある質を落とさないために抗酸化物質入り培養液で精子を調整することで、胚盤胞到達率や胚盤胞のグレード、そしてそれが妊娠率へとつながることが期待できます。

私たちは、生まれてくる赤ちゃんのことを考えて治療をしています。

カップルの目的は、妊娠ではありません。

だから、私たちは卵子にも、精子にもこだわるのです。

れができれば成績も良くなると考えています。

　女性の年齢が高くなり、染色体数に過不足のある卵子が増え、それが胚の染色体数の異常につながり、胚の発育停止や着床しなかったり流産が起こったりします。一方で、卵子に染色体異常がなくても、精子のDNAに傷があれば、卵子は受精後の胚発育に相当のエネルギーが必要になり、それも妊娠成立を難しくさせていることも大いに考えられます。

　卵子の染色体数の異常発生率を減らすことはできませんが、精子のDNAが傷つくことを極力防ぎ、DNAに傷のない精子を選ぶことができれば、カップルの年齢が高くても、妊娠の可能性が高くなるでしょう。

　私たちのクリニックでは、体外受精を行う全症例で、抗酸化物質入りの培養液にて精子の調製をしています。ただ、冒頭からお話ししているように、元々の精子の質を上げることはできません。精子をつくる力は、日頃の食生活や運動、ストレスなども関係しています。射精された今日の精子で受精、胚発育を担う私たちは、ベストな状態で子宮へ戻したいと考えています。それには、1つひとつをよく細部にわたって検討することが重要なのです。

時には、2回目も…

　私たちのクリニックでは、受精当日は院内で採精していただくことが多いです。なぜなら、射精されてからの時間や環境を一定に保つことができるからです。

　また、精液検査であまり結果が良くない時には、もう一度お願いをすることもあります。「そんなすぐに…」と思われるかもしれませんが、2回目の結果の方がいいことも少なくありません。

　また、射精に至るまでも楽しくエンジョイして欲しいと思っています。「採精室で？」と思われるかもしれませんが、本来、性生活は楽しんで、興奮して、そして、達成感を味わえたほうが精子の質にとっても良いのです。逆に、「採精だから、出さなくちゃ！」と感じると、それは活性酸素などのストレス因子の発生へとつながり、精子へと影響するかもしれません。

　このことについては、奥様もどうぞご理解いただければと思います。

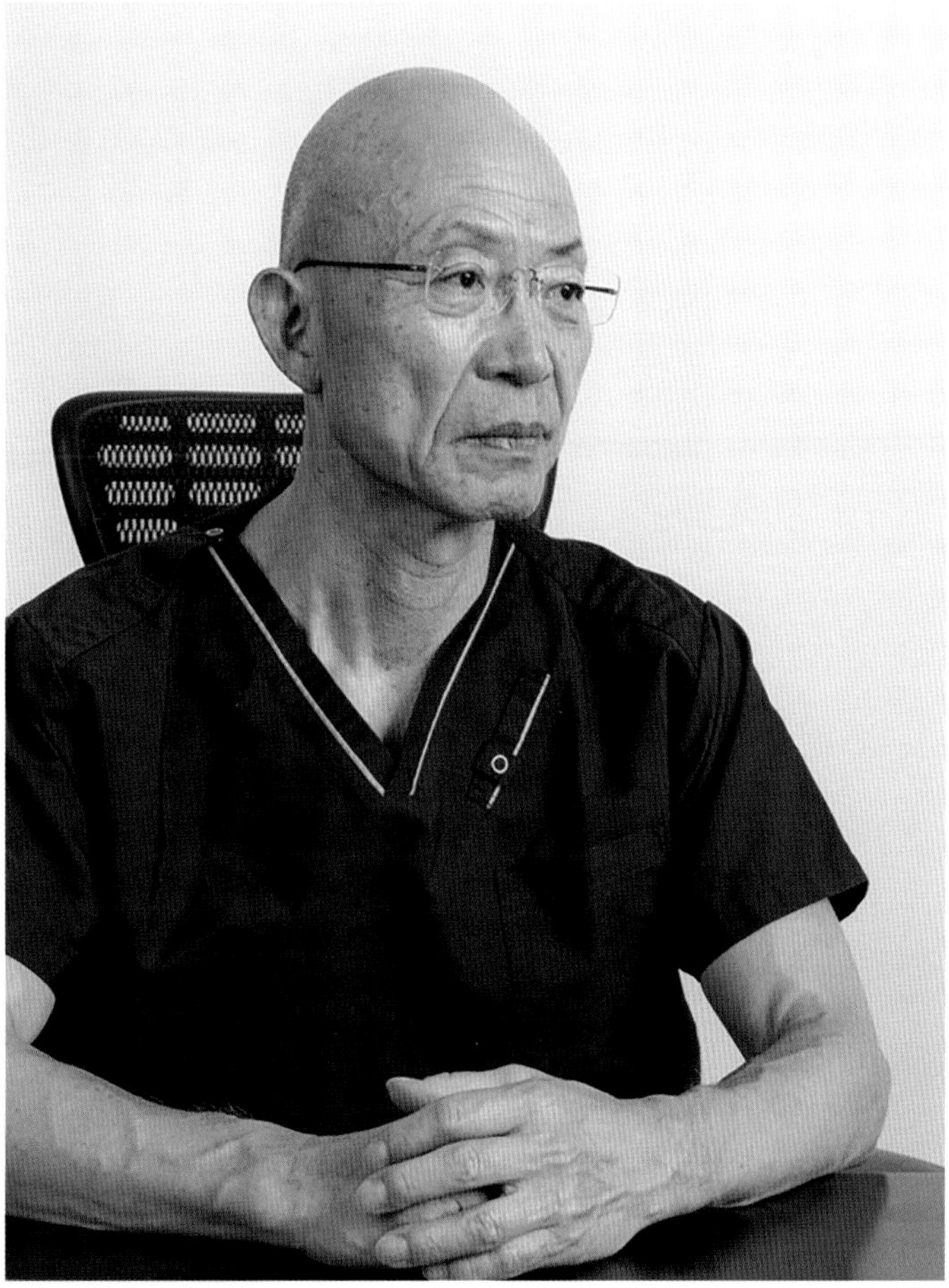

医療法人社団 生新会
木場公園クリニック
木場公園クリニック分院

木場公園クリニック

東京都江東区木場 2-17-13 亀井ビル 6F
TEL : 03-5245-4122
https://kiba-park.jp/

特別な検査や治療

- PGT-A（着床前検査）
- 性機能外来
- 精巣検査
- 胎児精密超音波検査

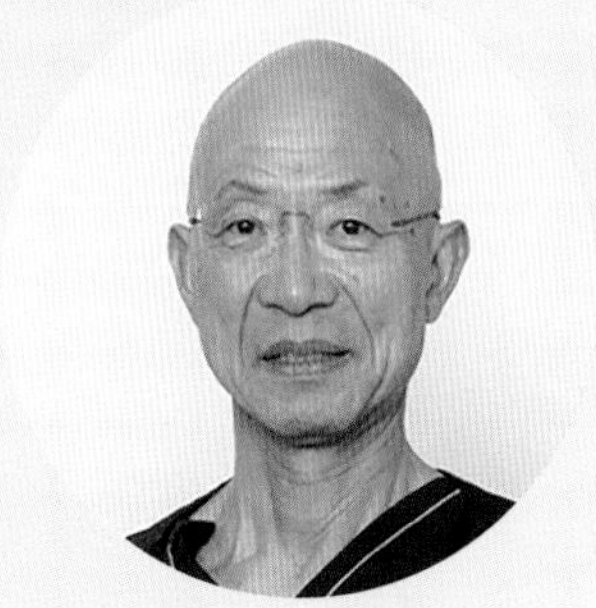

吉田 淳 先生

資格

日本産科婦人科学会 認定産婦人科専門医
日本生殖医学会 認定生殖医療専門医
日本人類遺伝学会 認定臨床遺伝専門医

1986年	愛媛大学医学部卒業
1986年	東京警察病院産婦人科就職
1991年	東京警察病院産婦人科退職
1991年	池下レディースチャイルドクリニック（東京都江戸川区）
1992年	日本産婦人科学会認定医取得
1993年	高度医療研究所・中央クリニック非常勤医師
1994年	東邦大学医学部 第一泌尿器科学講座特別大学院研究生
1997年	医学博士取得（男性不妊症と染色体異常）
1997年	日本不妊学会賞受賞
1998年	東邦大学第一泌尿器科非常勤講師
1999年	木場公園クリニック院長（不妊センター）
2007年	日本生殖医学会・生殖医療専門医
2009年	臨床遺伝専門医
2010年	経営修士（MBA）

つくば木場公園クリニック

高いストレスを受けている不妊症の患者様が来院された時にほっとできるような、リゾートに来ているような癒しの空間です。

茨城県つくば市松野木 101-6

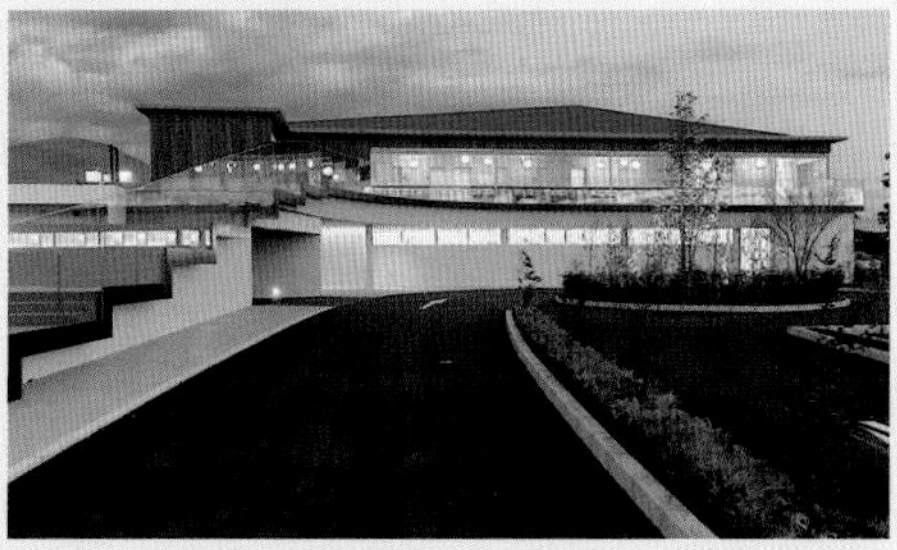

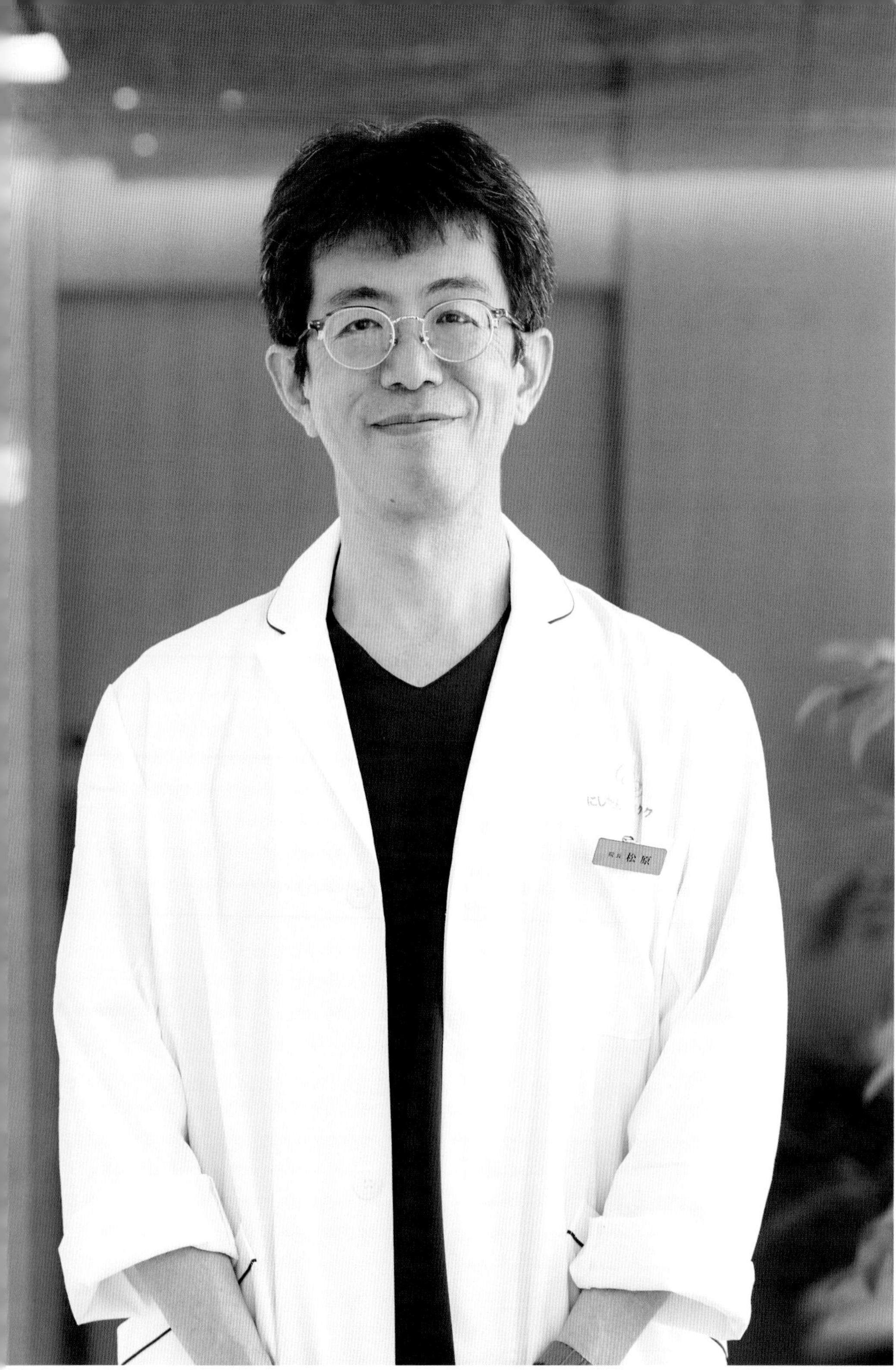

保険診療だけでは妊娠することが難しい患者さまへの「先進医療」という選択肢

保険診療に先進医療も加え、より細やかな対応ができるようこれからも診療の幅を広げていきます。

にしたん ART クリニック 理事長
松原 直樹 先生
Matsubara Naoki

にしたんＡＲＴクリニック品川院の診療の範囲が広がりました。今回は、気になる先進医療のお話を中心にお聞きしました。

不妊治療の保険適用化で、採卵から必要となる体外受精に関しては、それまでの自由診療で行われていたきめ細やかな診療ができなくなったと多くの施設でお聞きします。

それは、保険診療とほぼ同時期に開業したにしたんＡＲＴクリニックグループでも同じで、医師や胚培養士からも聞くところです。

そこで期待されている診療枠に、先進医療があります。自由診療ではオプション診療としてすでに多くの施設が以前から実施してきた診療です。この診療が自己負担とはいえ、保険診療と同時に受けることが認められているのです。２０２４年1月現在、13項目の先進医療があります。

にしたんＡＲＴクリニック品川院でも、準備を整え診療が始まりました。

保険診療だけでは妊娠することが難しいかたへ

保険診療は、経済的にも患者さまにとって本当に良いものです。みなさんが不妊症への意識を高められ、早めの受診も根付いています。当院にも若いかたの受診が増えてきています。

私たちは、特に患者さまのライフスタイルに寄り添う形での診療を進めており、仕事と両立できるよう、夜の22時までの診療を実施しています。

土日祝の診療も含め、この効果は大きく、患者さまも増え続けています。全体的には6割の方が一般不妊治療を受けられています。

体外受精を含め、ほとんどの方が保険診療での治療をされています。

その中で、体外受精を受けられる方の多くが先進医療を希望されます。とくに培養と着床に関わるものが多いです。

患者さまには、適用をお話し、一人ひとりに合った先進医療を行っています。

先進医療はどのような内容でどのような時に実施を？

当院で現在実施している先進医療は、左表にも表示した9項目です。詳しくは表をご覧ください。

先進医療は、保険診療にプラスして、オプション的に患者さまへの治療効果が期待できると思われる時に実施しています。

内容は、精子の選別や胚培養に関係するもの、子宮環境を整えるもの、そして移植に関するものなどがあります。

患者さまも我々も、治療に際しては、より良い条件下で行うことを望んでいますから、内容によっては患者さまのご希望も多く、実施率は高いです。自由診療の時からすでに行われている技術で、とくに胚培養に使用するタイムラプス型インキュベーターなどは全症例で実施しています。

胚培養に関しては、タイムラプス型が一番安定して胚の管理ができますから、必要不可欠となっております。

イムジーの実施も多いです。

移植時の二段階移植法は、反復してART不成功に対する移植法として有効な治療法です。胚盤胞を移植することで着床率を上げることが期待できますが、多胎になる可能性もあり、当院では症例数はさほど多くありません。

治療・検査の流れ

- 初回カウンセリング（約30分）
- ▼
- 初　診
- ▼
- 女性：血液検査・内診
- 男性：感染症検査・精液検査
- ＊治療計画書立案
- ▼
- 不妊検査（卵管造影検査・性交後検査等）
- ▼
- 一般不妊治療（タイミング指導・人工授精・排卵誘発）
- 女性：ホルモン検査／超音波検査
- ▼
- 体外受精／顕微授精

不妊の原因はそれぞれ。
一人ひとりに合った不妊治療を進めましょう。

先進医療

当院での実施項目

- ● IMSI/ イムジー（強拡大顕微鏡による形態良好精子の選別法）
- ● PICSI/ ピクシー（ヒアルロン酸を用いた生理学的精子選択術）
- ●タイムラプス（タイムラプス撮像法による受精卵・胚培養）
- ● ERA 検査（子宮内膜受容能検査 1）
- ● EMMA ／ ALICE 検査（子宮内細菌叢検査 1）
- ●子宮内フローラ検査（子宮内細菌叢検査 2）
- ●子宮内膜スクラッチ（子宮内膜擦過術）
- ● SEET 法（胚培養液を用いた子宮内膜刺激術）
- ●二段階胚移植法

院内のようす

受付から待合スペースに至る雰囲気は、にしたんARTクリニックグループの統一された、落ち着きのある設計。外から見える培養室も全院、共通です。

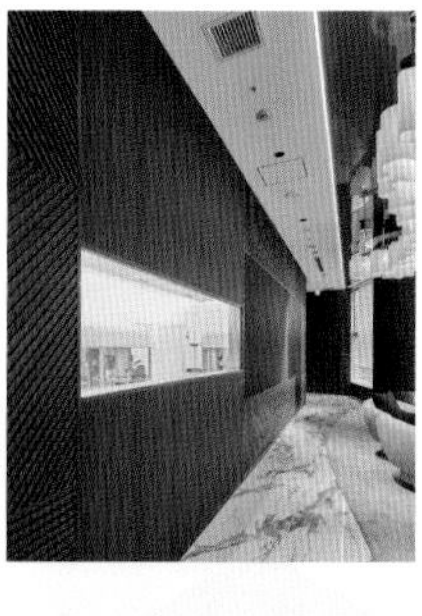

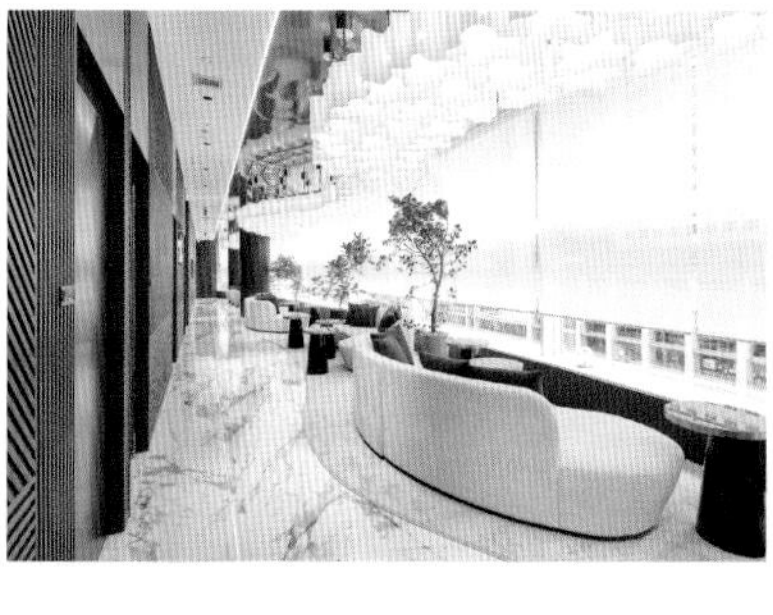

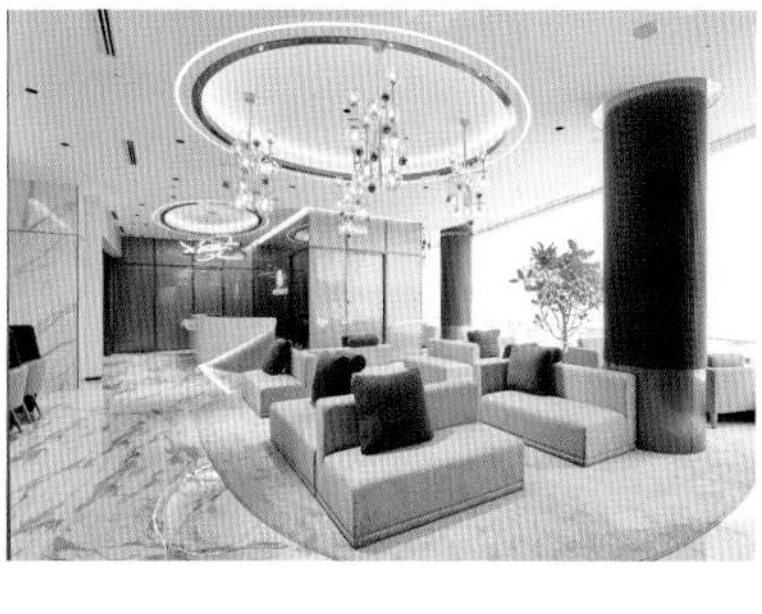

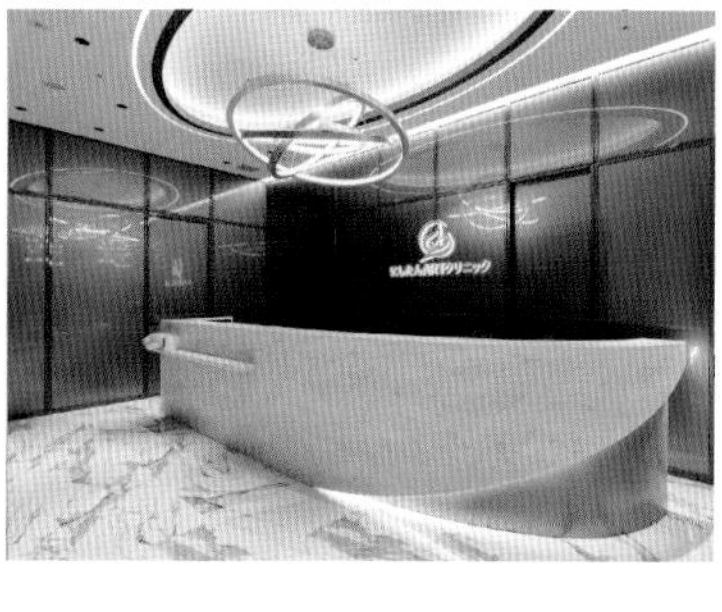

各先進医療の内容について詳しく教えてください

先進医療は、先ほども申し上げたように自由診療の時から実施されていた技術です。ただ、保険診療として認められるためには、普及率の問題やエビデンスとしての判断がクリアでない面があり、将来的には保険適用が検討されている医療技術です。先進医療にはAとBがあり、Aは将来的に保険適用の可能性が強く、Bはそれに比べ、さらに有効性と安全性の評価のための臨床研究が必要とされる技術です。

現在、13項目の先進医療があり、受精・培養関係では、IMSIとPICSI、タイムラプスで、着床環境に関するERA検査、ERPeak検査、EMMA／ALICE検査、子宮内フローラ検査、子宮内膜スクラッチ、胚移植に関するSEET法、二段階胚移植法があります。

これらに加え、PGT-A（着床前胚染色体異数性検査）、反復着床不全に関するタクロリムス投与療法が先進医療として一部で実施されています。

先進医療は、保険診療と併用して受けることができ、保険が適用される医療費については3割の自己負担で受けられますが、先進医療の医療費については全額が自己負担となります。

ただ、先進医療に関しては治療施設ごとに医療費の違いがあります。

この先進医療面にも、にしたんARTクリニックは力を入れ、今後さらに診療の幅を持たせて、患者さまへの医療サービスの向上を図りたいと思っています。

当院で実施のある9つの先進医療技術の紹介

体外受精を行うときの流れ、当院が行っている先進医療を順番に紹介します。

まずは、受精関連で精子の選別時により高倍率の顕微鏡で精密に精子を観察し、形態がよいものを選別するイムジー（IMSI）があります。実は精子1つひとつにも色々な特徴があり、中には不具合があるものも含まれています。

ピクシー（PICSI）は、ヒアルロン酸が含まれた培養液を用いて成熟した精子を選択する技術です。IMSIと同じく顕微授精に用いる精子選別に用います。

培養関連ではタイムラプスがあります。タイムラプス型のインキュベーター（培養器）のことで、培養器についているカメラで継続的に胚を撮影することで胚の分割成長が観察できます。観察のために胚を培養器から取り出す必要がなく、胚へのストレス軽減の効果が大きいです。

着床環境に関するものでは、胚を移植するのに適した時期、時間を検査するエラ（ERA）検査があります。人によってこの時間には一般的な時期とのズレがあるため、良好胚を戻しても妊娠につながらない患者さまに適応します。イーアールピーク（ERPeak）も同様のものです。

CHECK!

先進医療の実施項目

●子宮内膜スクラッチ
（子宮内膜擦過術）

胚移植を行う予定の前周期の黄体期に子宮内膜に擦り傷をつくります。ピペットを同じ方向に数回回転させて擦り傷をつけます。

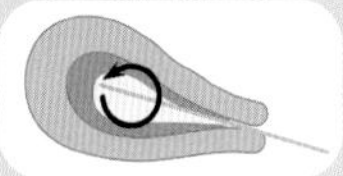

● ERA
（子宮内膜受容能検査 1）

プロゲステロンを開始してから５日後（P＋5）の子宮内膜をピペットで採取します。採取した組織を検査して、着床の窓を調べます。

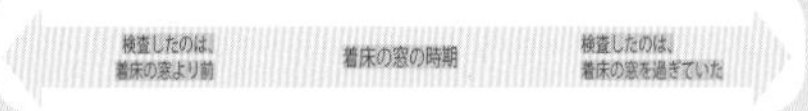

● IMSI／イムジー
（強拡大顕微鏡による形態良好精子の選別法）

IMSIでは、1000倍以上で観察できるレンズを使います。頭部の空胞だけでなく、頸部や尾部の奇形についても観察することができます。

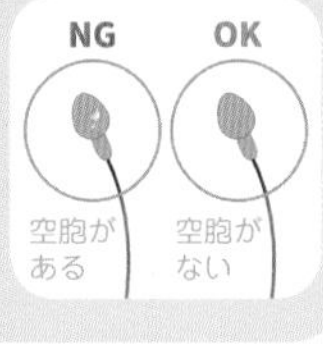

● SEET法
（胚培養液を用いた子宮内膜刺激術）

SEET法は、凍結融解胚盤胞移植を行う場合に用いた培養液を凍結し、胚盤胞移植をする２～３日前に融解して子宮腔内に注入します。

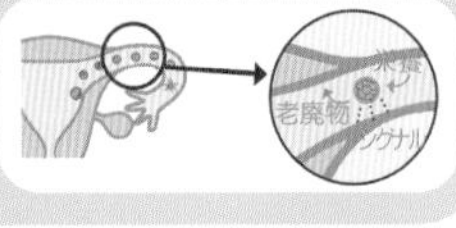

● EMMA ／ ALICE
（子宮内細菌叢検査 1）

EMMAは、子宮内の乳酸菌の種類と量を調べ、子宮の細菌環境が胚移植に適した状態かどうかの判定をします。

ALICEは、子宮内の細菌の中で特に慢性子宮内膜炎の原因となる細菌を検出します。

● PICSI／ピクシー
（ヒアルロン酸を用いた生理学的精子選択術）

天然の生体内成分であるヒアルロン酸と結合能をもつ“正常”な精子を選別して、卵細胞質内に注入することで受精をすることができます。

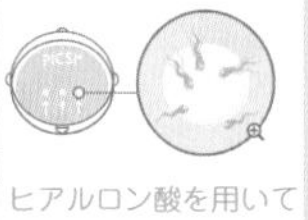

ヒアルロン酸を用いて精子を選別

●二段階胚移植法

二段階胚移植は、受精から２日目または３日目の初期胚を移植し、その２日後か３日後に、凍結した胚盤胞を融解して移植する方法です。

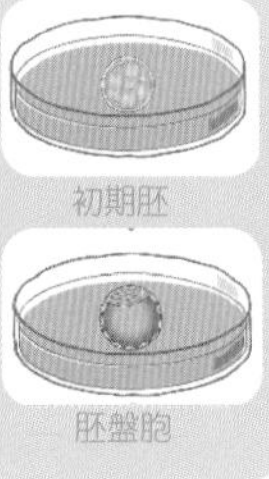

●子宮内フローラ検査
（子宮内細菌叢検査 2）

子宮内の善玉菌が減るなどして子宮内の環境が乱れてしまうと、着床、妊娠しない、また妊娠しても流産や早産の原因となる可能性があると考えられていることから、善玉菌・ラクトバチルス属菌の割合を検査します。

●タイムラプス
（タイムラプス撮像法による受精卵・胚培養）

タイムラプスインキュベーターは、胚を一定間隔で撮影し、それを連続することで、動画のように観察ができます。

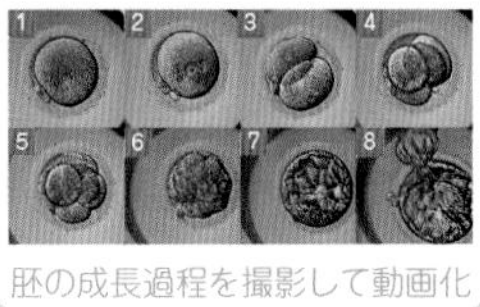

胚の成長過程を撮影して動画化

同じく子宮内の環境に関するもので、エマ（EMMA）、アリス（ALICE）、子宮内フローラ検査があります。これらは子宮内の細菌環境が胚移植するのに適しているかどうかを診るものです。

子宮内膜スクラッチは、原因のよくわからない着床不全に対し、局所的に子宮内膜に小さな擦り傷をつけ、その修復効果を利用して着床しやすい環境を作り出して移植に臨む方法です。

二段階胚移植は、胚移植周期内に初期胚と胚盤胞を日にちをあけ、2回にわたって移植する方法です。

初期胚で子宮内膜に刺激を与え、環境が整うことで胚盤胞の着床を促し、妊娠率を高める目的があります。2個移植のため、多胎の可能性があります。

シート（SEET）法は、胚盤胞を凍結する際に胚を浸していた培養液を凍結しておき、胚盤胞移植をする前に融解して子宮腔内に注入することで子宮内膜が刺激され、胚を受け入れやすい環境に整えることができるとされるものです。

患者さまのために診療の幅が広がりました

先進医療のことを話しましたが、まだまだ不妊症には原因不明というものがあります。それだけ、患者さまの不妊症状には複合的な原因もあり、治療には多くの引き出しを持ち続けること、そして診療の幅を持つことが必要だと考えます。

保険診療は、患者さまにとっては医療費の面で確かに大きなメリットがあります。ただ、実際に診療をする側にとっては、色々な制約のある中での診療となり、使用薬剤も決まったものを使用し、卵胞計測のためのエコーやホルモン検査の回数にも制限があるため、その制限の中での診療が、患者さまを丁寧に診る上でとても大変になることがあります。

だからと言って自由診療に変えるわけにもいきませんから、保険診療の中にも厚みを増すとともに、先進医療など幅広い診療でカバーしていきたいです。

皆様へ　22時までの診療が好評です！

妊活中の不安や疑問　早めにぜひご相談ください。

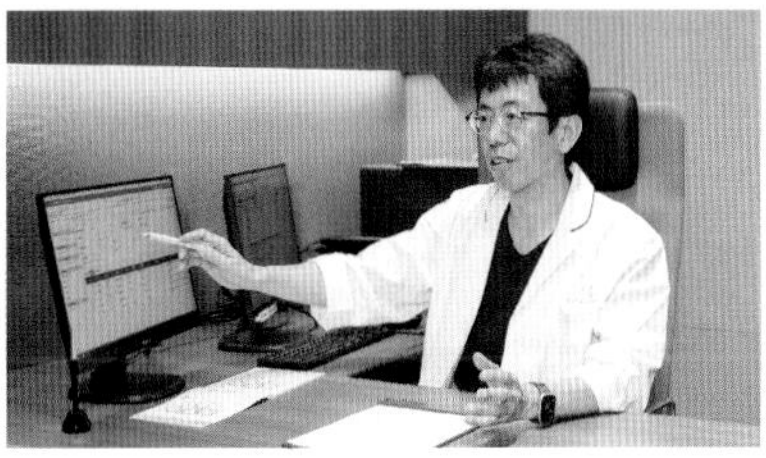

にしたんARTクリニックが診療を開始して2年ほどが経ちます。不妊治療現場での経験を豊富に持つ優秀な医師やスタッフが揃っております。ご安心して治療をお受けいただける体制が整っており、開院以来、数多くの患者さまより高い評価をいただいております。

オフィス街という立地条件もあり、患者さまの中には、働く女性も多くいらっしゃいます。ストレスなく通院いただけるよう、夜の22時まで診療時間を設けています。そのためもあり、夕方以降の来院は年齢層を問わず多く、特に最近では20代カップルの患者さまが多くいらっしゃっています。全体の65%ぐらいの方が一般不妊治療で妊娠されている傍らで、体外受精においても高い妊娠率を誇っております。

ぜひカウンセリングからスタートを！

なかには、不妊治療施設や産婦人科など、病・医院に抵抗をお持ちの方もいらっしゃるかもしれませんが、不妊治療では年齢因子が大きく妊娠率を左右します。

カウンセリングで正しい情報を知ることで、できるだけ早い時期からご自身の体の状態を把握し、将来のライフプランを描きましょう。「タイミングを計っているのになかなか妊娠できない…。もしかして不妊症かも？」そう思った時が受診をするタイミングです。

にしたんARTクリニック各院情報QRコード

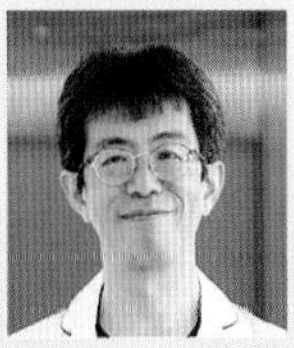

松原 直樹 先生

Profile

1997年3月　信州大学医学部卒業 信州大学医学部附属病院産婦人科
1997年4月　長野県内各地の病院で不妊治療に携わる
2022年6月　にしたんARTクリニック新宿院院長就任
2023年4月　にしたんARTクリニック 理事長就任

資格・専門医
日本専門医機構認定 産婦人科専門医

にしたんARTクリニック

電話番号．0120-542-202

品川院

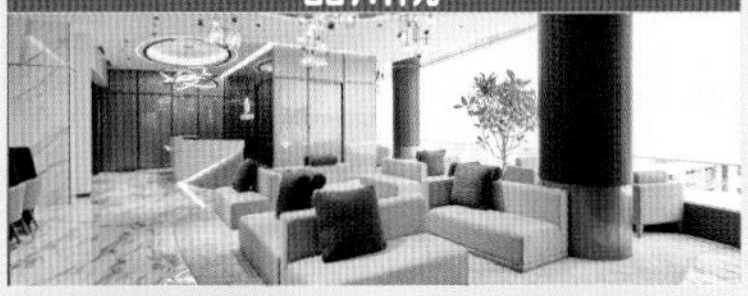

新宿院

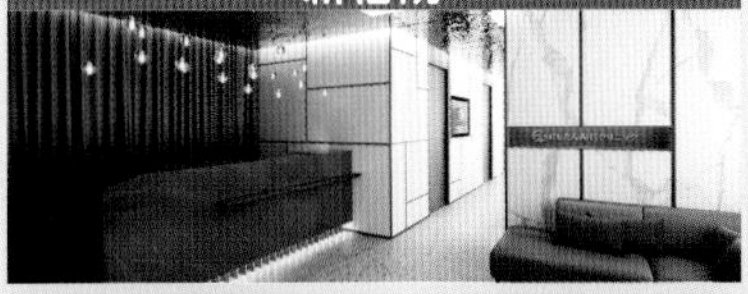

日本橋院

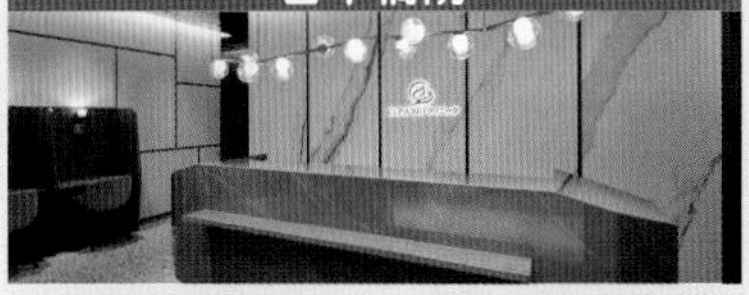

大阪院

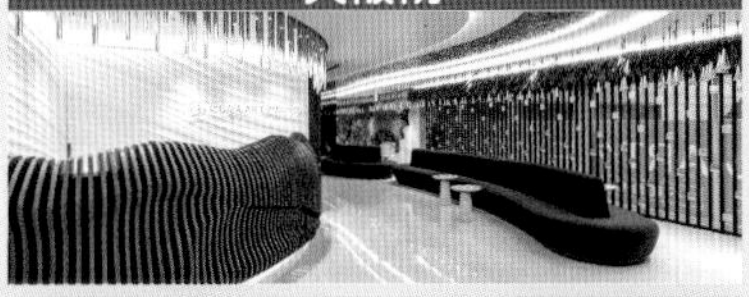

名古屋駅前院

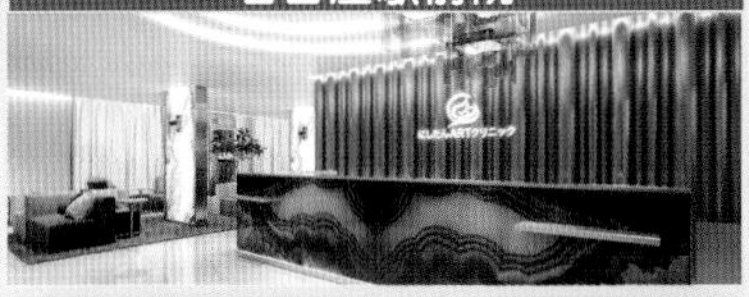

神戸三宮院

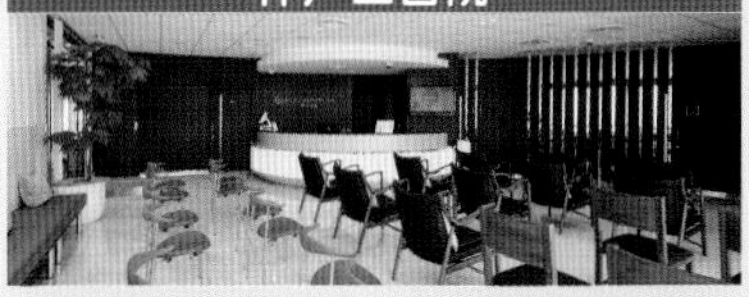

博多駅前院

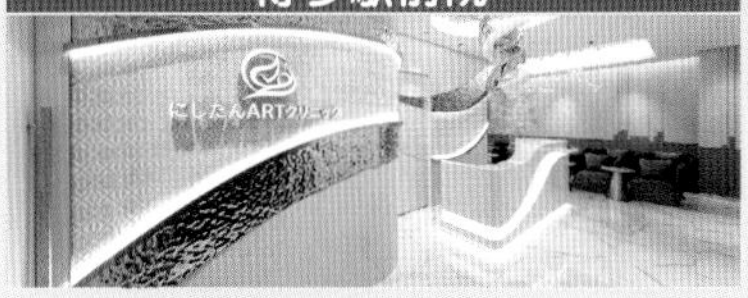

＜今後の開院予定＞
2024年 8月（仮）渋谷院
2025年 1月（仮）大阪うめきた院

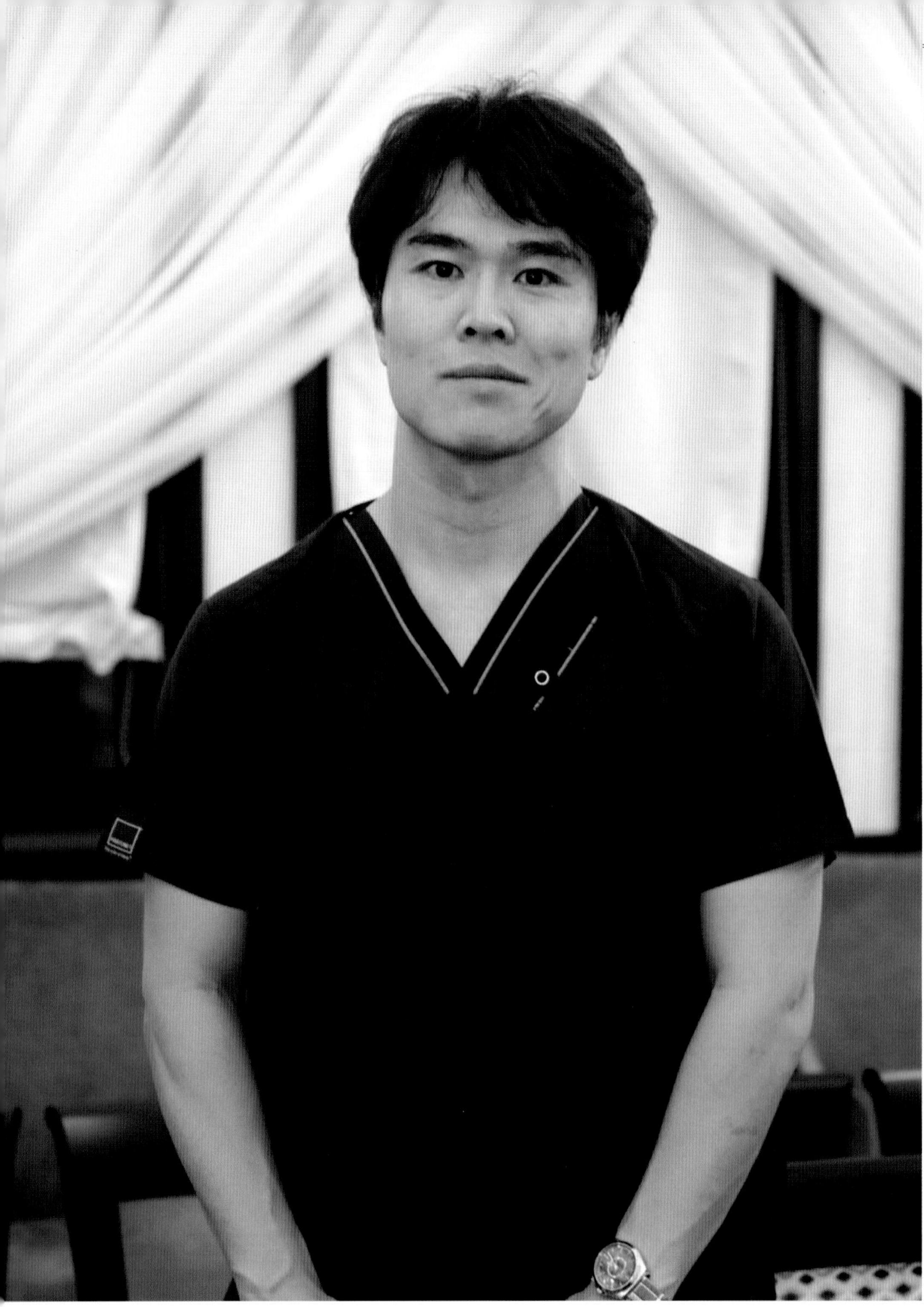

不妊原因で、わかること。わからないこと。―早めの生殖医療が結果を残します―

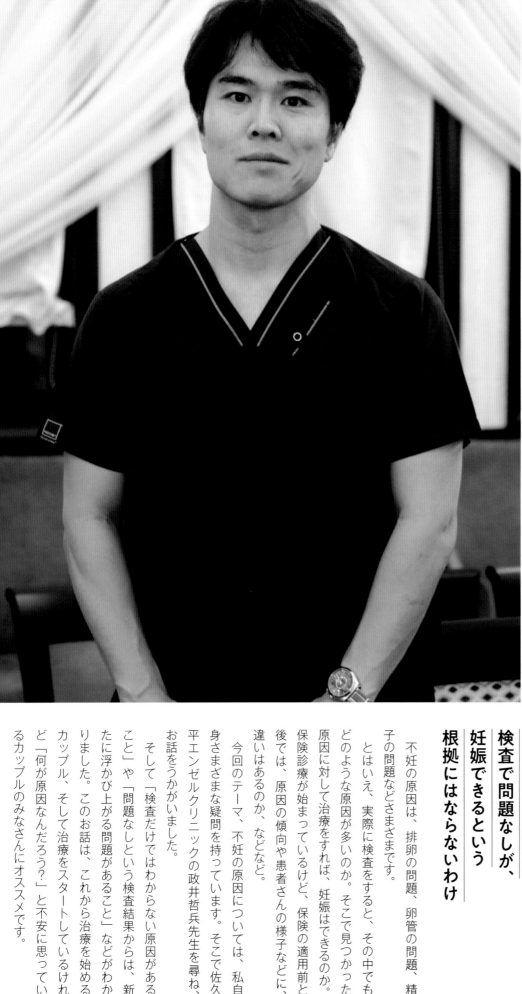

実は、不妊かどうか、妊娠できるかどうかは検査だけではわからない。

佐久平エンゼルクリニック
政井 哲兵 先生

Masai Teppei

検査で問題なしが、妊娠できるという根拠にはならないわけ

不妊の原因は、排卵の問題、卵管の問題、精子の問題などさまざまです。

とはいえ、実際に検査をすると、その中でもどのような原因が多いのか。そこで見つかった原因に対して治療をすれば、妊娠はできるのか。保険診療が始まっているけど、保険の適用前と後では、原因の傾向や患者さんの様子などに、違いはあるのか、などなど。

今回のテーマ、不妊の原因については、私自身さまざまな疑問を持っています。そこで佐久平エンゼルクリニックの政井哲兵先生を尋ね、お話をうかがいました。

そして「検査だけではわからない原因があること」や「問題なしという検査結果からは、新たに浮かび上がる問題があること」などがわかりました。このお話は、これから治療を始めるカップル、そして治療をスタートしているけれど「何が原因なんだろう?」と不安に思っているカップルのみなさんにオススメです。

CHECK!

妊娠のプロセスと検査

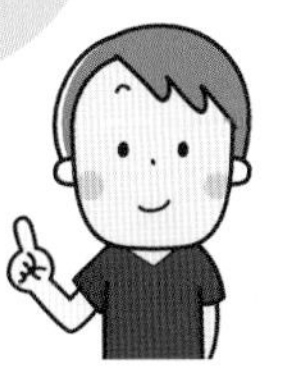

射精

- ● 精巣で精子がつくられる ……………… 精液検査
- ● 女性の腟内に射精する ……………… 問診
- ● 射精された精液のなかに十分な数の運動精子がいる …… 精液検査
- ● 精子が子宮頸管から子宮内腔、卵管へと泳ぎ上がって、卵管膨大部に到着する ……………… 精液検査、卵管造影検査、フーナーテスト

排卵

- ● 卵巣で卵胞が発育し、成熟する ……………… ホルモン検査、エコー検査
- ● 成熟した卵子が排卵される ……………… ホルモン検査、エコー検査
- ◍ 排卵された卵子が卵管へ取り込まれる（ピックアップされる）……………… わからない
- ● 子宮内膜が厚くなる ……………… ホルモン検査、エコー検査

受精

- ◍ 卵管膨大部で卵子と精子が出会う ……………… わからない
- ◍ 卵子の細胞質内に精子が進入し、受精する ……………… わからない → 体外受精で観察するとわかることもある
- ● 子宮内膜が着床の準備をする ……………… ホルモン検査、エコー検査
- ◍ 胚が順調に発育する ……………… わからない → 体外受精で観察するとわかることもある

着床

- ◍ 胚が子宮内膜に接着し、着床が始まる ……………… わからない
- ● 着床が完了する ……………… ホルモン検査、尿検査 → 月経があれば着床せず
- ● 妊娠が成立する ……………… ホルモン検査、尿検査、エコー検査 → 月経があれば妊娠成立せず

●は、検査ができる項目です。数値や画像などに問題ないから「問題なし」なのですが、妊娠のプロセスは複雑で、実際にはわからないことも多くあります。
◍ は、検査をすることができない項目です。

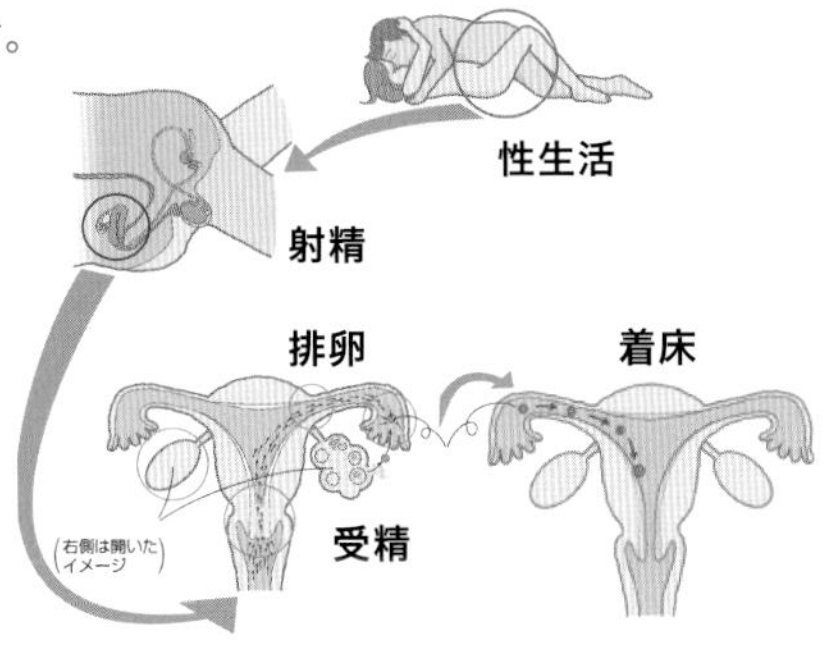

射精、排卵、受精、着床の４つの中に、さまざまなことが順序よく、順調に起こることで妊娠は成立します。

検査でわかることわからないこと

実のところ、初診やブライダルチェックなどの検査結果からは、ふたりの体の状態が妊娠のプロセスの一部分に適合しているかどうかしかわからないのです。

たとえば女性は、月経周期に合わせて血液検査を行いますが、その結果から卵胞を育てるためのホルモンが十分に分泌されているか、排卵は起こりそうかどうかなどはわかります。

エコー検査では、卵胞が発育しているか、大きさはどうか、子宮内膜はどれくらい厚くなっているかがわかります。

男性は、精液検査から精子の数や運動する精子の数などがわかります。

もちろん検査の目的は、妊娠できるかどうか、また、どのような治療が必要になるかです。そして不妊症の場合、その原因は男女どちらか、あるいは両方にあります。ただし、将来の赤ちゃんはふたりの間に授かるわけですから、ふたりで検査を受けることが重要です。

それぞれが別々に受けても、カップルの問題まではわかりません。

ですから、ふたりで検査を受けることが大事。その結果から次にどのように妊娠に取り組んだらいいのかが見えてきます。ぜひ、ふたりで検査を受けに来てください。

妊娠のプロセスに問題がなければ、妊娠しているはず

妊娠するためのプロセスで必要なのは、射精、排卵、受精、着床です。これらのことが次から次へと問題なくクリアしていくことで妊娠は成立します。そのどこかに問題があれば、妊娠が難しくなります。

しかし一般的には、妊娠を目指す全てのカップルに検査や治療が必要なわけではありません。ご存知のように、妊娠する人は妊娠しているからです。そして、検査をするかどうかの目安になるのが妊娠に取り組んだ期間です。

不妊の定義には「避妊しない性生活を1年以上送っても妊娠しない」ことをいうとあります。その1年は、結婚してからというカップルもいれば、結婚以前からというカップルもいるでしょう。

つまり、妊娠のプロセスに何も問題がなければ、多くのカップルは1年くらいの間に性生活で妊娠しているのです。しかし、1年くらい経っても妊娠しないカップルは、どこかに問題があるのかもしれません。

その「どこに問題があるのか」を調べ、「どのように妊娠に取り組んだらいいのか」を知るのが不妊検査なのです。実際に初診やブライダルチェックでいらっしゃる患者さんの中には、すでに不妊の定義に当てはまるカップルが多くいらっしゃいます。

検査では何を見て何を判断するのか

検査でわかるのは、「排卵に問題がある」「卵管に詰まりや細い箇所がある」「精子が少ない」などですが、検査によってそのどこかに問題が見つかった場合、そ

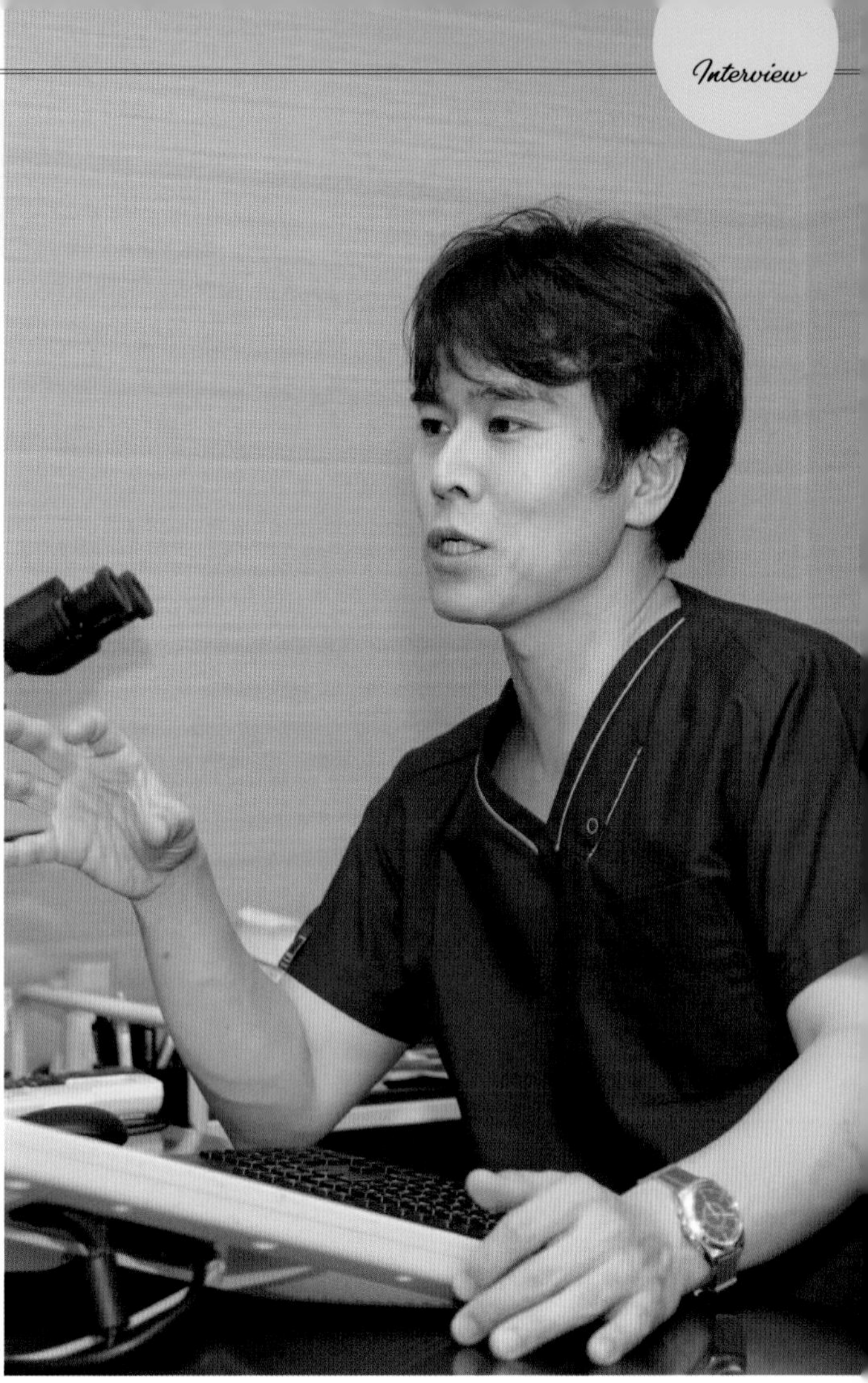

れを補う治療（生殖補助医療）をします。排卵に問題があるのなら、排卵誘発剤を用いて卵胞を育て、排卵できるようにします。卵管に詰まりがあって自然妊娠が難しいようなら体外受精を行います。

精子が少ない場合は、その程度に応じて人工授精や体外受精を行うなど、検査の結果からどの方法であれば妊娠できるかが検討され選択できるようになります。

一般的に「不妊検査」といわれているため、検査をすることで「不妊かどうかがわかる」と考えているカップルは多いと思います。

しかし、妊娠のプロセスは大変複雑で、いろいろなことが絡み合っているため、検査でわかることもあれば、わからないこともあります。

では、何をどう見ていくのでしょう。

たとえば、卵子や精子の質、卵管采の問題（ピックアップ障害）、胚の発育状況、着床の様子などです。もっと具体的にいえば、精子の数も運動率も問題ないけれど、実際に卵管膨大部で卵子と出会えているのかを確認する検査はないのです（前ページ表参照）。

これらに問題があると考えられるカップルは、精子と卵子が出会えず、受精以降が起きていないものとして、体外受精で妊娠に臨むことが多くなります。

こうして検査で見て、判断した結果、治療方法として体外受精があります。

では、体外受精をしたら妊娠するかといえば、そうではありません。もしそうであれば、妊娠率は100%です。そこが難しいところです。したがって、検査でわからなかったところに、何か問題を抱えている可能性があると考え、そのために妊娠できなかったと判断します。

「検査で問題なし」が問題な理由

みなさんもよく「検査結果には問題なかった」ということを聞いたことがあるかと思います。

検査結果が「問題なし」というのは、「妊娠のプロセスに何も問題がなかった」のではなく、「検査した項目については問題がなかった」ということです。

本当に何の問題もなければ、これまでの性生活で妊娠していた可能性が高いでしょう。しかし、実際には妊娠していない、またその期間が1年ほどになるという事実が「どこかに問題がある」という大切な情報となります。

そのため、卵子をピックアップできているのか、本当に受精が起こっているのか、受精後に胚が発育しているのか、着床が起こっているのかなど、「検査で明らかにならないどこかに、何らかの問題があるから性生活で妊娠ができていない」と考えることができます。

この場合は、年齢を考慮しながら、どのような妊娠への取り組み方をすればよいか、そのうえで治療を考えることが大切です。治療を受けるか、受けないかはカップルの選択になりますが、治療を受ける場合は「原因不明」として治療が始まります。原因不明の場合は、タイミング療法、人工授精、体外受精とステップアップをしながら治療することも多くありますが、多くのケースが体外受精まで進み、赤ちゃんを授かっています。

一般的な病気と違って「問題なし」という検査結果は「不妊ではない」と断定することも、「性生活で妊娠できる」との証明にもなりません。

つまり、「検査で問題なくて良かった！」にはならないのが不妊検査なのです。むしろ「検査で問題がないなら、なぜ妊娠しないの？ そっちのほうが問題じゃない？」と考えていただきたいのです。

CHECK!

「検査で問題なし」が、なぜ「体外受精」に？

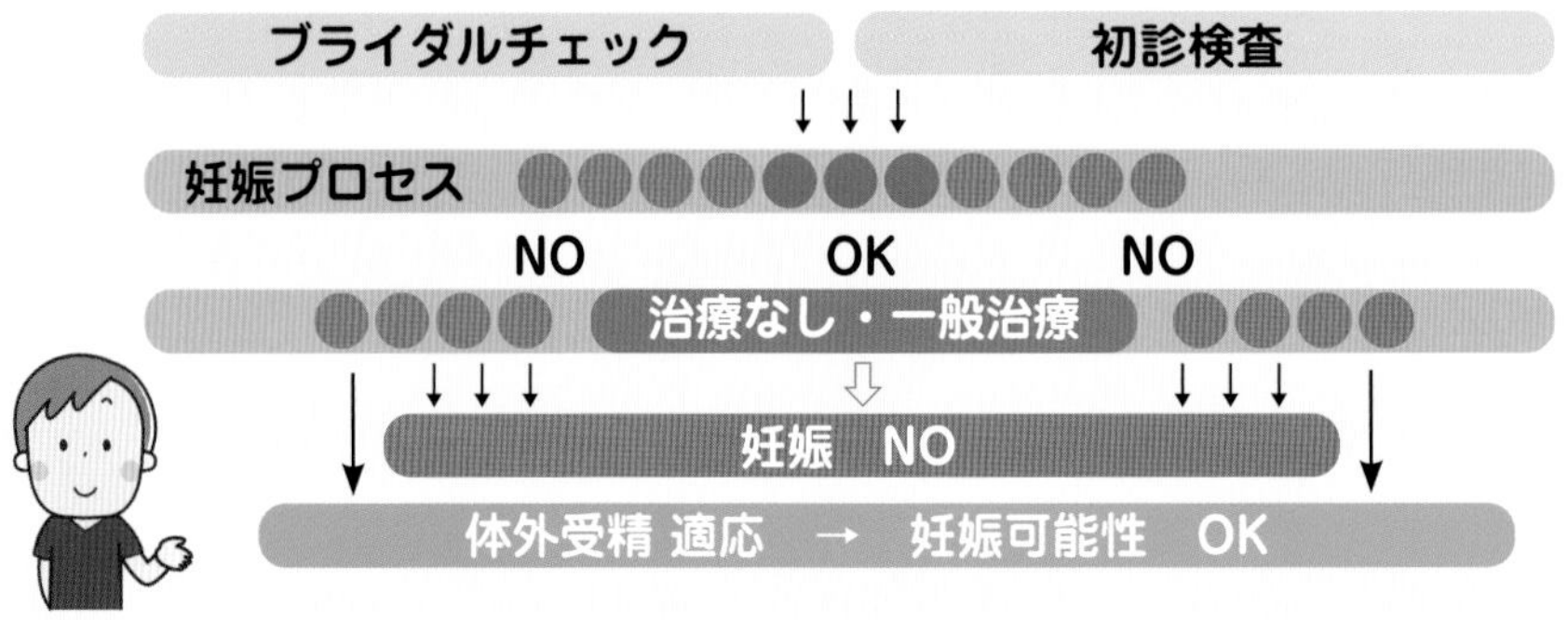

治療が不妊原因をみつけることも

治療がスタートし、その治療で妊娠できた場合、妊娠のプロセスにあった問題がクリアできたということになります。

　しかし、妊娠しなかった場合は、治療周期の経過と結果から原因を推測し、次の治療周期の方法を考え、工夫したり、治療法をタイミング療法から体外受精へ変更するなどの治療計画を立てます。

　すでに体外受精を受けている場合は、先進医療を併用して検査や治療を行うなどして妊娠を目指すこともあります。

最近多い原因について

　男性不妊が増えたというわけではないのですが、以前に比べて精子に問題のあるカップルが多いように思います。

　ただ、精子の数が少なかったり、運動率が低かったりすることが不妊の決定的な理由になるとはいえません。

　精子の問題は、無精子症であればそれが不妊原因といってもいいのかもしれませんが、それ以外は不妊治療を進める中で対応できることも多くあります。

　しかし、精子は、数を増やすとか、運動率を向上させる良い治療法というのはなかなかありません。日頃から食生活や運動などに気を配りながら、健康的な生活を送っていただきたいです。

　そのほかでは機能性不妊、いわゆる「原因不明」のカップルが多いようです。先ほどから話に上がっている「検査で問題なし」となるカップルです。

妊娠に対する知識を深めてください

　保険適用になってから、通院する患者さんは検査だけを求めてくるケースも含めて5歳ほど若くなりました。

　実際に検査をしてみると、「問題なし」のケースも少なくありません。そして、その中には次に通院されるのが1年後というケースもあります。

　「問題なし」に安心して1年ふたりで頑張ってみたけれど、やっぱり「妊娠しない」から不安になったので来ましたというカップルです。

　そうしたカップルの多くは、最終的には体外受精で赤ちゃんを授かっています。

　やはり検査では明らかにならないところに不妊原因がある場合は、体外受精でなければ妊娠が難しいところに原因があると考えられるからです。

　それでも、再来院からすぐに体外受精を始めるカップルは少数派で、タイミング療法、人工授精とステップを踏んで体外受精へ臨まれるほうが多いのが現状なのです。すると、検査に訪れる前の妊活期間も含めて2年や2年以上が経過していることもあります。30代前半で再来院された場合は、時間的な余裕もありますが、30代後半の場合は、卵子の質の低下などから妊娠が難しくなってしまうケースもあります。

　佐久平エンゼルクリニックの累積妊娠率は、胚移植あたり約60％です。体外受精を受けるカップルの2組に1組以上は体外受精で妊娠し、赤ちゃんを授かっていますので、妊娠のプロセスと、検査を受けること、検査の結果をよく理解することが重要だとお伝えしたいです。

　私たち医療者が、これから妊活を始めようとするカップル、また妊活中のカップルがより良い環境で検査を受け、妊活する、または治療を受けることができるように、妊娠の基礎知識を再度学ぶ講座や勉強会などを自治体などと協力し合って行うことも大事だと考えています。

　ただ、保険適用になり患者さんが増え、通院される患者さんたちへの説明にも時間が必要で、なかなか声を広げていくことが難しい現実もあります。

　通院されるカップルだけでなく、妊娠を希望し、赤ちゃんを授かりたいと願うカップル1組ひと組が妊娠や不妊に対する基本的な知識を持ち、深めていただきたいと思っています。

佐久平エンゼルクリニック

長野県佐久市長土呂 1210-1
TEL：0267-67-5816
https://www.sakudaira-angel-clinic.jp

特別な検査や治療

- 子宮内膜着床能検査（ERA 検査）
- PGT-A（着床前検査）
- 難治性不妊に対する PFC-FD 療法

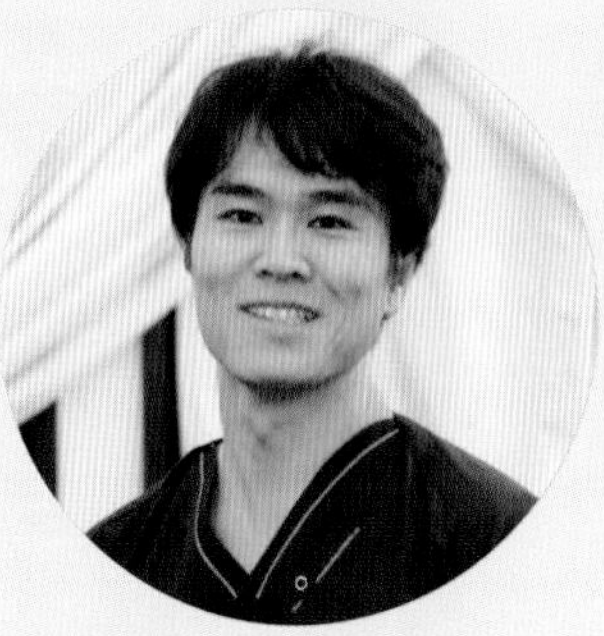

政井 哲兵 先生

資格　日本専門医機構 認定産婦人科専門医
日本生殖医学会 認定生殖医療専門医

2003年　鹿児島大学医学部卒業
2003年　東京都立府中病院（現東京都立多摩総合医療センター）研修医
2005年　東京都立府中病院（現東京都立多摩総合医療センター）産婦人科
2007年　日本赤十字社医療センター産婦人科
2012年　高崎ARTクリニック
2014年　佐久平エンゼルクリニック開設（2016年 法人化）

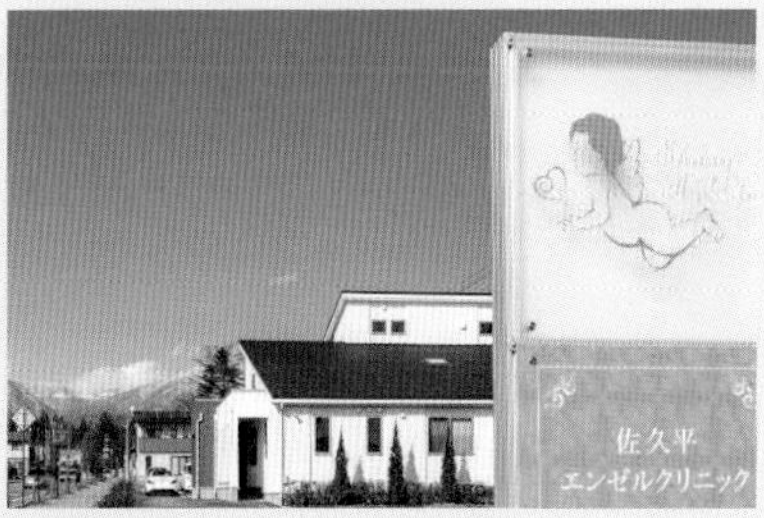

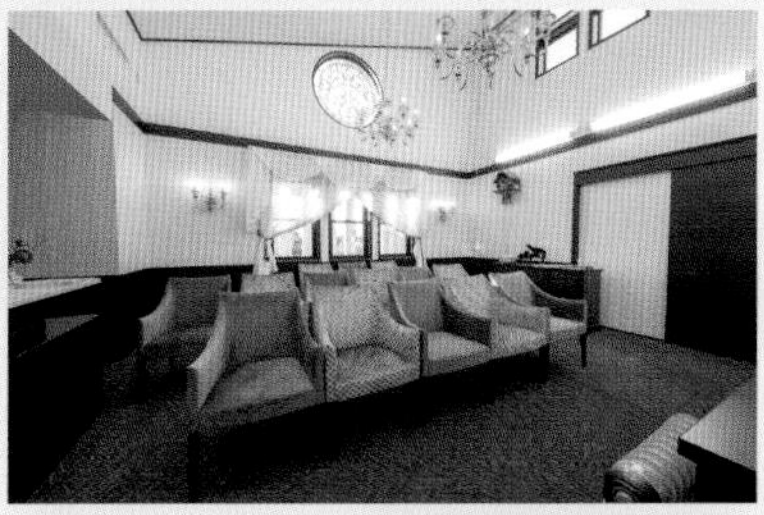

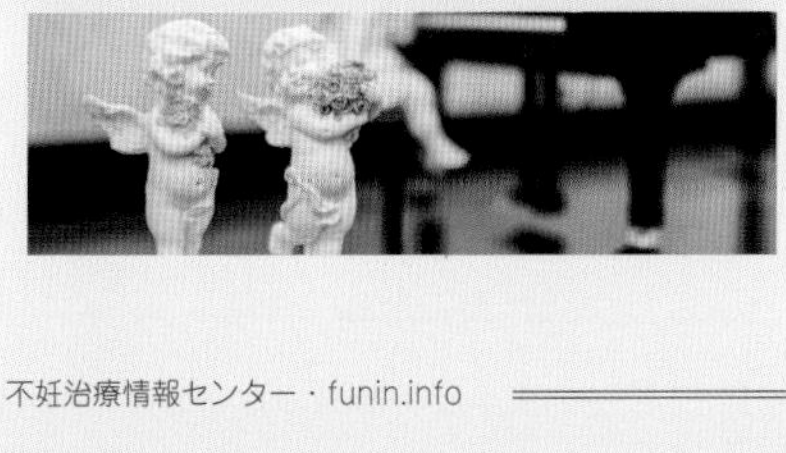

今年2月に渋谷に誕生！　新クリニックを取材

不妊治療と東洋医学で一人ひとりのからだと心に寄り添っていきます。

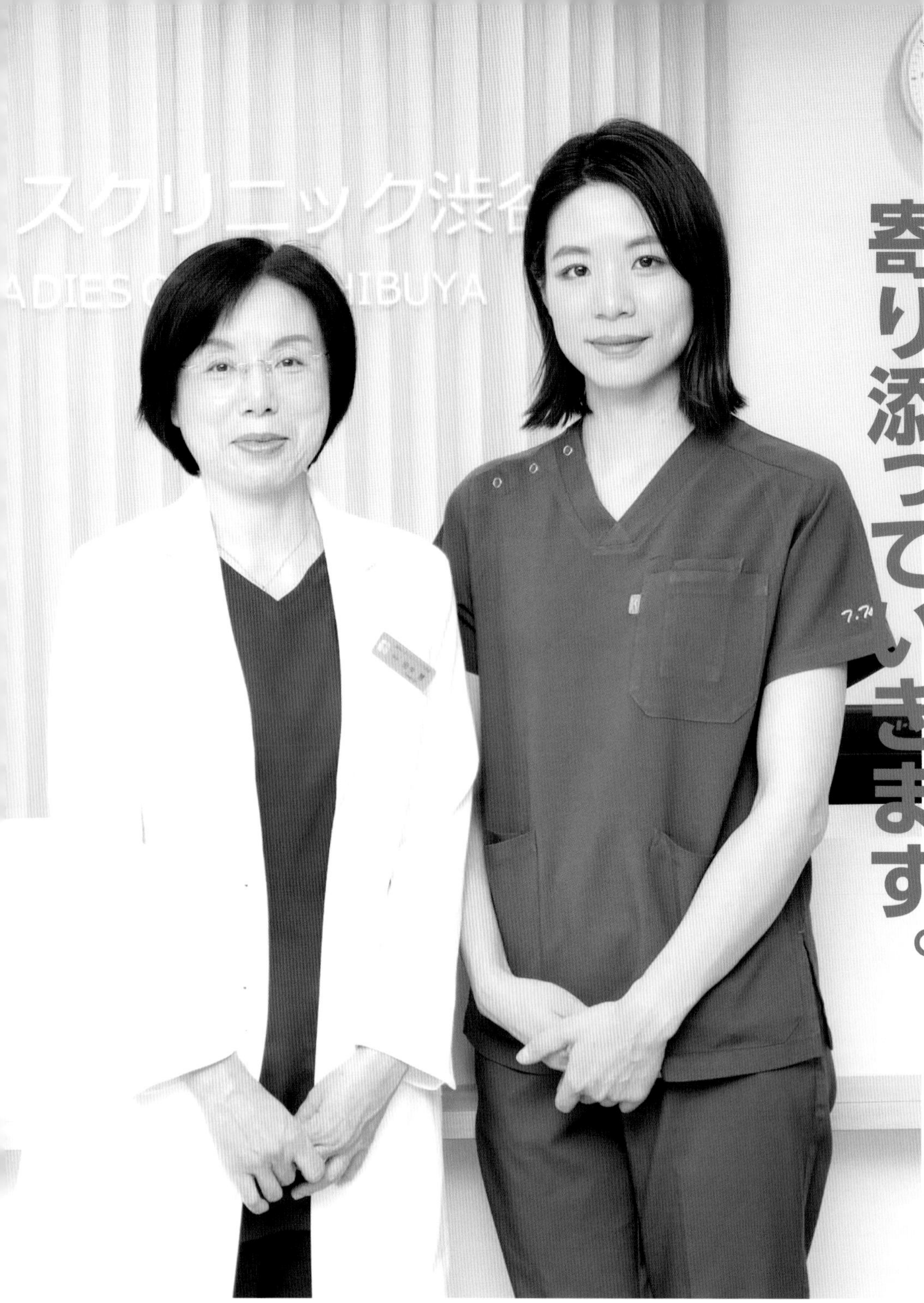

田中レディスクリニック渋谷

田中 慧 先生
田中 つるぎ 先生

Tanaka Kei
Tanaka Tsurugi

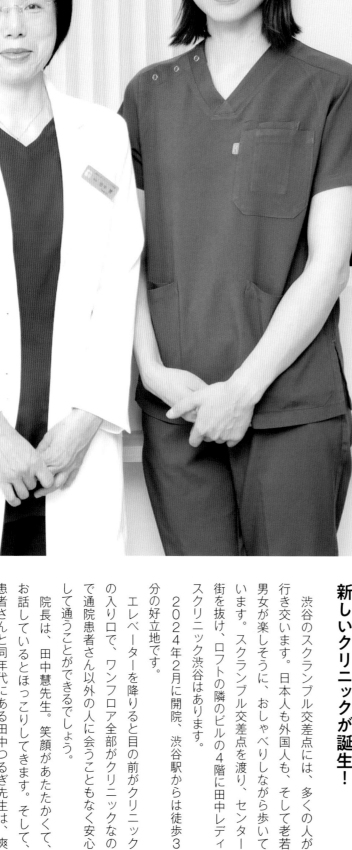

渋谷に新しいクリニックが誕生！

渋谷のスクランブル交差点には、多くの人が行き交います。日本人も外国人も、そして老若男女が楽しそうに、おしゃべりしながら歩いています。スクランブル交差点を渡り、センター街を抜け、ロフトの隣のビルの4階に田中レディスクリニック渋谷はあります。

２０２４年２月に開院、渋谷駅からは徒歩３分の好立地です。

エレベーターを降りると目の前がクリニックの入り口で、ワンフロア全部がクリニックなので通院患者さん以外の人に会うこともなく安心して通うことができるでしょう。

院長は、田中慧先生。笑顔があたたかくて、お話しているとほっこりしてきます。そして、患者さんと同年代にある田中つるぎ先生は、爽やかで、お話していると晴れやかな気持ちになります。

院内を紹介していただきながら、さらに詳しいお話をうかがっていきましょう。

赤ちゃんの産声と ママになりたい声

慧先生が、産婦人科の中でも生殖医療を専門にしたのはなぜですか。

私が産婦人科医になって、妊婦健診や出産に携わっていた頃に感じていたのは「なんて幸せなんだろう」ということでした。元気いっぱいに泣く生まれたばかりの赤ちゃん、その子を大事に抱くお母さん、そしてお父さんの幸せそうな姿を見て、私も幸せな気持ちになっていました。

けれど一方で、同じ産婦人科には赤ちゃんが授からなくて、悲しく、辛い思いをしているカップルもいました。

「赤ちゃんが生まれて、幸せになって欲しい」、その幸せに届くようにするには妊娠していただくことが大きな目標になります。私は、医師として、またひとりの女性として力になりたいと思い、生殖医療を専門にし、これまで約15年努めてきました。

私は、検査から一般不妊治療、体外受精などの生殖補助医療を通して、多くのカップルと出会い、治療をしてきました。

体外受精では2万周期以上を行い、これまでに３０００人以上の赤ちゃんが生まれています。

「お母さん、お父さんになって、幸せな時間を過ごしてるかな？」と思いながら、私も幸せを感じ、またその幸せが広がるように日々願い、またそれを決意に変えて、この度、渋谷に新たに開院しました。

赤ちゃんが生まれたら、おふたりには育児という大きな仕事がありますが、そこへ繋げられるようにするのが、不妊治療の目的、生殖医療専門医の務めだと考えています。

確かな知識と技術 そして、東洋医学で 患者さんのからだと 心に寄り添う

どのような診療をしていこうと考えていますか。

赤ちゃんを授かりたいと願うカップルに、これまで以上に寄り添った医療やケアしていきたいと考えています。クリニックは生まれたてですが、これまでに培ったキャリアは長く、知識も技術も経験も積んでいますので、心配があればぜひ相談にいらしてください。

通院されるカップルは、妊娠を望んで治療を受けにきているのですが、大切なのは身体に直接行う治療だけではありません。私は東洋医学にも力を入れ、気・血・水のどこに、どのような問題があるか、バランスはいいかなどを問診や顔色、体格、むくみなどから診ます。そして、その人にあった漢方を処方したり、鍼灸のご案内をしたり、日常生活のアドバイスなどをして、健康づくり、妊娠しやすい身体づくりのケアをしています。

赤ちゃんを授かるためには、赤ちゃんにつながる胚が重要ですが、赤ちゃんを育てる子宮、身体も同じように重要です。卵子や胚、赤ちゃんのどれもご自身の身

院内紹介

CHECK!

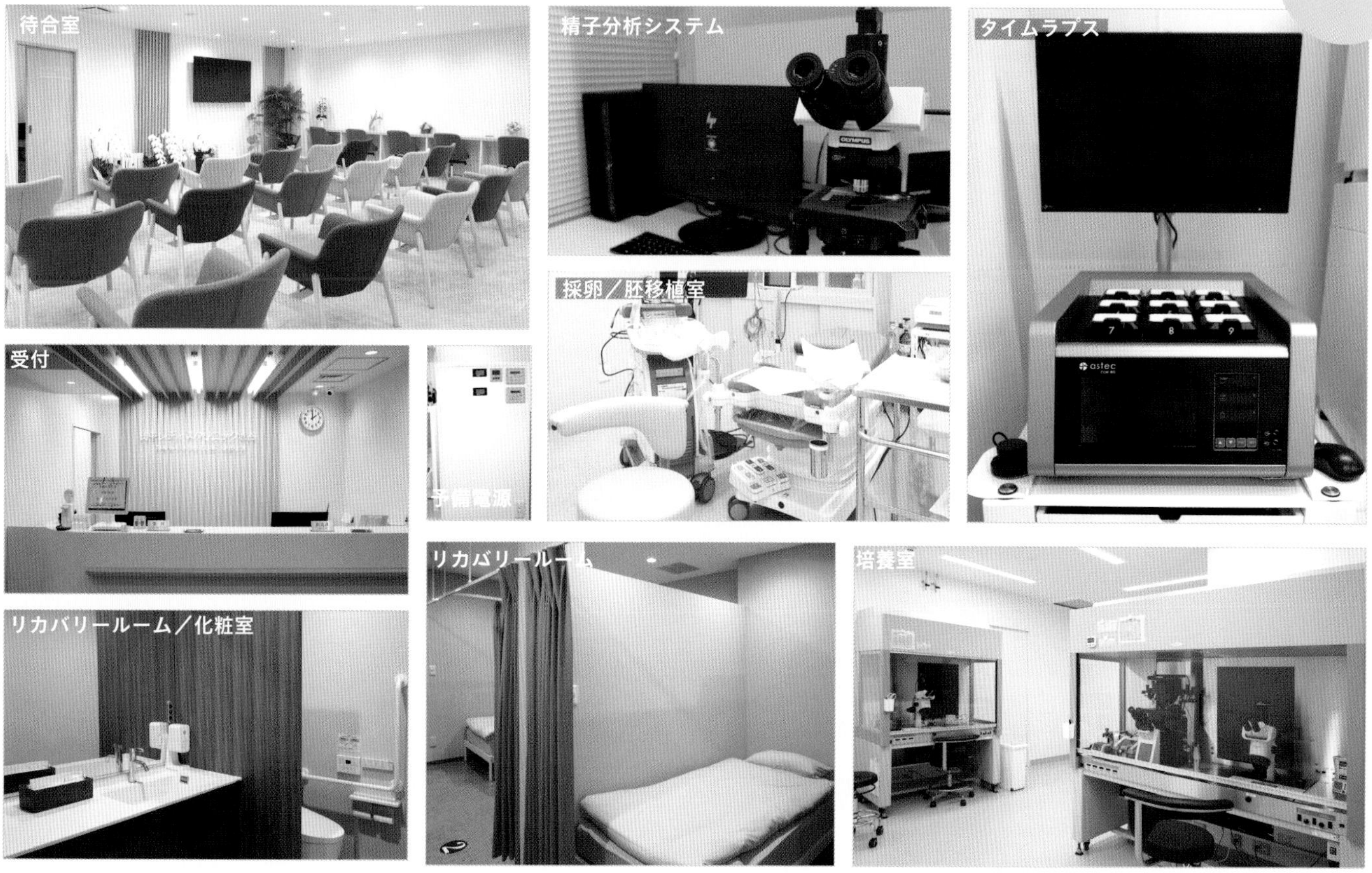

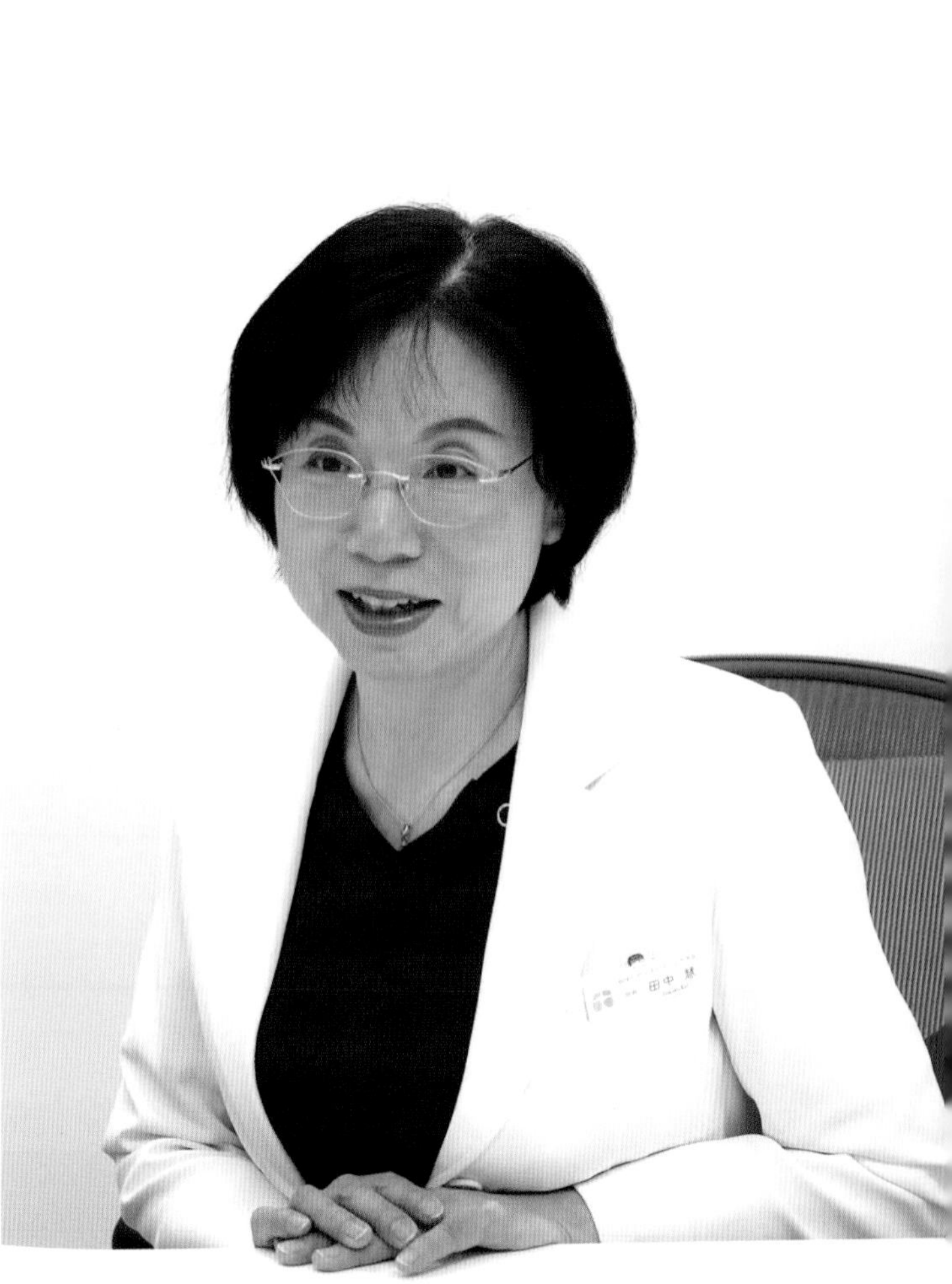

体で育むものですから、トータルで考えてサポートしていきます。

また、心の健康も大切です。不安や心配を抱えていると、それが身体に影響することもあります。困ったな、辛いなと思うことは、ぜひお話してください。

私たちは、一組ひと組のカップルが最短で妊娠できるよう、チーム医療で支えていきます。

―妊娠する力を最大限に

身体に寄り添うとは、どのような治療ですか。

女性は、だいたい月に一度月経がきます。排卵があって、月経がくる周期を繰り返しますが、多くの女性は自分で卵子を育てる力を持っています。体外受精治療周期では、多くの卵子を得るために多量の排卵誘発剤を用いる方法がありますが、身体への負担も大きくなります。卵巣が腫れて、腹水が溜まってしまう卵巣過剰刺激症候群（OHSS）を引き起こし、重篤になると入院が必要になったり、命に関わったりすることもあります。そうした負担やリスクは、治療中だけでなく妊娠後、出産後に影響するかもしれません。それは、患者さんに寄り添った治療とはいえません。

一人ひとりが持っている妊娠する力を東洋医学を併用しながら、最大限に引き出し、足りないところは薬や治療できちんと補って、最短で妊娠へ導くことが大切です。卵子を育てる力には個人差がありますので、その人に合った方法で治療を進めてまいります。

そのほかには、痛みの軽減も大切です。検査や内診、採卵手術などに用いる医療機器や針なども、痛みを最小限に抑えられるよう、工夫されたものを採用しています。

―妊娠を目指すこと 女性として健康であること

つるぎ先生は、どのような診療を目指していますか。

母の影響もあって産婦人科医になり、生殖医療についても、勉強し経験を積んできました。これからさらに！というところです。

赤ちゃんを授かりたいという気持ちは、とてもあたたかく、尊いものです。

ただ女性は、月経と長い付き合いをしなければなりません。月経痛や月経血量など「他の人と比べてどうなんだろう？」ということを、女性同士でもオープンに話す機会は多くないと思います。

しかし、誰が妊娠したとか、出産したとか、妊娠や出産に関することはさまざまな形で耳にします。それは人と比べようがあるので、なかには辛かったり、苦しかったりすることもあるでしょう。

そして、妊娠や出産する年齢の頃は、子宮内膜症や子宮筋腫などの病気を抱えている人も少なくありません。妊娠したいのに、それを病気が妨げているようなら、なんとかしなければと焦る気持ちにもなるでしょう。

そうなった時にはもちろんですが、そ

田中レディスクリニックの行う不妊治療

体と心に寄り添った治療

1人ひとりの妊娠する力を最大限に治療で補う
東洋医学も併用

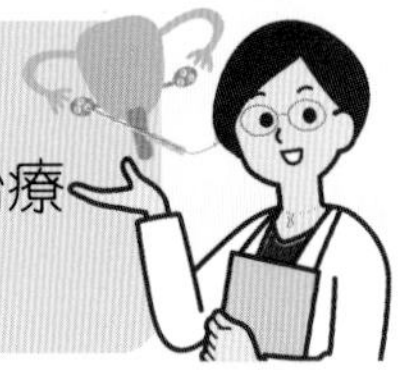

痛みの少ない治療

医療機器や針など、身体に直接触れる、使うものは痛みの少ないものを採用

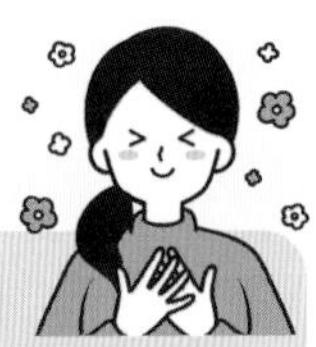

最短で妊娠

それぞれのカップルに適した治療を提供し、心と体を健康に保つこと

うでない場合でも、女性のライフバランスをより良いものにするためには、産婦人科医は不可欠だと考えています。

自分の体と向き合うこと、そして大切にすることが、初経から閉経まではもちろん、その後も女性として健康であるために重要ですので、それを支えられるように努めていきたいと考えています。

心配や不安なことがあったら、どんな小さなことでもいいのでお話にきてほしいと思います。それが、自分の生活を豊かに楽しくすることにつながっていくでしょう。

田中レディスクリニック渋谷のとくちょう

慧先生とつるぎ先生、クリニックを案内していただけますか。

私たちのクリニックは、渋谷駅から徒歩3分という好立地にあります。電車の乗り入れ線も多く、仕事を持ちながらの通院にも便利ではないかと思います。不妊治療は、卵胞のチェックなどで通院回数が多くなる時期があります。また体外受精では、採卵手術や胚移植後に仕事へ戻られる人もいますので、通院しやすい場所にクリニックがあるのは重要です。

そのほかでは、診療時間です。朝は8時半から、夜は7時まで受け付けています。仕事に行く前に少しの時間休をいただくとか、仕事が終わってからでも焦らずに通院できるように、と考えました。

仕事との両立でストレスを抱えることを少なくできるようにするのも大切なことだと考えています。

クリニック内は、白を基調としています。待合室は広く、椅子は1脚ずつですので、カップルでいらっしゃった際には、椅子をくっつけて仲良く座ってくださいね。カウンター席もありますので、思い思いに過ごしていただけたらと思います。

培養室は、最新の機器を揃えました。顕微鏡やタイムラプスインキューベーターなどはもちろん、24時間電源が供給できる非常用電源もあり、通常の胚発育から、もしもの時にはカップルの胚を守ります。

採卵手術後などに休んでいただくリカバリールームも、リラックスできるベッドがあり、お帰りの際には大きな鏡でメイクができるようにと化粧室にもこだわりました。

また、スタッフにも恵まれ、看護師、胚培養士、受付もベテラン揃いなので、安心して任せることができます。

今は、勉強会や説明会の準備もしています。体外受精などの説明会だけでなく、「これから妊活をしようかな」「妊活をはじめたばかりだけど、大丈夫かな」というカップルに向けた説明会にも力を入れていこうと考えていますので、クリニックのホームページなどでお知らせします。

まずは、あまり気負わずに、心配があれば一度、ご相談、お話にきてください。

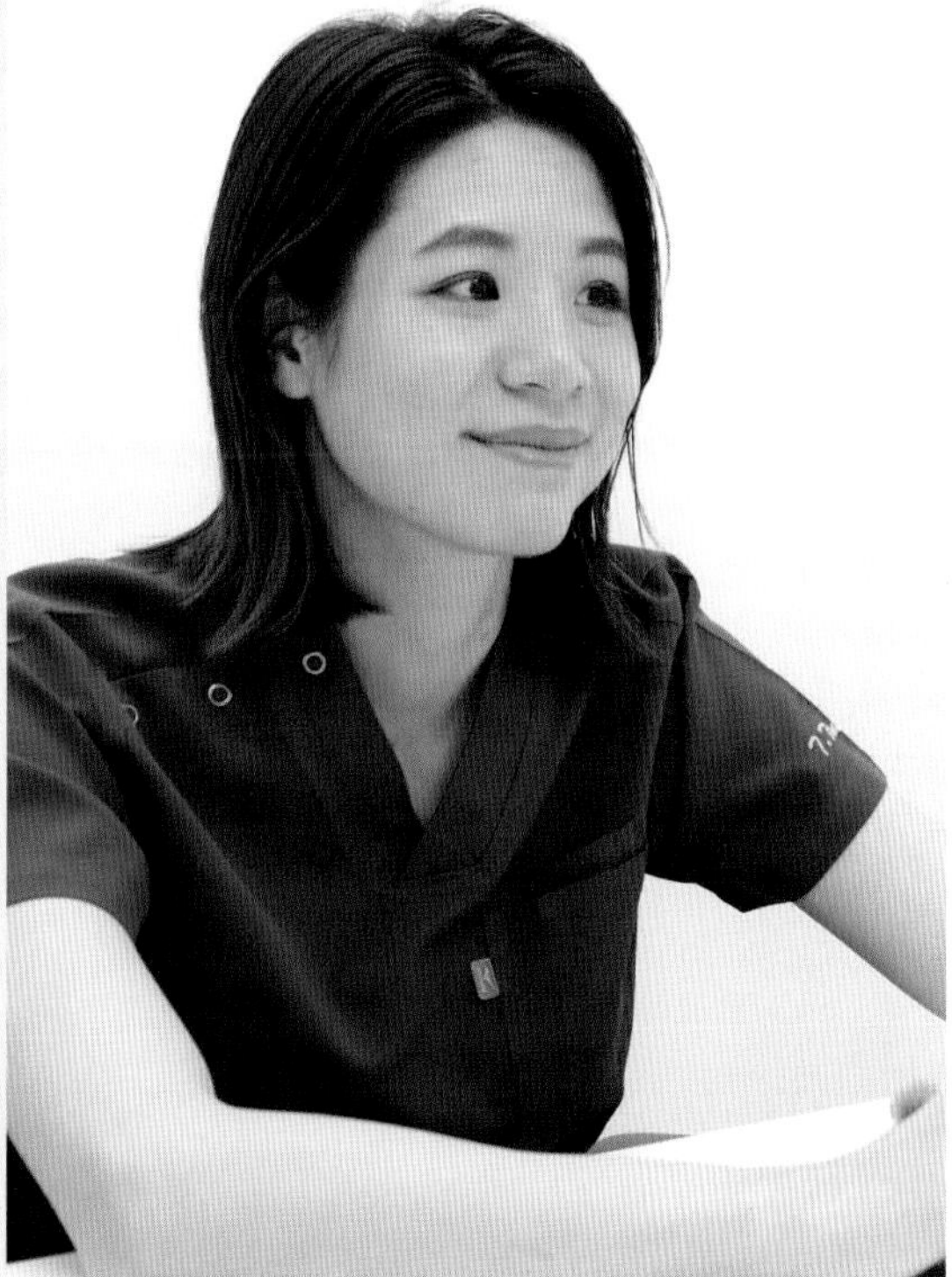

田中レディス
クリニック渋谷
TANAKA LADIES CLINIC SHIBUYA

田中レディスクリニック渋谷

渋谷区宇田川町 20-11 渋谷三葉ビル 4F
TEL : 03-5458-2117
https://tanakaladies.com/

主な検査や治療

- 体外受精／顕微授精
- タイムラプス胚培養
- 一般不妊治療
- 婦人科検診
- ブライダルチェック（カップル）

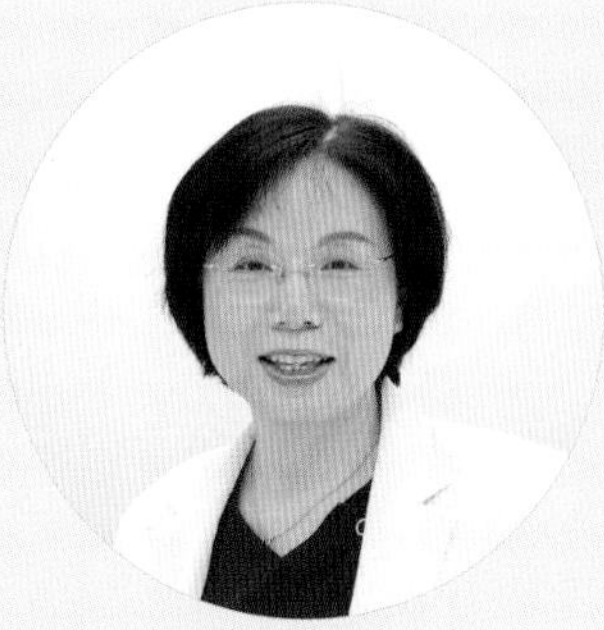

田中 慧 先生

資格
医学博士
日本産科婦人科学会 認定産婦人科専門医
日本生殖医学会 認定生殖医療専門医
日本東洋医学会 認定漢方専門医
日本人類遺伝学会 認定臨床遺伝専門医

1999年	東京大学大学院医学系研究科博士課程修了
2009年	東京大学医学部附属病院
2010年	日本赤十字社医療センター
2011年	東京北医療センター
2013年	加藤レディスクリニック
2024年	田中レディスクリニック渋谷開院

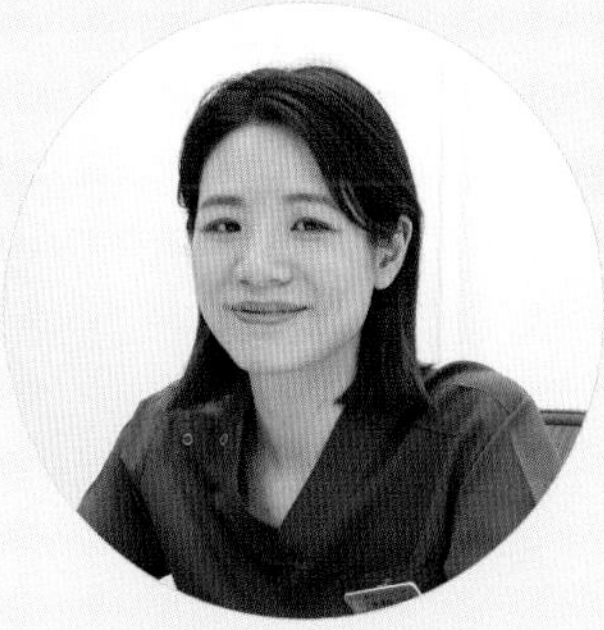

田中 つるぎ 先生

資格
日本専門医機構 認定産婦人科専門医

2016年	群馬大学医学部医学科　卒業
2016年	関東労災病院
2019年	東京大学医学部附属病院
2019年	山梨大学医学部附属病院
2020年	国立国際医療研究センター病院
2021年	東京大学大学院医学系研究科博士課程入学
2021年	松本レディースクリニック
2023年	フェニックスアートクリニック

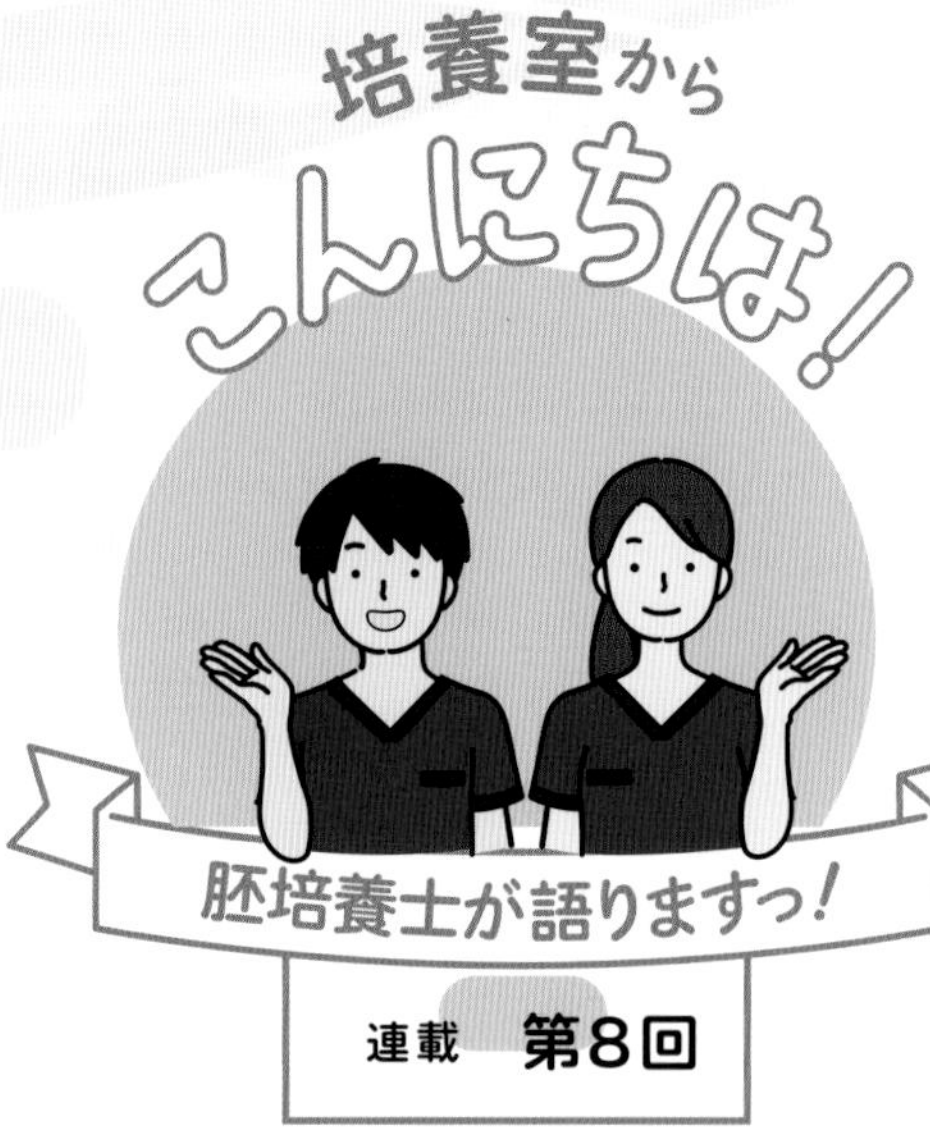

培養室から
こんにちは！
胚培養士が語りますっ！

連載　第8回

凍結融解後に収縮している胚盤胞は移植しても大丈夫??

不妊治療実施施設の心臓部、培養室からのメッセージ

胚培養士ぶらす室長／https://ebr-reference.com/

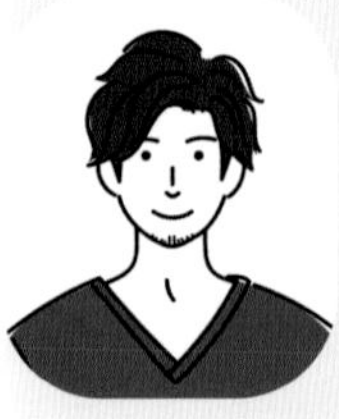

こんにちは！ぶらす室長です。

体外受精では、採卵してできた受精卵をそのまま移植する新鮮胚移植と、受精卵を一度凍結した後に、溶かしてから移植する凍結融解胚移植があります。国内では、新鮮胚移植よりも凍結融解胚移植の方が多く実施されており、特に着床１歩手前の受精卵である胚盤胞を用いた凍結融解胚移植が主流となっています。

私の運営しているX（旧Twitter）の質問箱でも、凍結融解胚移植に関するご質問をたくさん頂きます。中でも、「融解後の胚盤胞が収縮していたのですが、大丈夫なのでしょうか？」というご質問が非常に多く寄せられます。

今回は、この疑問に関して解説していきます。

胚盤胞は収縮と拡張を繰り返す

胚盤胞には、胞胚腔と呼ばれる液が貯まる構造物があります。この中に徐々に液が貯まっていく事で胚盤胞は拡張して大きくなっていき、最終的には透明帯を破って、中の細胞が外に出る孵化が起き、細胞部分だけが着床します。

しかし、拡張途中に細胞同士の接着が壊れて中の液が外に出てしまい、収縮してしまう胚盤胞もあります。ただ、そのような胚盤胞であっても、また細胞同士の接着を復活させ、あらためて胞胚腔液を貯め直して拡張しようと試みることが知られています。そのまま拡張できずにダメになってしまう胚盤胞もあるのですが、復活して良いグレードの胚盤胞に発育することもあります。

この胚盤胞の自発的な収縮の動きと妊娠率は関連性があり、収縮がない胚盤胞や収縮回数が少ない胚盤胞は妊娠率が高い事が報告されています。※引用1

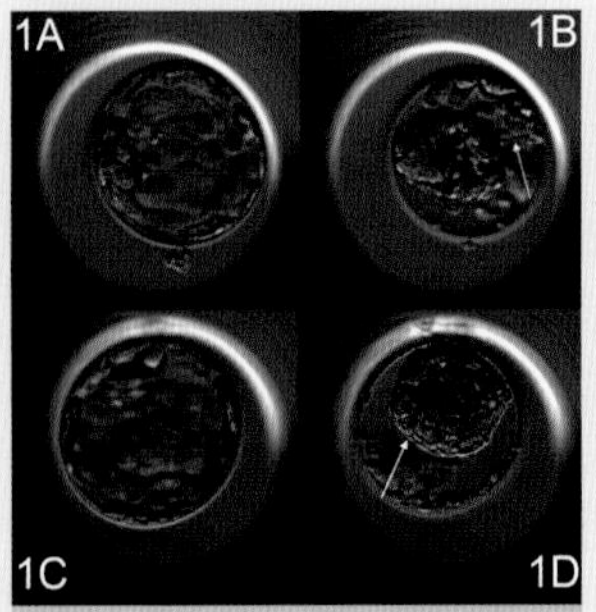

Figure 1. 1a-1b, 1c-1d: Time-lapse monitoring of cultured human blastocyst. Arrow shows a collapse event (volume reductions more than 50%).

1A：1Bに収縮する前　1C：1Dに収縮する前
1B：1Aから収縮　1D：1Cから収縮

まとめると、胚盤胞の自発的な収縮は、良い影響とは言えないということですね。

凍結融解操作によって胚盤胞は収縮するの？

現在、多くの施設で実施されている胚や卵子を凍結する方法は、ガラス化凍結法（vitrification）という方法です。胚をそのまま冷凍庫で凍らすと、当然ながら溶かした時に死んでしまいます。これは、細胞の中の水分が氷となる性質が関わっています。水は凍ると氷の結晶（氷晶）となりますが、この結晶はギザギザしており、このギザギザが、結果的に細胞を壊してしまうからです。日常の例で言うと、冷凍したお肉を溶かすと、赤い液体が出てくると思います。これは細胞が壊れて、液体としてお肉から流れ出てきてしまっているのです。

そこで、ガラス化凍結法では、胚の細胞内の水分を浸透圧（濃い液体を薄める作用）の差によって脱水し、凍結保護液に入れ替えるという作業が行われます。

これにより、細胞の中に氷の結晶はできず、胚は凍結融解を行ってもほとんどの場合死んでしまうことがなくなりました。

胚盤胞の凍結には、さらに気をつけなければいけない事があります。胞胚腔内の液の主成分も水です。つまり、凍結する時には、細胞内だけでなく胞胚腔液も水も取り除いてあげないと、氷晶が形成されてしまって融解時に胚が死んでしまいます。胞胚腔液を脱水するということは、胚盤胞が「収縮」することを意味します。凍結操作では、人為的に胚盤胞を収縮させる操作が必要ということですね。その後、胞胚腔の中の液も凍結保護液に入れ替わる事で再び収縮から回復し、その後、液体窒素によって急速に冷却され凍結されます。

凍結保護液は毒性があり、胚盤胞（細胞）にとって有害です。融解の時には、浸透圧の差を利用して、中に入っている凍結液を外に出す作業が行われます。

このように、凍結融解操作によって胚盤胞は「収縮」と「拡張」を何度か繰り返すことになります。融解直後に胚盤胞が収縮している事はよくありますが、ほとんどの胚は移植前に回復します。しかし、中には回復しないまま移植を迎える胚盤胞もあります。

その影響について、論文を見ながら解説していきましょう。

融解後～胚移植までに回復しない胚盤胞の影響

結論から言うと「融解後に回復しなかった胚盤胞の移植は、臨床成績が低下する」可能性が高いです。融解後に収縮して回復しなかった胚盤胞と、回復した胚盤胞の臨床成績を比較した論文をレビューしていきましょう。これは、国内から発表され

凍結・融解のしくみ

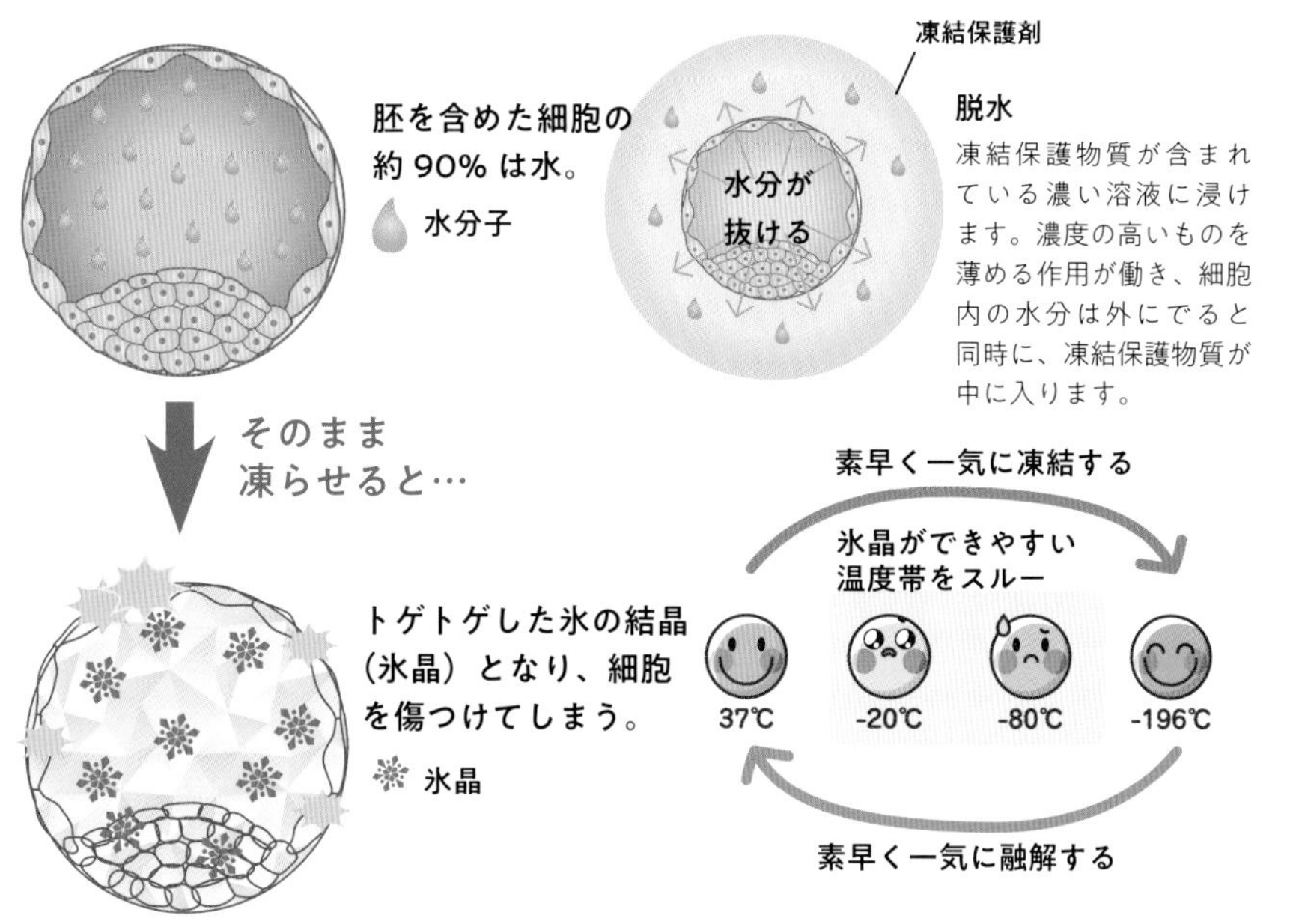

た論文になります。※引用2

データを簡単に解説すると、母体の年齢とBMIが高く、AMH値が低い方では、胚盤胞が収縮したままのことが多い傾向にありました。また、収縮したまま移植された胚は、しっかりと拡張して移植した胚に比べて20％妊娠率が低下し、出生率では10％低下しています。

まとめ

胚盤胞が収縮したまま移植を行うと、成績が良くない可能性があることや、胚盤胞のグレード（4AA、3BBなど）の良し悪しに関係なく、回復してこない拡張してこない胚盤胞の成績は低下することもわかりました。

Fig. 1　凍結融解胚盤胞移植を実施した1331周期で、回復がしっかり行われた胚と行われていない胚を比較したデータ行われた胚と行われていない胚を比較したデータ

From: Effect of blastocyst shrinkage on assisted reproductive outcomes: a retrospective cohort study describing a new morphological evaluation of blastocyst pre-vitrification and post-warming

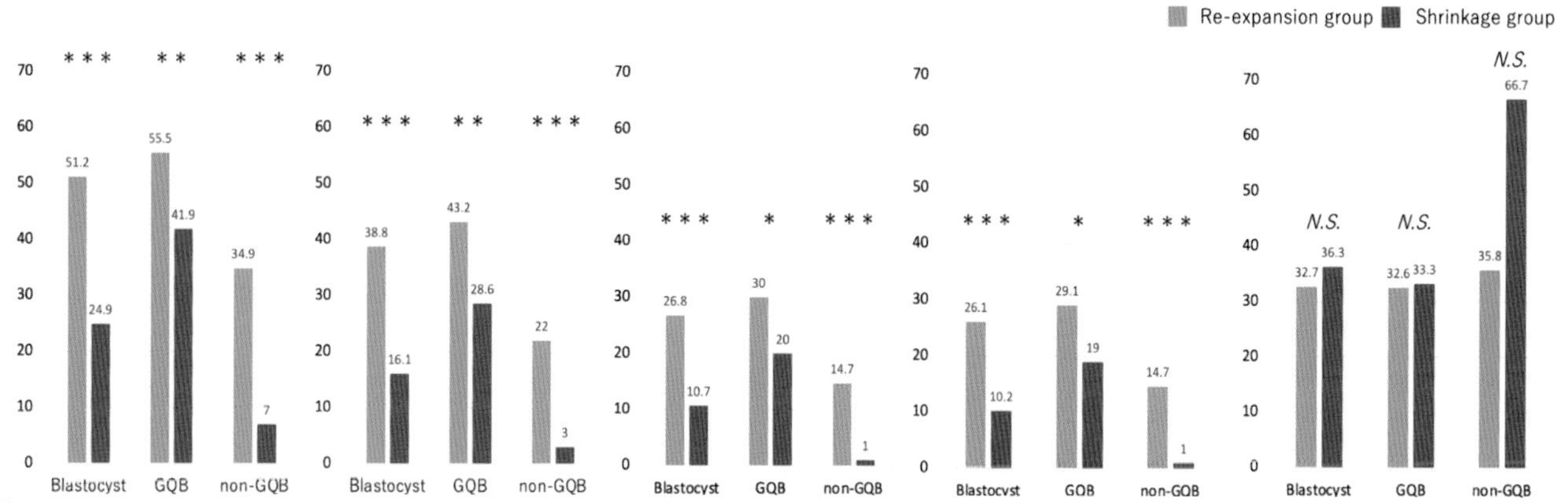

引用

※1　Sciorio R, Thong KJ, Pickering SJ. Spontaneous blastocyst collapse as an embryo marker of low pregnancy outcome: A Time-Lapse study. JBRA Assist Reprod. 2020 Jan 30;24(1):34-40. doi: 10.5935/1518-0557.20190044. PMID: 31397550; PMCID: PMC6993169.

※2　Ito A, Katagiri Y, Oigawa S, Amano K, Ichizawa K, Tokuda Y, Unagami M, Yoneyama M, Tsuchiya T, Sekiguchi M, Furui M, Nakaoka K, Umemura N, Hayashi Y, Tamaki Y, Nagao K, Nakata M. Effect of blastocyst shrinkage on assisted reproductive outcomes: a retrospective cohort study describing a new morphological evaluation of blastocyst pre-vitrification and post-warming. J Ovarian Res. 2023 Sep 14;16(1):192. doi: 10.1186/s13048-023-01276-1. PMID: 37710287; PMCID: PMC10503151.

胚盤胞がしっかりと回復してこない理由としては、凍結融解操作で致命的なダメージを受けた事、そもそも凍結した胚盤胞の質が悪かった事、などが考えられます。胚の質については、ご紹介した論文でも考察されており、しっかりと回復が行われない胚盤胞の特徴として、グレードの低い胚である事、母体年齢が35歳以上である事、6日目で凍結した胚盤胞である事が述べられています。また、他の論文で拡張率が低い胚盤胞は染色体異常胚の割合が多いことも報告されています。

つまり、凍結融解後に再拡張できなかった胚盤胞は、「グレードの低い胚盤胞である場合が多い」と考えられます。ただ、収縮していても胚盤胞が変性しておらず、さらには出産例があることも考えると「移植をキャンセルする」という選択肢を選ぶべきかは難しいところなので、各クリニック、病院様に直接聞いていただくのが良いでしょう。

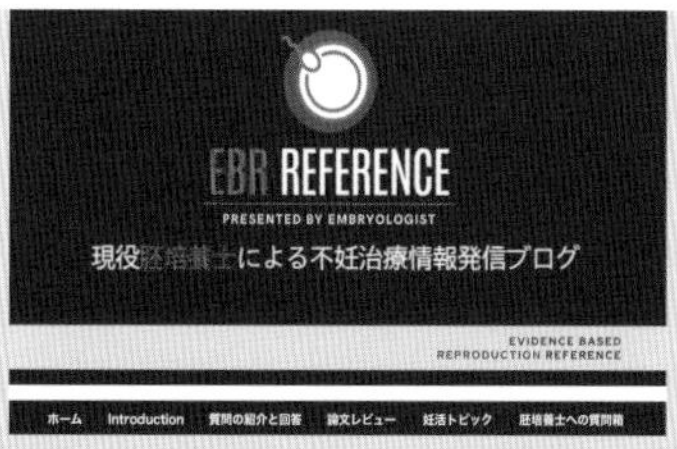

農学部出身。学位取得後、クリニックにて胚培養士として10年以上勤務。2020年から「胚培養士ぶらす室長」アカウントを開設し、活動開始。
2023年現在フォロワー数8000人以上。
noteのメンバーシップ登録者数50人以上。

このコーナーでは、全国の不妊治療・体外受精専門クリニックで行われている勉強会や説明会の情報を紹介しています。

あなたの今後の治療にお役立ち！

SEMINAR INFORMATION

病院やクリニックで行われている勉強会・説明会では、医師が日頃から患者さんに伝えたい治療方針や内容など、とても丁寧に、正確で最新、最適な情報を提供しています。病院選びをするときには、いくつかの勉強会に参加してみるのがおススメです。自分たち夫婦に合った医師選び、病院選びがきっとできるでしょう。

ぜひ、ふたり一緒に参加してみてくださいね！（P.103 の全国の不妊治療病院＆クリニックも、ぜひご活用ください）

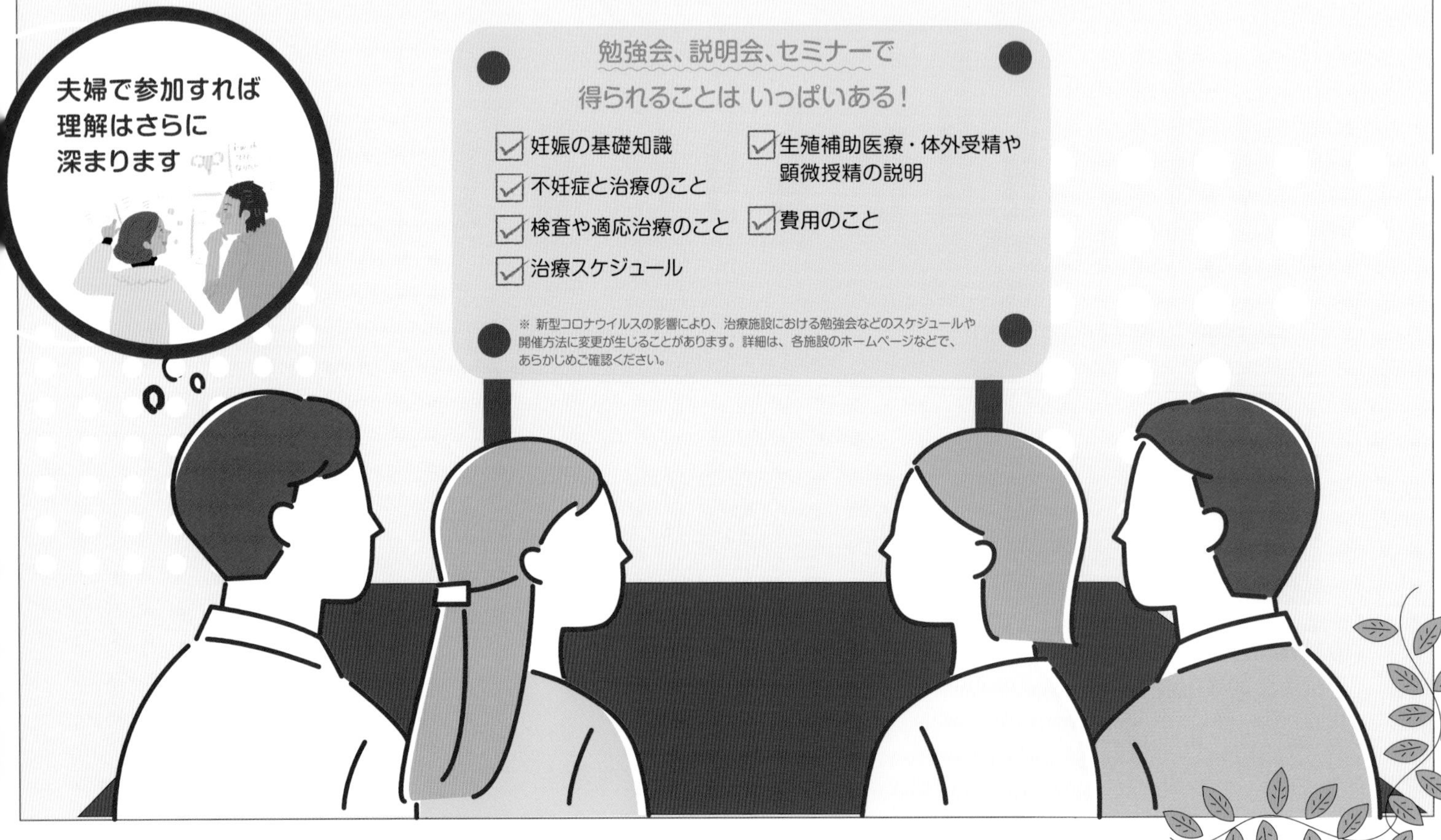
夫婦で参加すれば
理解はさらに
深まります
勉強会、説明会、セミナーで
得られることは いっぱいある！
妊娠の基礎知識
不妊症と治療のこと
検査や適応治療のこと
治療スケジュール
生殖補助医療・体外受精や
顕微授精の説明
費用のこと
※ 新型コロナウイルスの影響により、治療施設における勉強会などのスケジュールや
開催方法に変更が生じることがあります。詳細は、各施設のホームページなどで、
あらかじめご確認ください。

Tokyo　Access　JR 品川駅高輪口 徒歩5分

京野アートクリニック高輪

https://ivf-kyono.com

東京都港区高輪 3-13-1 高輪コート 5F
TEL : 03-6408-4124

参加予約▶ ホームページの申込みフォームより

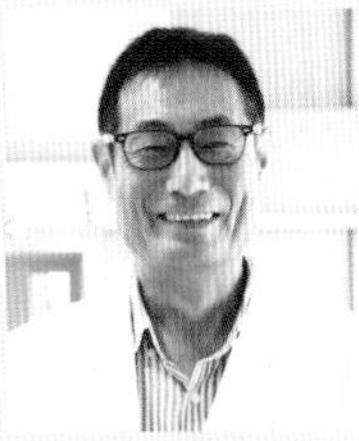

京野 廣一 医師

- ■名称…………ARTセミナー
- ■日程…………月1回（土曜）
- ■開催場所……オンライン
- ■予約…………必要
- ■参加費用……無料
- ■参加…………他院の患者様OK
- ■個別相談……無し

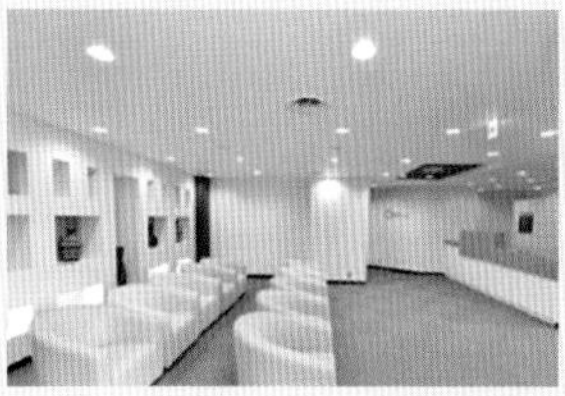

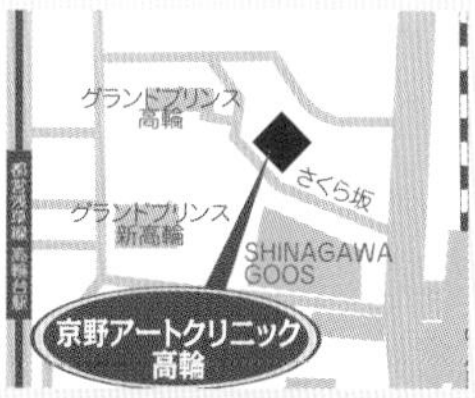

● 当院の妊活セミナーは、不妊治療の全般（一般不妊治療から高度生殖医療まで）について、また、無精子症も含めた男性不妊、卵管鏡下卵管形成術、未熟卵体外成熟培養など、当院の治療方法・方針をご説明いたします。新型コロナウィルスの感染状況を鑑みて、オンラインにて開催しています。

Tokyo　Access　JR、京王、東急、東京メトロ　各線、渋谷駅 徒歩３分

田中レディスクリニック渋谷

https://tanakaladies.com/

渋谷区宇田川町 20-11　渋谷三葉ビル 4F
TEL : 03-5458-2117

参加予約▶ TEL : 03-5458-2117

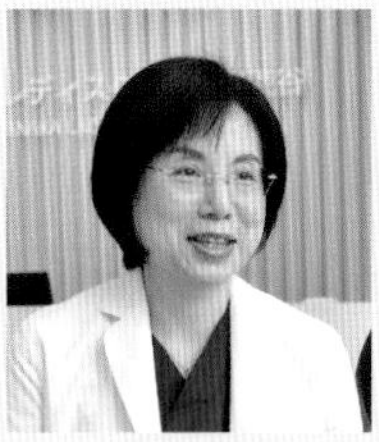

田中 慧 医師

- ■名称…………不妊治療セミナー（これから治療を始める方へ）
- ■日程…………毎月１回
- ■開催場所……クリニック内
- ■予約…………必要
- ■参加費用……無料
- ■参加…………他院の患者様OK
- ■個別相談……有り

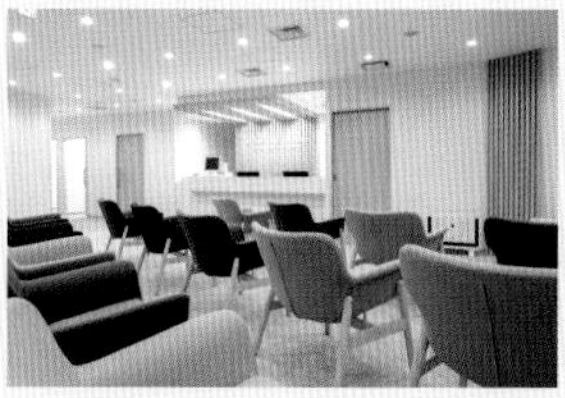

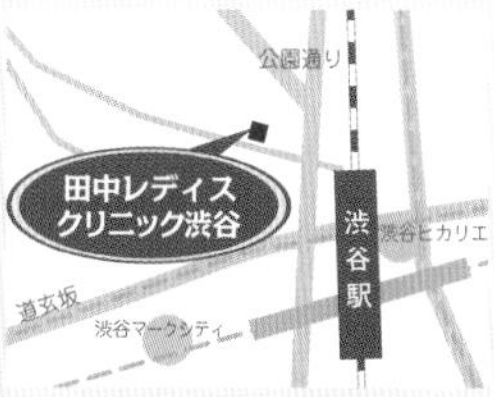

● 当院ではこれから妊活を始める方や、不妊治療をお考えの方に向けたセミナーを毎月開催しております。そもそも不妊症とは？ 不妊治療とは？ 正しい知識を知り、不安やお悩みを解消していただく機会になります。ぜひご夫婦でご参加ください。

Tokyo　Access　JR、都営大江戸線　代々木駅 徒歩5分、JR 千駄ヶ谷駅 徒歩5分、副都心線 北参道駅 徒歩5分

はらメディカルクリニック

https://www.haramedical.or.jp/support/briefing

東京都渋谷区千駄ヶ谷 5-8-10
TEL : 03-3356-4211

参加予約▶ ホームページの申込みフォームより

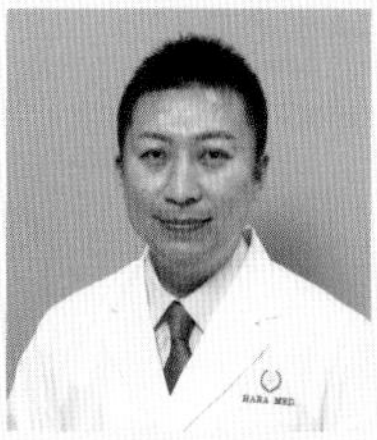

宮﨑 薫 医師

- ■名称…………体外受精説明会
- ■日程…………1ヶ月に1回
- ■開催場所……SYD ホール又は動画配信
- ■予約…………必要
- ■参加費用……無料
- ■参加…………他院の患者様OK
- ■個別相談……有り

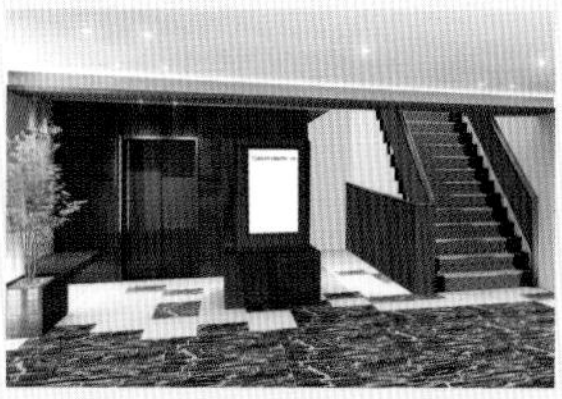

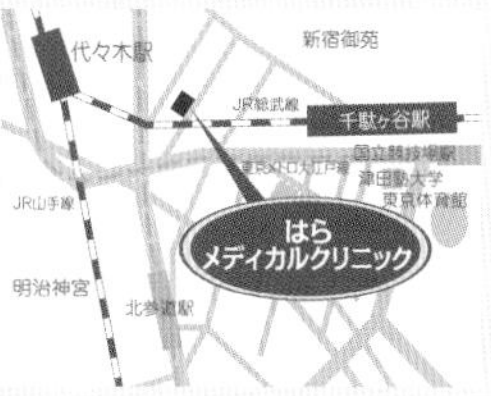

● 説明会・勉強会：はらメディカルクリニックでは、①体外受精説明会／月１回　②不妊治療の終活を一緒に考える会／年１回
③卵子凍結説明会／月１回を開催しています。
それぞれの開催日程やお申込は HP をご覧ください。

Tokyo　Access　東急東横線・大井町線 自由が丘駅 徒歩30秒

峯レディースクリニック

東京都目黒区自由が丘 2-10-4 ミルシェ自由が丘 4F
TEL : 03-5731-8161

https://www.mine-lc.jp/

お問合せ▶　TEL : 03-5731-8161

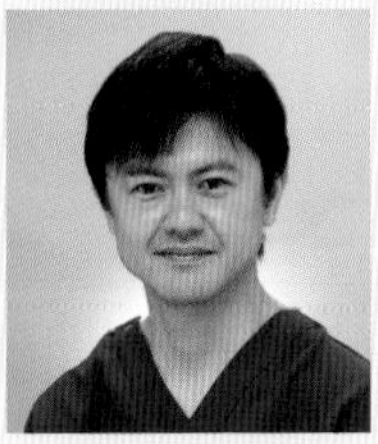

峯 克也 医師

■名称…………体外受精動画説明（web）
■日程…………web 閲覧のため随時
■予約…………不要
■参加費用……無料
■参加…………当院通院中の方
■個別相談……オンラインによる体外受精の個別相談説明も行っております。（有料）

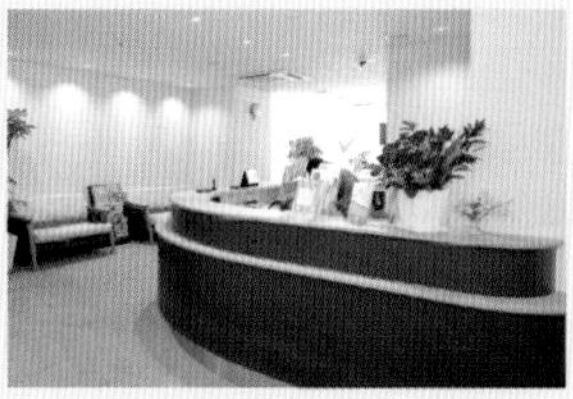

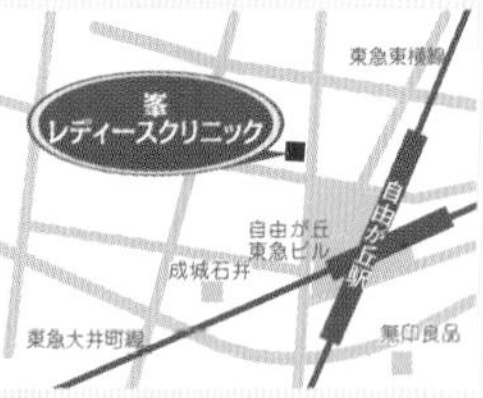

● 当院での体外受精の治療方法やスケジュールを分かりやすく動画で説明します。
体外受精をお考えのご夫婦。体外受精について知りたいご夫婦。ぜひ、ご夫婦でご覧ください。
※プライバシーの保護と新型コロナウイルス感染対策のため、動画での説明会を実施しています。ご希望の方は診察時に医師にお申し出ください。資料をお渡しします。

Tokyo　Access　東急田園都市線 三軒茶屋駅 徒歩3分、東急世田谷線 三軒茶屋駅 徒歩4分

三軒茶屋ウィメンズクリニック

東京都世田谷区太子堂1-12-34- 2F
TEL: 03-5779-7155

https://www.sangenjaya-wcl.com

参加予約▶　TEL : 03-5779-7155

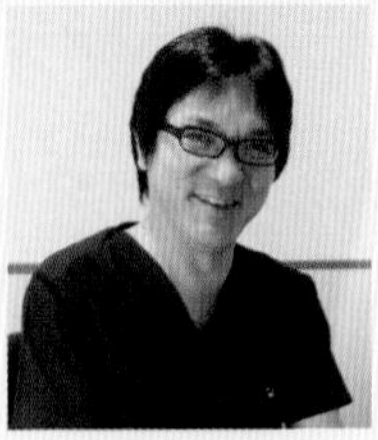

保坂 猛 医師

■名称…………体外受精勉強会
■日程…………毎月開催
■開催場所……クリニック内
■予約…………必要
■参加費用……無料
■参加…………他院の患者様OK
■個別相談……有り

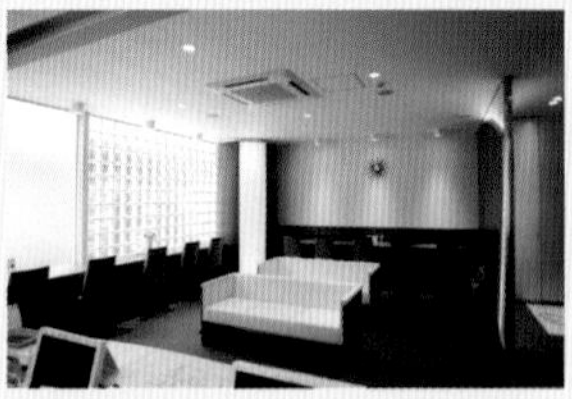

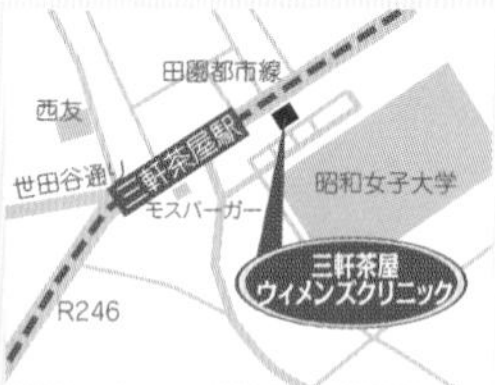

● 体外受精説明会をはじめ、胚培養士や不妊症認定看護師による相談会なども実施しております。
また、妊活セミナーも随時実施しておりますので、詳しくはホームページをご覧ください。

Tokyo　Access　JR・京王線・小田急線 新宿駅東口 徒歩1分、都営地下鉄・丸ノ内線 新宿、新宿３丁目駅直結

にしたん ART クリニック 新宿院

東京都新宿区新宿 3-25-1 ヒューリック新宿ビル 10F
TEL: 0120-542-202

https://nishitan-art.jp/branch/shinjuku/

参加予約▶　ホームページの WEB 予約より

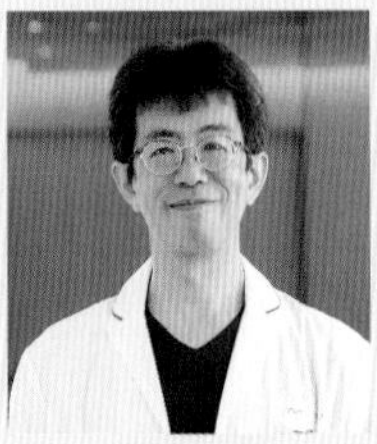

松原 直樹 医師

■名称…………見学会
■日程…………随時
■開催場所……クリニック内
■予約…………必要
■参加費用……無料
■参加…………他院の患者さま OK
■個別相談……有り

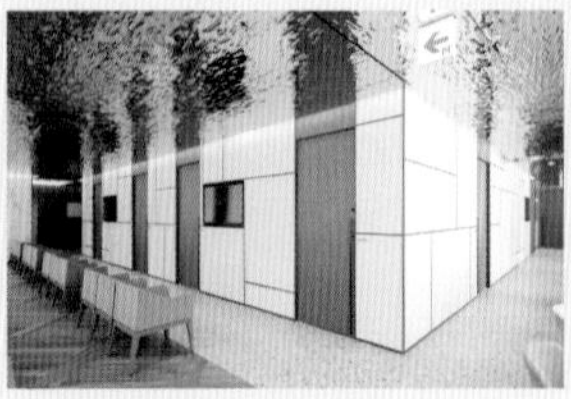

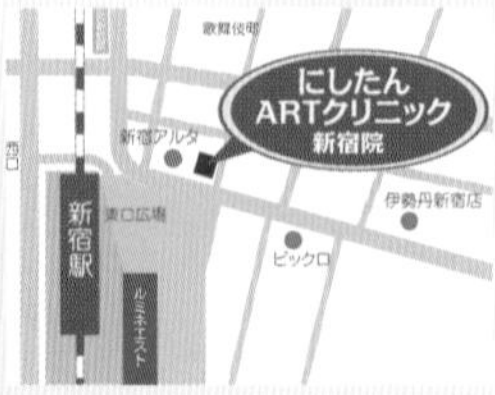

●当院では、クリニックの特長を知っていただけるよう、ラグジュアリーな内装、見える化された培養室、駅直結というアクセスの良さを皆さまに実感していただける見学会を、最短15分で行っております。治療をご検討されている方はもちろん、雰囲気が知りたいという方の参加も大歓迎。お気軽にご参加ください。

Tokyo　Access　東京メトロ丸ノ内線　西新宿駅2番出口 徒歩3分、都営大江戸線　都庁前駅 C 8番出口より徒歩3分、JR 新宿駅西口 徒歩 10 分

Shinjuku ART Clinic

https://www.shinjukuart.com/sac_session/

東京都新宿区西新宿 6-8-1　住友不動産新宿オークタワー 3F
TEL : 03-5324-5577

参加予約▶　ホームページの申込みページより

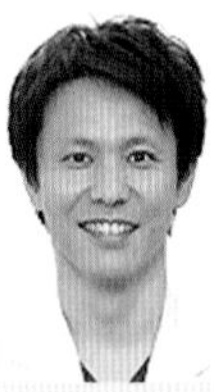

阿部 崇 医師

- ■名称…………個別相談会・WEB 治療説明会
- ■日程…………土曜日・クリニック内
- ■予約…………必要
- ■参加費用……無料
- ■参加…………他院の患者様OK
- ■個別相談……有り
- ■オンラインカウンセリング…有り

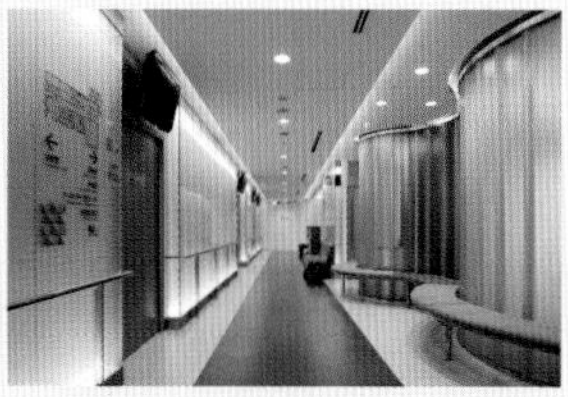

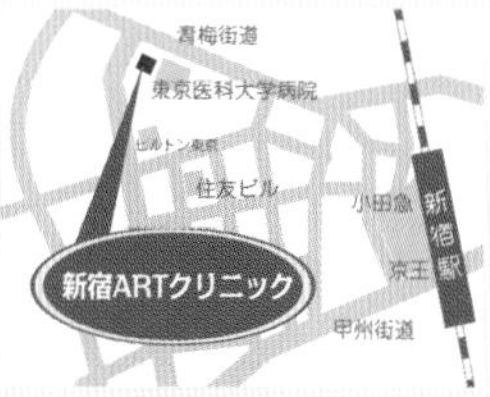

●個別相談会では、一般不妊治療から体外受精・顕微授精や卵子凍結、当院の自然低刺激周期治療や検査に関する質問や不安な点などをご相談していただけます。サイトから登録後、説明会受付を行ってください。また、当院の体外受精を中心とした治療方法・方針をわかりやすくご説明した、WEB 動画説明会もあります。ご視聴には、ID・パスワードが必要となります。まずはご希望の旨をメールでお送りください。

Tokyo　Access　JR・丸ノ内線・有楽町線・副都心線・東武東上線・西武池袋線 池袋駅 東口北 徒歩3分

松本レディース IVF クリニック

https://www.matsumoto-ladies.com

東京都豊島区東池袋 1-13-6 ロクマルゲートビル IKEBUKURO 5F・6F
TEL : 03-5958-5633

参加予約▶　TEL : 03-5958-5633

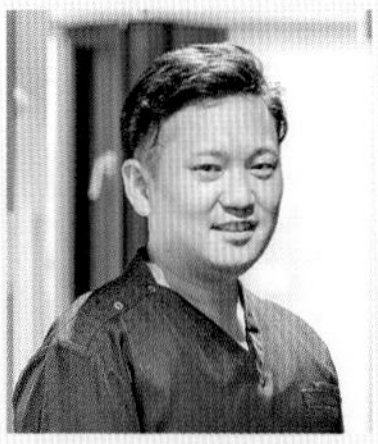

松本 玲央奈 医師

- ■名称…………オンライン教室
- ■日程…………不定期
- ■開催場所……オンライン教室
- ■予約…………必要
- ■参加費用……無料
- ■参加…………他院の患者様OK
- ■個別相談……有り

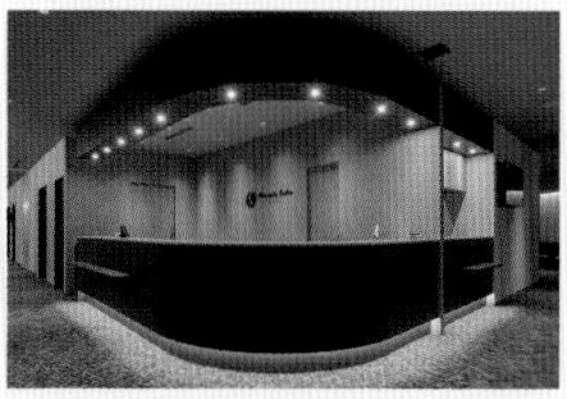

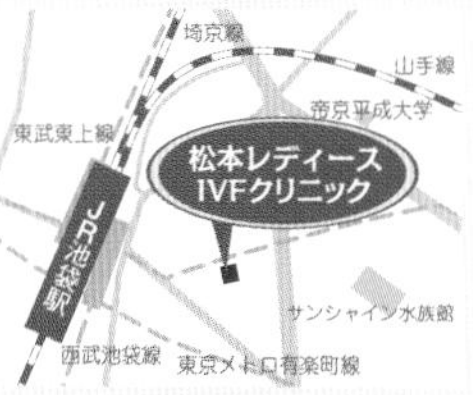

●妊活には興味があるけど、不妊クリニックに受診するべきなのかどうか不安な方、まずは知識を得たい方など、気軽にご連絡ください。最新鋭の機器、日本トップレベルのドクターがそろっています。
日程・場所に関すること、また、オンライン教室など、当院のホームページをご確認ください。

Kanagawa　Access　みなとみらい線 みなとみらい駅 4番出口すぐ

みなとみらい夢クリニック

https://mm-yumeclinic.com/session/

神奈川県横浜市西区みなとみらい3-6-3 MMパークビル2F・3F(受付)
TEL : 045-228-3131

参加予約▶　ホームページの申込みフォームより

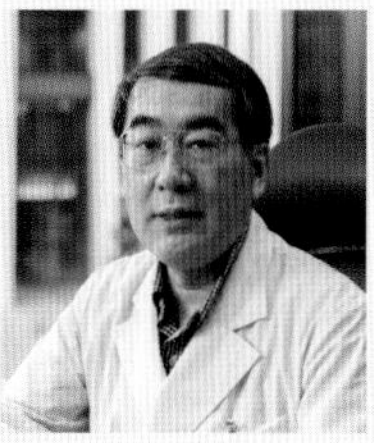

貝嶋 弘恒 医師

- ■名称…………不妊治療セミナー
- ■日程…………各月定期開催※
- ■開催場所……MMパークビル 2F
- ■予約…………必要
- ■参加費用……無料
- ■参加…………他院の患者様OK
- ■個別相談……有り

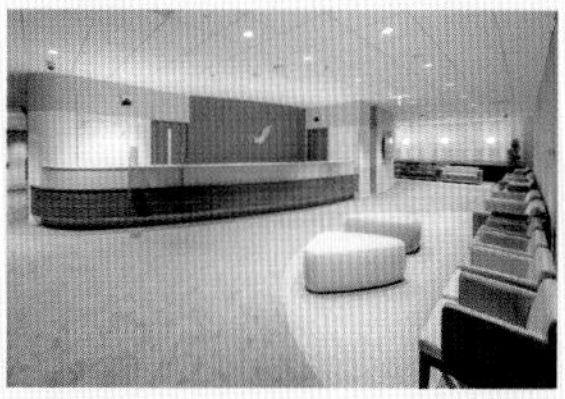

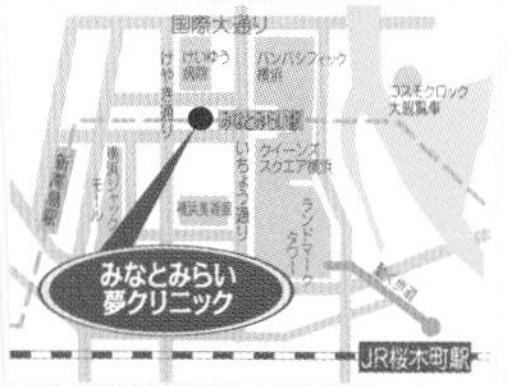

●一般の方（現在不妊症でお悩みの方、不妊治療中の方）向けセミナーを開催しております。 当院の体外受精を中心とした治療方法・方針（保険・自費での治療含む）をスライドやアニメーションを使ってわかりやすく説明し、終了後は個別に質問にもお答えしております。※セミナー（録画）はウェブよりいつでもご覧いただけます。詳細はホームページよりご確認下さい。

Kanagawa　Access　JR 関内駅北口 徒歩 5 分、横浜市営地下鉄 関内駅9番出口 徒歩2分、みなとみらい線 馬車道駅 徒歩2分

馬車道レディスクリニック

https://www.bashamichi-lc.com

神奈川県横浜市中区相生町 4-65-3 馬車道メディカルスクエア 5F

TEL: 045-228-1680

参加予約▶　TEL : 045-228-1680

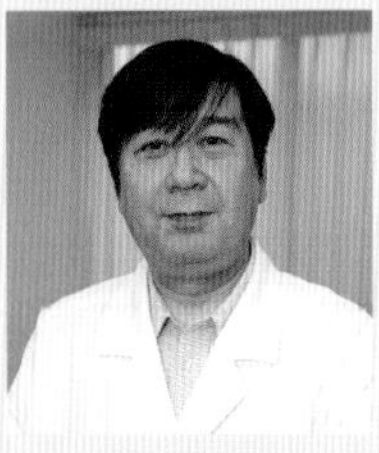

池永 秀幸 医師

- ■名称…………不妊学級
- ■日程…………WEB でいつでも
- ■開催場所……オンライン
- ■予約…………不要
- ■参加費用……無料
- ■参加…………他院の患者様OK
- ■個別相談……有り

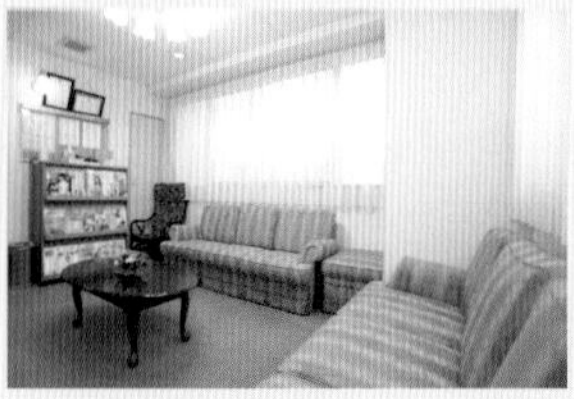

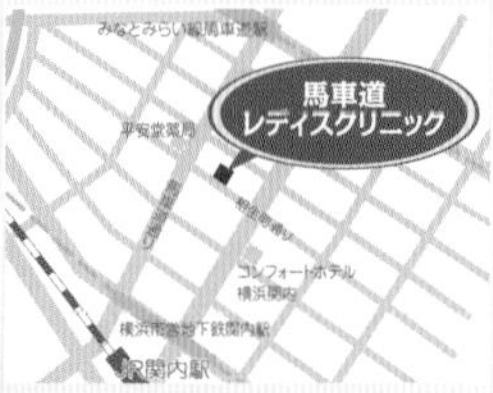

●当院では初診時に面談をし、個々の意向をお伺いした上で治療を進めています。ART 希望の方にはご夫婦で「不妊学級」をご覧いただき、院長から直接、実際当院で行っている ART の流れや方法・院長の考えなどを聞いていただいています。
詳しい話やご相談希望がある方は、院長の「個別相談」または看護師・培養士による「面談」の時間を設けています。

Nagano　Access　佐久北 IC・佐久 IC より車で約 5 分　JR 佐久平駅 徒歩約 10 分

佐久平エンゼルクリニック

https://www.sakudaira-angel-clinic.jp

長野県佐久市長土呂 1210-1

TEL: 0267-67-5816

参加予約▶　お電話にて
お申し込みください

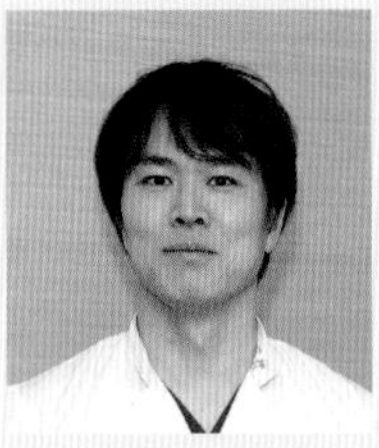

政井 哲兵 医師

- ■名称…………体外受精説明会
- ■日程…………毎月１回（木曜日）
- ■開催場所……オンライン形式にて
- ■予約…………要連絡
- ■参加費用……無料
- ■参加…………他院の患者様OK
- ■個別相談……不妊相談

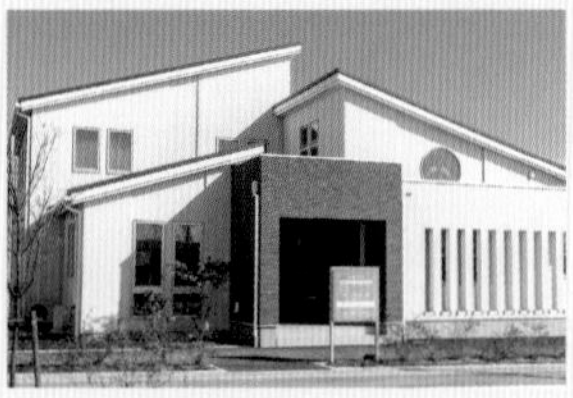

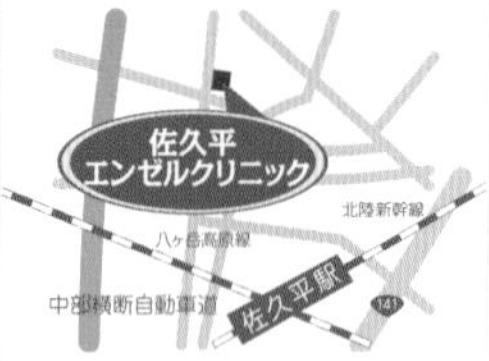

●保険診療と自由診療で内容が異なります。詳細は当院までお問合せください。

Osaka　Access　堺筋線・京阪本線 北浜駅 タワー直結 / 南改札口4番出口

レディースクリニック北浜

https://www.lc-kitahama.jp

大阪府大阪市中央区高麗橋1- 7- 3 ザ・北浜プラザ3Ｆ

TEL : 06-6202-8739

参加予約▶　TEL : 06-6202-8739

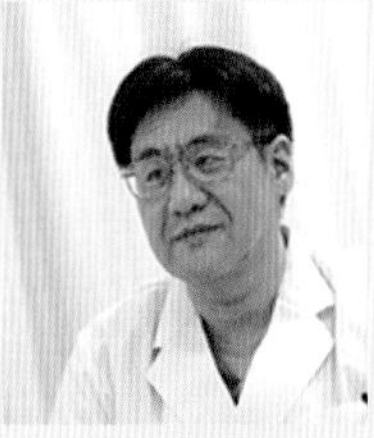

奥 裕嗣 医師

- ■名称…………体外受精 (IVF) 無料セミナー
- ■日程…………毎月第2土曜 15 :00 ～17 :00
- ■開催場所……クリニック内
- ■予約…………必要
- ■参加費用……無料
- ■参加…………他院の患者様OK
- ■個別相談……有り

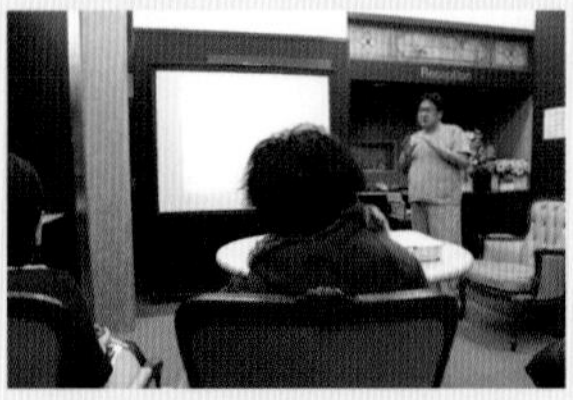

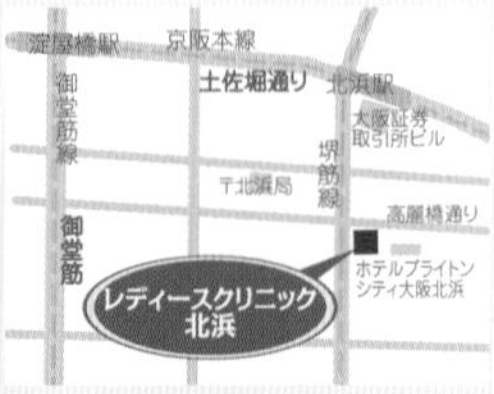

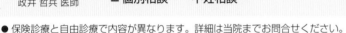

●毎月第２土曜日に体外受精教室を開き、医師はじめ胚培養士、看護師による当院の治療説明を行っています。会場は院内で、参加は予約制です。他院に通院中の方で体外受精へのステップアップを考えられている患者さんの参加も歓迎しています。ぜひ、テーラーメイドでフレンドリーな体外受精の説明をお聞きになって、基本的なことを知っていってください。

Osaka　Access　四つ橋線 玉出駅 徒歩０分、南海本線 岸里玉出駅 徒歩 10 分

オーク住吉産婦人科

大阪府大阪市西成区玉出西2-７-９
TEL : 0120-009-345

https://www.oakclinic-group.com

視聴▶ https://www.oakclinic-group.com/on-doga/

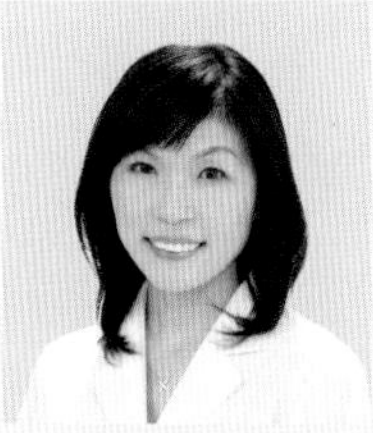

田口 早桐 医師

■名称…………オーク会セミナー動画 / オンラインセミナー
■日程…………毎月最終日曜日
■開催場所……HP 内オンライン動画 /Zoom
■予約…………なし /web
■参加費用……無料
■参加…………他院の患者様OK
■個別相談……メールにて

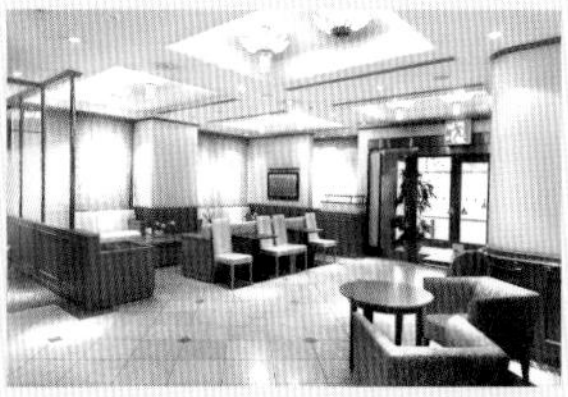

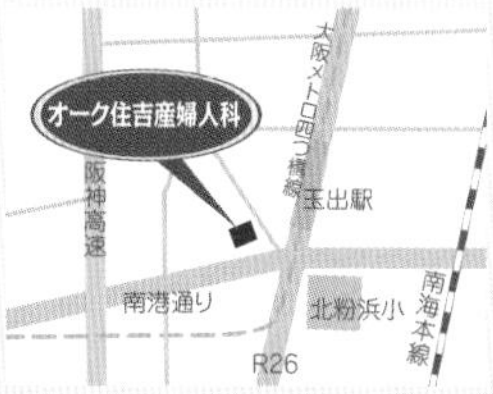

● オンライン上でセミナー動画を配信しています。医師が妊娠成立の仕組みと妊娠が成立しない原因について考えられること、さらに、体外受精による治療がどういうものなのかを詳しくお伝えしています（右上の QR コードからもご覧いただけます）。オンライン診療にも力を入れており、来院回数をできるだけ減らした治療を選択することが可能です。

Hyogo　Access　海岸線 旧居留地・大丸前駅 徒歩1分、JR・阪神本線 元町駅 徒歩3分、JR 三宮駅 徒歩8分

神戸元町夢クリニック

兵庫県神戸市中央区明石町44 神戸御幸ビル3F
TEL : 078-325-2121

https://www.yumeclinic.or.jp

視聴▶ 当院 YouTube チャンネルより

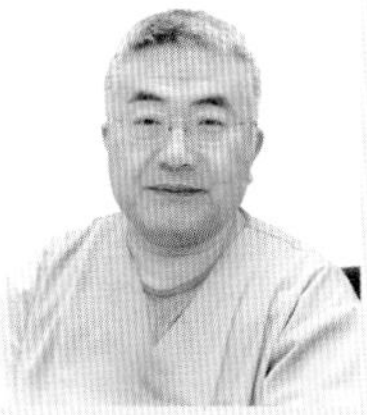

河内谷 敏 医師

■名称…………体外受精説明会（動画）
■日程…………随時
■開催場所……当院 YouTubeチャンネルより
■予約…………不要
■参加費用……無料
■参加…………他院の患者様OK
■個別相談……動画閲覧の場合はなし

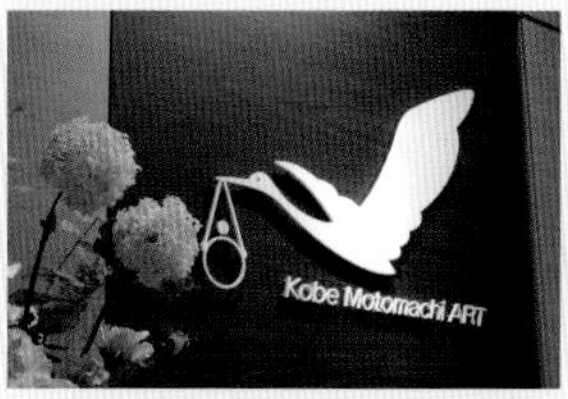

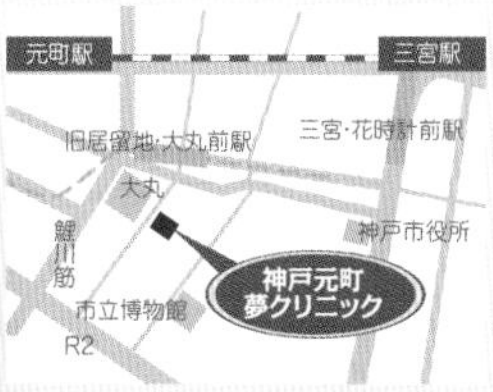

● 新型コロナウイルス感染症（COVID-19）の影響を考慮し、当面の間説明会は中止しております。代わりに、当院の説明会でお話しする内容を動画形式にし、当院 YouTube チャンネルでご覧いただけます。当院ホームページ説明会のページにリンクがございますので、そちらからご覧ください。（右上の QR コードからもご覧いただけます）

Hyogo　Access　JR・山陽電車 姫路駅 徒歩6分

Koba レディースクリニック

兵庫県姫路市北条口2-18 宮本ビル1F
TEL: 079-223-4924

https://www.koba-ladies.jp

参加予約▶ TEL : 079-223-4924

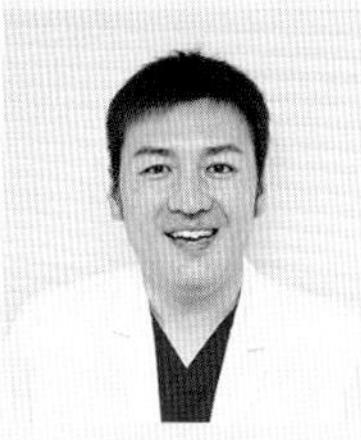

加藤 徹 医師

■名称…………体外受精セミナー
■日程…………原則第３土曜 14:00～16:00
■開催場所……宮本ビル８F
■予約…………必要
■参加費用……無料
■参加…………他院の患者様OK
■個別相談……有り

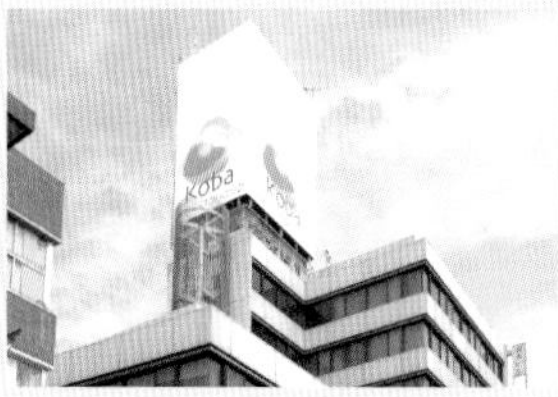

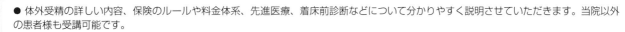

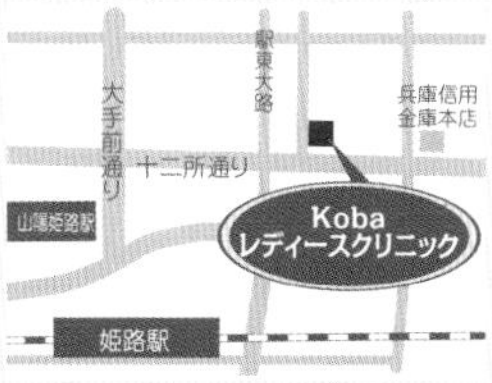

● 体外受精の詳しい内容、保険のルールや料金体系、先進医療、着床前診断などについて分かりやすく説明させていただきます。当院以外の患者様も受講可能です。

赤ちゃんがほしい！ ママ＆パパになりたい！

見つけよう！
私たちにあったクリニック

なかなか妊娠しないなぁ。どうしてだろう？

心配になってクリニックへ相談へ行こうと思っても、「たくさんあるクリニックから、どう選べばいいの？」と悩むこともあるかもしれませんね。

ここでは、クリニックからのメッセージと合わせて基本的な情報を紹介しています。

お住いの近く、職場の近く、ちょっと遠いけど気になるクリニックが見つかったら、ぜひ、問い合わせてみてください。 (P.103 の全国の不妊治療病院＆クリニックも、ぜひご活用ください)

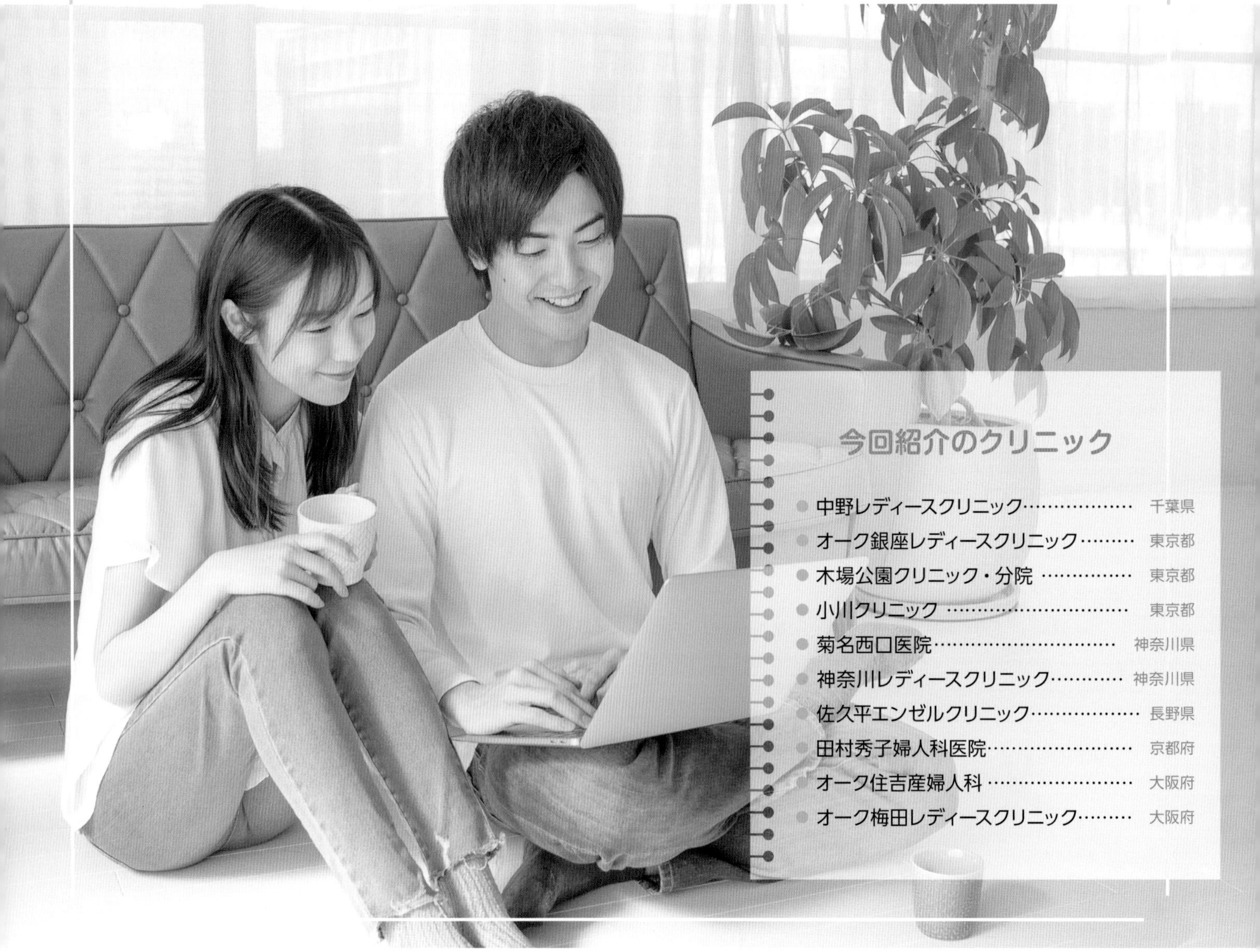

今回紹介のクリニック

- 中野レディースクリニック……………… 千葉県
- オーク銀座レディースクリニック……… 東京都
- 木場公園クリニック・分院 …………… 東京都
- 小川クリニック ……………………… 東京都
- 菊名西口医院……………………… 神奈川県
- 神奈川レディースクリニック………… 神奈川県
- 佐久平エンゼルクリニック…………… 長野県
- 田村秀子婦人科医院………………… 京都府
- オーク住吉産婦人科 ………………… 大阪府
- オーク梅田レディースクリニック……… 大阪府

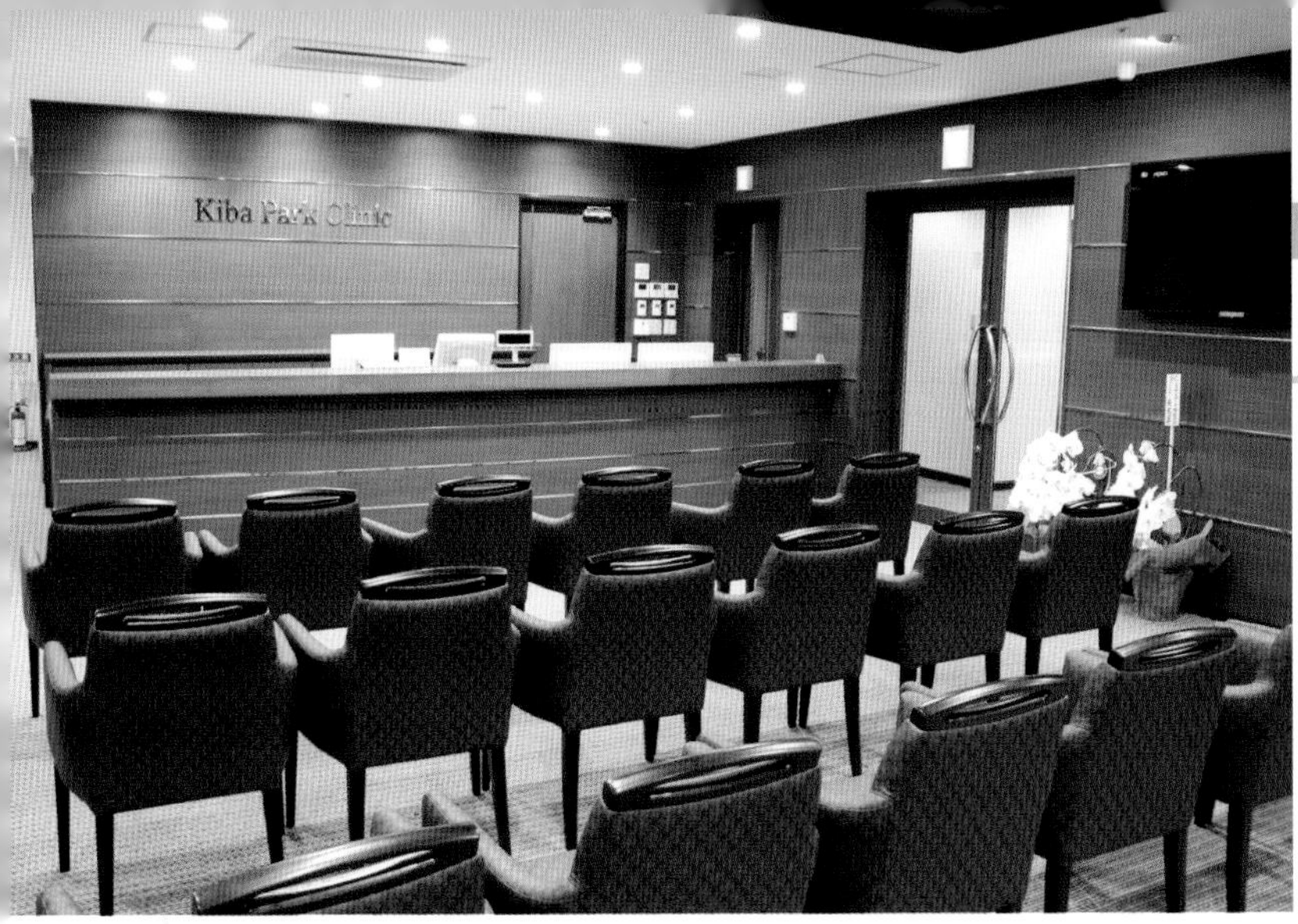

一般不妊症・体外受精・顕微授精・不育症　東京都・江東区

木場公園クリニック・分院

TEL. 03-5245-4122 URL. https://www.kiba-park.jp

世界トップレベルの医療を提供しています。

不妊症の治療は時間を要することもあり、治療方針や将来に不安を抱く方も少なくありません。

そこで私たちクリニックでは、心のケアを大事に考え、心理カウンセラーや臨床遺伝専門医が患者さまの心の悩みをバックアップしています。

医療面では、一般不妊治療から生殖補助医療（体外受精、顕微授精）まで、生殖医療専門医による大学レベルの高品位な技術を提供し、世界トップレベルの医療と欧米スタイルでご夫婦の立場に立った、心の通った女性・男性不妊症の診察・検査・治療を行っておりますので、どうぞご夫婦でご相談にいらしてください。

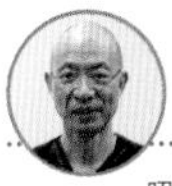

Profile. 吉田 淳 理事長

昭和61年愛媛大学医学部卒業。同年5月より東京警察病院産婦人科に勤務。平成3年より池下チャイルドレディースクリニックに勤務。平成4年日本産科婦人科学会産婦人科専門医を取得。その後、女性不妊症・男性不妊症の診療・治療・研究を行う。平成9年日本不妊学会賞受賞。平成11年1月木場公園クリニックを開業。「不妊症はカップルの問題」と提唱し、日本で数少ない女性不妊症・男性不妊症の両方を診察・治療できるリプロダクション専門医である。

○ 診療時間 (8:30〜12:00、13:30〜16:30)

	月	火	水	木	金	土	日
午前	○	○	○	○	○	○※	ー
午後	○	●	○	●	○	○※	ー

● 6Fのみ火曜日と木曜日の午後13:30〜18:30
※土曜日 午前9:00〜14:00、午後14:30〜16:00
祝日の午前は8:30〜13:00

東京都江東区木場 2-17-13 亀井ビル

○東京メトロ東西線木場駅 3番出口より徒歩2分

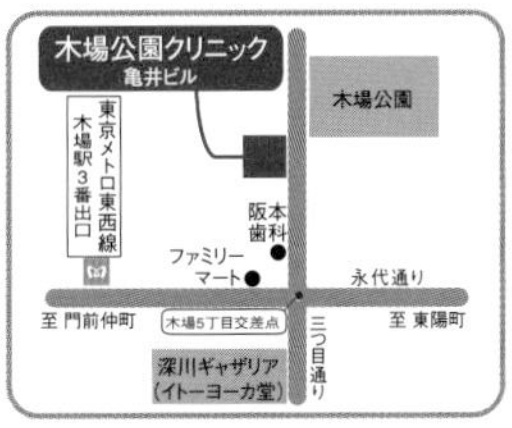

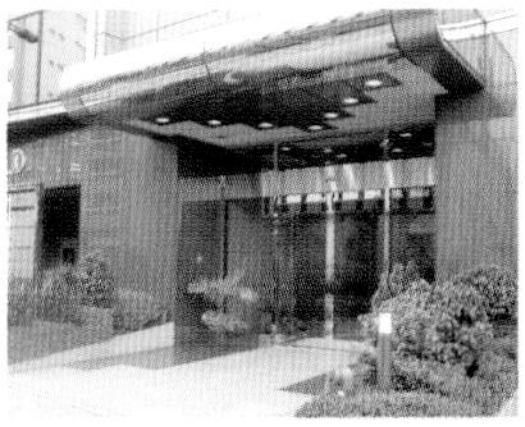

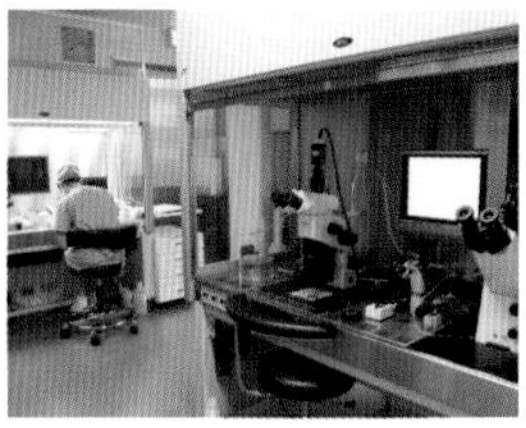

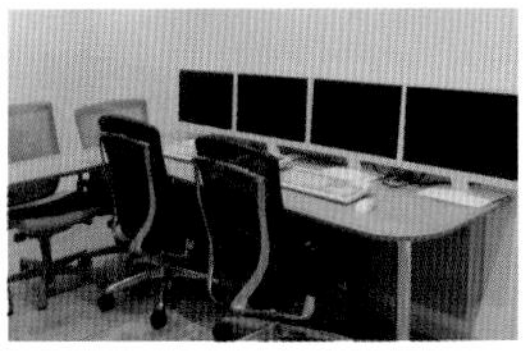

「不妊症はカップルの病気」

木場公園クリニック・分院は、カップルで受診しやすいクリニックを目指して、設計・運営しています。カップルで診察を待つ人が多いので、待合室に男性がいてもなんの違和感もありません。7階には子連れ専用フロアを開設させていただきました。月に2回 Web セミナーを行っています。

●人工授精 ●体外受精 ●顕微授精 ●凍結保存 ●男性不妊 ●カウンセリング ●女性医師 ●レーザー

体外受精・顕微授精・不妊症　東京都・中央区

オーク銀座レディースクリニック

TEL. 0120-009-345 URL. https://www.oakclinic-group.com/

お子様を迎えるという目標に向かって、高度生殖補助医療による治療を提供しています。

患者様のお話をうかがい、お一人おひとりに合わせた治療プランをご提案します。男性不妊にも対応しており、ご夫婦で受診していただくことも可能です。また、週に3日は大阪の本院（オーク住吉産婦人科）から経験豊富な専門医が来院し、診療にあたっています。

学会認定の胚培養士が在籍する国際水準の培養ラボラトリーを備え、院内の基準をクリアした胚培養士が、患者様に採卵した卵子や受精後の胚の状態をご説明しています。

患者様が一日も早く赤ちゃんを迎えられるよう、経験と技術に裏打ちされた治療でサポートして参ります。

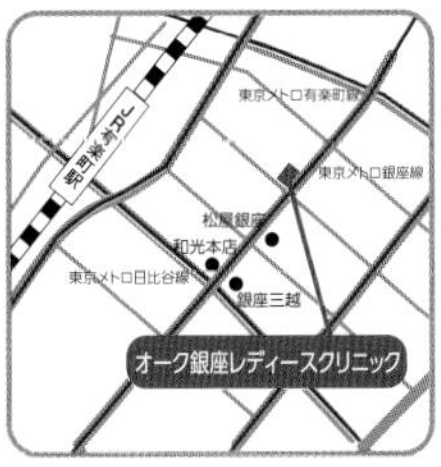

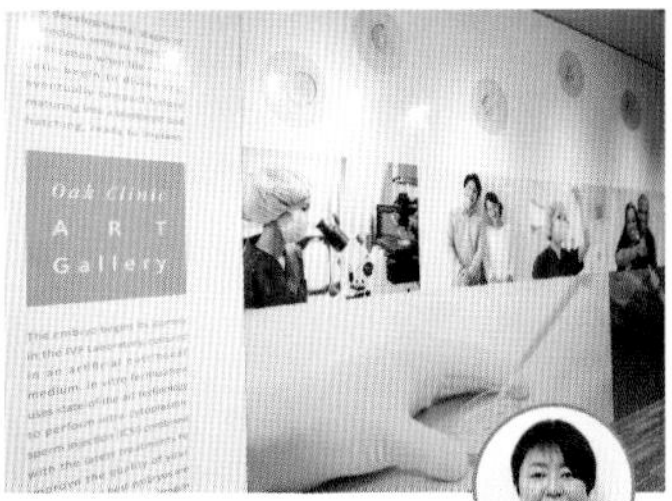

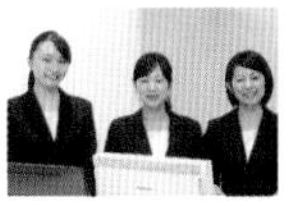

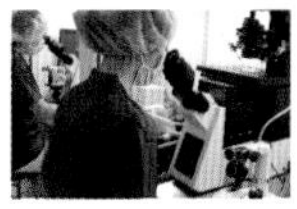

Profile. 渡邊 倫子 医師

筑波大学卒業。筑波大学附属病院、木場公園クリニック、山王病院等を経てオーク銀座レディースクリニック院長。得意分野は、男性不妊と内視鏡検査。もちろん女性不妊も専門です。男性、女性を診療できる数少ない生殖医療専門医です。

○ 診療時間

	月	火	水	木	金	土	日
午前	○	○	○	○	○	○	△
午後	○	○	○	○	○	○※	△
夜間	○	○	○	○	○	ー	ー

午前 9:00〜13:00、午後 14:00〜16:30
※土曜午後14:00〜16:00、夜間 17:00〜19:00
△日・祝日は 9:30〜15:00

東京都中央区銀座 2-6-12　Okura House 7F

○ JR 山手線・京浜東北線有楽町駅 徒歩5分、東京メトロ銀座駅 徒歩3分、東京メトロ有楽町線 銀座1丁目駅 徒歩2分

●人工授精 ●体外受精 ●顕微授精 ●凍結保存 ●男性不妊
●漢方 ●カウンセリング ●女性医師

不妊症・婦人科一般・更年期障害・その他　千葉県・柏市

中野レディースクリニック

TEL. 04-7162-0345 URL. http://www.nakano-lc.com

エビデンスに基づいた、イージーオーダーの不妊治療。

患者様お一人おひとりに治療効果が高いレベルで実現できるよう、エビデンス（症状に対して効果があることがわかっている治療法）に基づいた治療を行っています。そして、最終的に一人でも多くの方が妊娠できるよう、それぞれの方に合った細やかな対応ができるようイージーオーダーの不妊治療をご提供しております。

不妊治療は、加齢とともに条件が悪くなりますから、みなさま、早めに私たちクリニックをお訪ねください。

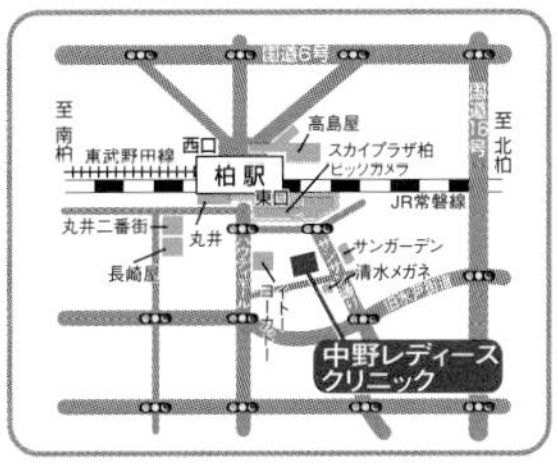

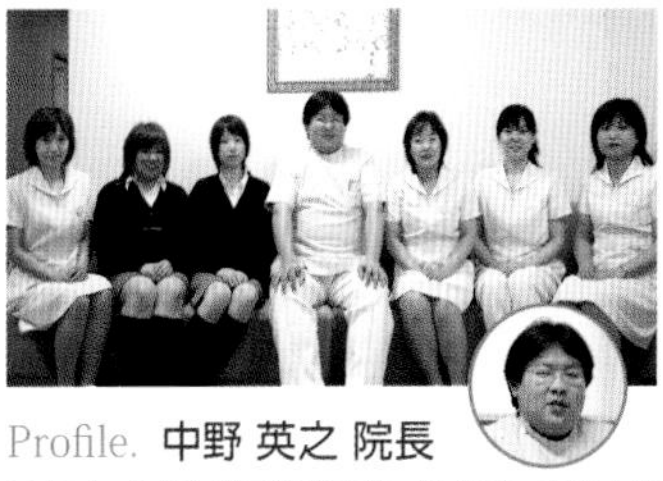

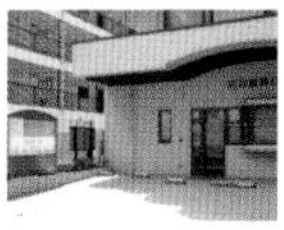

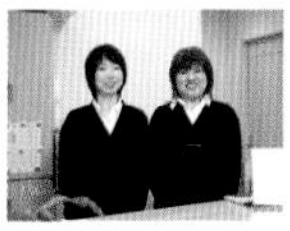

Profile. 中野 英之 院長

平成4年 東邦大学医学部卒業、平成8年 東邦大学大学院修了。この間、東邦大学での初めての顕微授精に成功。平成9年 東京警察病院産婦人科に出向。吊り上げ式腹腔鏡の手技を習得、実践する。
平成13年 宗産婦人科病院副院長。平成17年 中野レディースクリニックを開設。医学博士。
日本生殖医学会認定生殖医療専門医。

○ 診療時間 (9:00〜12:30、15:00〜19:00)

	月	火	水	木	金	土	日
午前	○	○	○	○	○	○	ー
午後	○	○	○	○	○	ー	ー
夜間	○	ー	○	ー	○	ー	ー

午後 15:00〜17:00、夜間 17:00〜19:00
※土曜午後、日・祝日は休診。
※初診の方は、診療終了1時間前までにご来院下さい。

千葉県柏市柏 2-10-11-1F

○ JR 常磐線柏駅東口より徒歩3分

●人工授精 ●体外受精 ●顕微授精 ●凍結保存
●男性不妊 ●カウンセリング

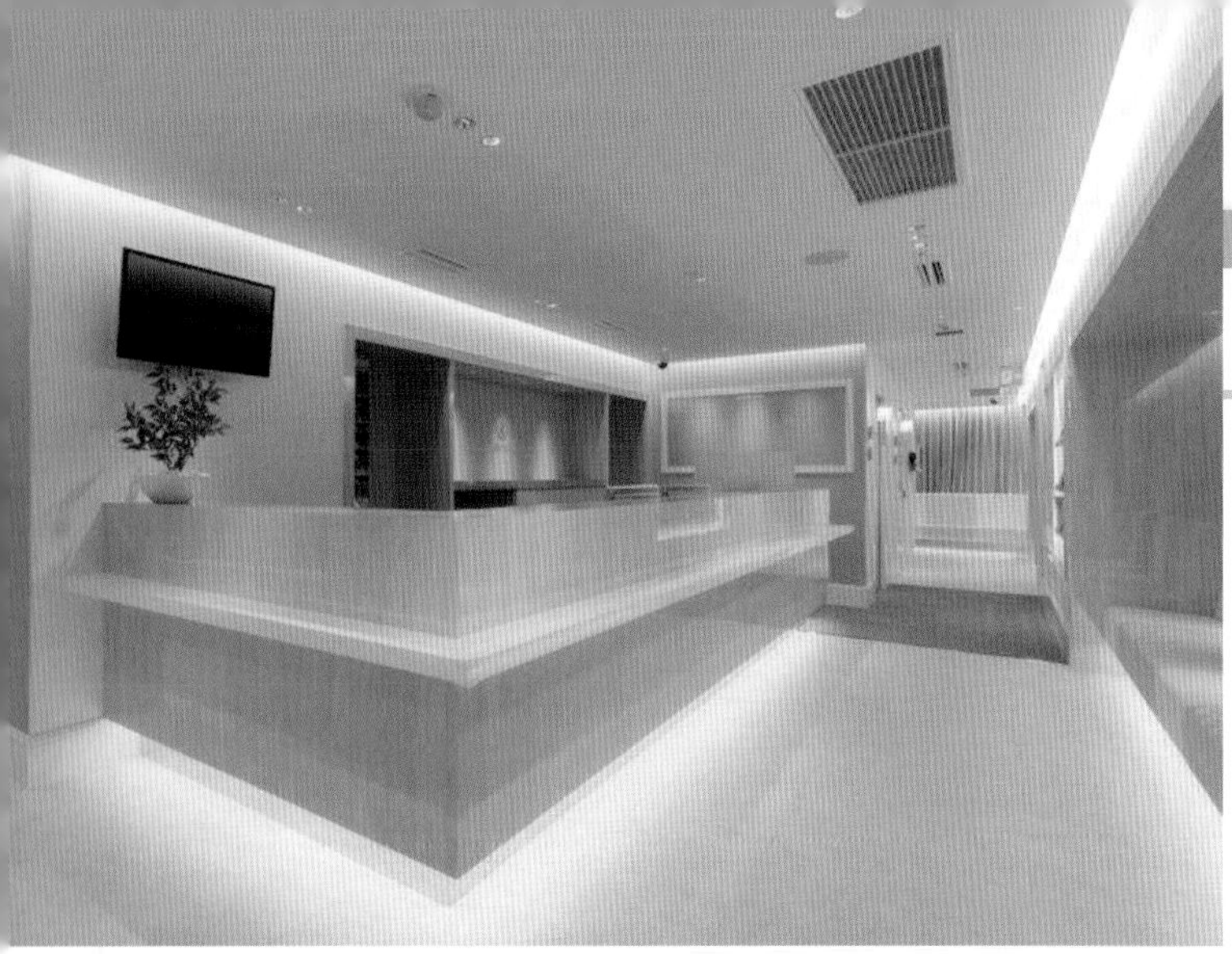

不妊不育 IVF センター・婦人科一般　**神奈川県・横浜市**

神奈川レディースクリニック

TEL. 045-290-8666 URL. https://www.klc.jp

患者様お一人おひとりのお気持ちを大切に納得のいく治療を進めていきます。

不妊から不育まで一貫した治療を行うことが、当クリニックの特徴です。患者様の身近な存在として、気軽に活用できるクリニックでありたいというのが、私達のモットーです。

不妊・不育症の原因は様々であり複雑です。また、患者様の背景やニーズも多様化してきている中で、お一人おひとりの患者様の体調やお気持ちにいかに寄り添い、今何が必要かを一緒に考えることが大切だと考えています。治療へのストレスや不安を少しでも取り除いて安心して通院していただくため、多くの相談窓口を設けておりますので、お気軽にご相談ください。

患者様のお気持ちを大切に、医師・培養士・看護師・受付スタッフなど全員がチームとなって寄り添った医療を行ってまいります。

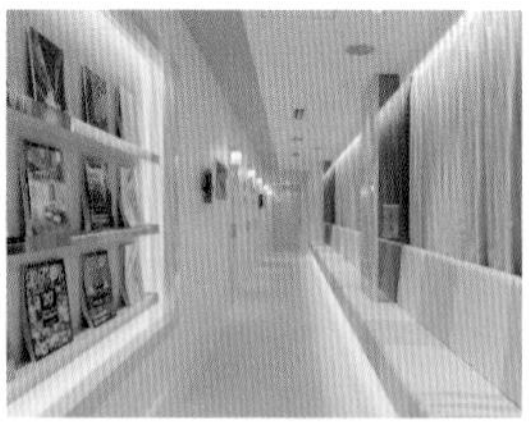

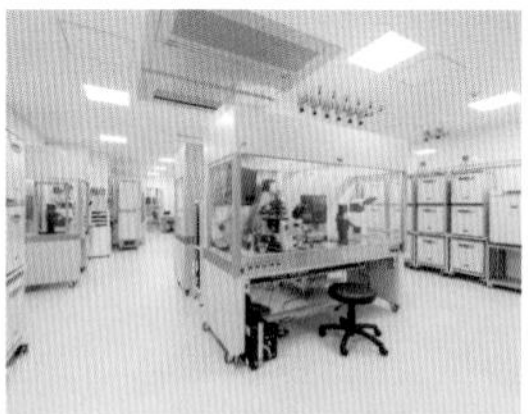

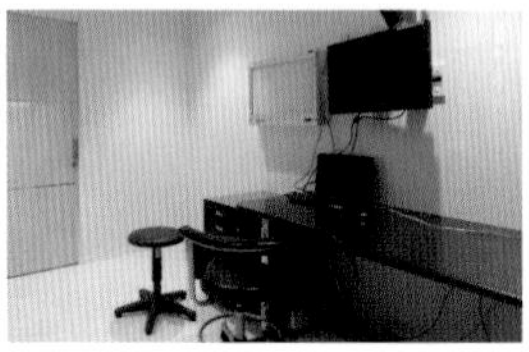

緊急時や入院の必要な方は、近隣の医療機関と提携し、24時間対応にて診療を行っております。また、待ち時間緩和のため、予約システムを導入しております。

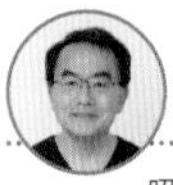

Profile. 小林 淳一 理事長

昭和56年慶應義塾大学医学部卒業。慶應義塾大学病院にて習慣流産で学位取得。昭和62年済生会神奈川県病院にて、IVF・不育症を専門に外来を行う。平成9年新横浜母と子の病院にて、不妊不育 IVF センターを設立。平成15年6月神奈川レディースクリニックを設立し、同センターを移動する。医学博士。日本産科婦人科学会認定産婦人科専門医。母体保護法指定医。

○ 診療時間 (8:30～12:30、14:00～19:00)

	月	火	水	木	金	土	日
午前	○	○	○	●	○	△	△
午後	○	○	○※	●	○	―	―

△土・日(第2・第4)・祝日の午前は8:30～12:00、午後休診
※水曜午後は14:00～19:30
●木曜、第1・第3・第5日曜の午前は予約制

神奈川県横浜市神奈川区西神奈川1-11-5 ARTVISTA 横浜ビル

○ JR東神奈川駅より徒歩5分、京急東神奈川駅より徒歩8分、東急東白楽駅より徒歩7分

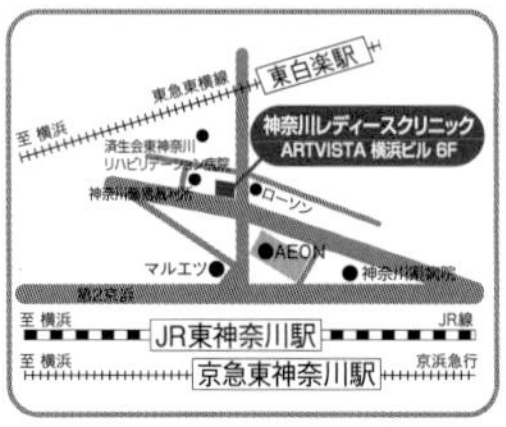

●人工授精 ●体外受精 ●顕微授精 ●凍結保存 ●男性不妊 ●漢方 ●カウンセリング ●不育症 ●女性医師

不妊症・産科・婦人科・小児科・内科　**神奈川県・横浜市**

菊名西口医院

TEL. 045-401-6444 URL. https://www.kikuna-nishiguchi-iin.jp

約6割の方が自然妊娠！プラス思考で妊娠に向けてがんばってみませんか？

できる限り、自然に近い妊娠につながる不妊治療を心がけ、妊娠後のアフターフォローまで責任を持って診ることが、私たち菊名西口医院のモットーです。

そのため、外来の妊婦さんも約半数は不妊治療を経た妊娠成功者で、小児科の約3割はそのご夫婦のお子さんです。

「妊婦がいる外来は通院したくない」、「子どもがいる外来は通院したくない」というお気持ちは十分に受け止めています。だからこそ、そのご夫婦のように「妊娠できるんだ！」と、妊娠に向けてプラス思考へ切り替えてみませんか。

無理のない範囲で、根気強く。基礎体温をつける気持ちになれないほど落ち込んだら、何カ月でも待ちます。通院をしばらく休んでも良いのですよ。…『待つことも治療』ですから。

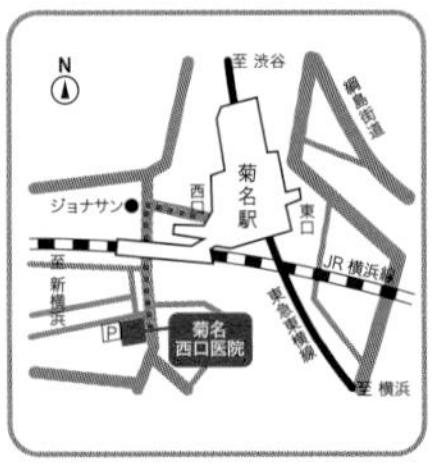

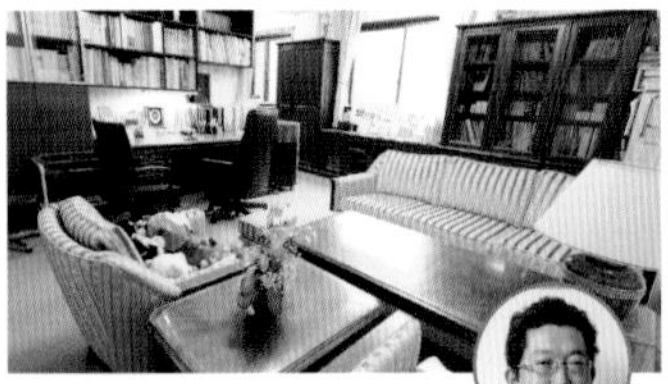

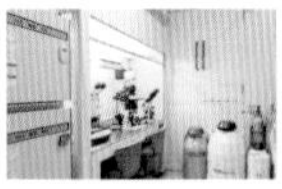

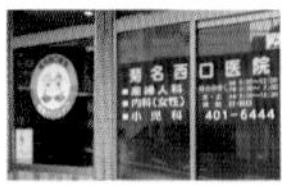

Profile. 石田 徳人 院長

平成2年 金沢医科大学卒業。同年聖マリアンナ医科大学産婦人科入局。平成8年 聖マリアンナ医科大学大学院修了。平成8年 カナダ McGill 大学生殖医学研究室客員講師。平成9年 聖マリアンナ医科大学産婦人科医長。平成13年 菊名西口医院開設。
日本産科婦人科学会認定産婦人科専門医。母体保護法指定医。医学博士。

○ 診療時間 (9:30～12:30、15:30～19:00)

	月	火	水	木	金	土	日
午前	○	○	○	○	○	○	―
午後	○	○	○	―	○	―	―

※木・土曜午後、日曜・祝日は休診。
※土曜午後、日曜・祝日は体外受精や顕微授精な　どの特殊治療を行う患者さんのみを完全予約制　にて行っています。
※乳房外来、小児予防接種は予約制。

神奈川県横浜市港北区篠原北 1-3-33

○ JR横浜線・東急東横線 菊名駅西口より徒歩1分
医院下に駐車場4台有り。（車でお越しの方は、そ　の旨お伝え下さい。）

●人工授精 ●体外受精 ●顕微授精 ●凍結保存 ●男性不妊 ●漢方 ●カウンセリング ●食事指導 ●運動指導

不妊症・妊婦健診・婦人科一般・更年期障害・その他　**東京都・豊島区**

小川クリニック

TEL. 03-3951-0356 URL. https://www.ogawaclinic.or.jp

希望に沿った治療の提案で、無理のない妊娠計画を実現。

不妊治療の基本は、なるべく自然に近い形で妊娠を叶えることです。やみくもに最新治療の力を借りることは、避けなければなりません。

私たちクリニックでは、まずタイミング法より始め、漢方療法、排卵誘発剤、人工授精など、その人の状態により徐々にステップアップしていきます。

開院以来、高度生殖医療（体外受精、顕微授精など）の治療に到達する前に多くの方々が妊娠されています。

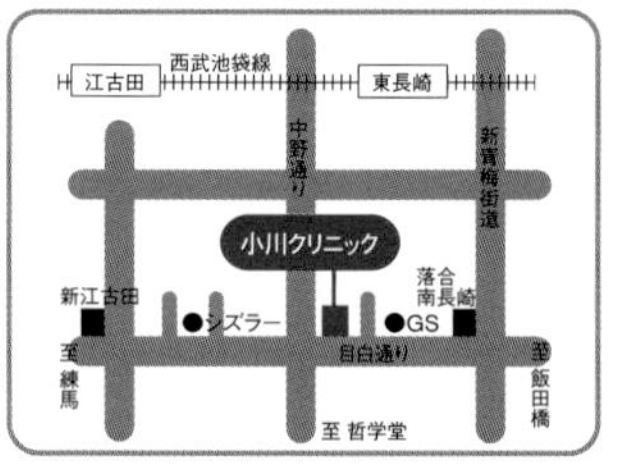

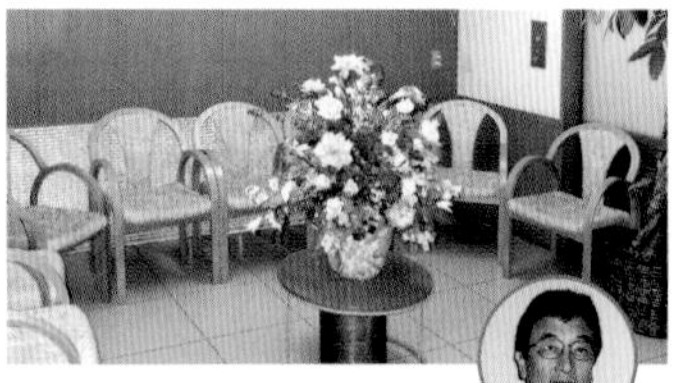

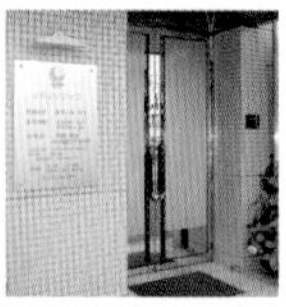

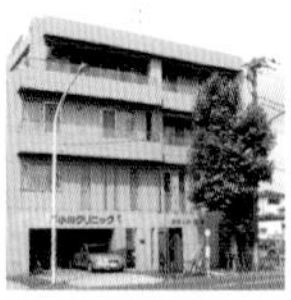

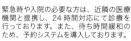

Profile. 小川 隆吉 院長

医学博士。元日本医科大学産婦人科講師。1975年日本医科大学卒業後、医局を経て1995年4月まで都立築地産院産婦人科医長として勤務。1995年6月不妊症を中心とした女性のための総合クリニック、小川クリニックを開院。著書に「不妊の最新治療」「ここが知りたい不妊治療」「更年期を上手に乗り切る本」「30才からの安産」などがある。

○ 診療時間 (9:00～12:00、15:00～18:00)

	月	火	水	木	金	土	日
午前	○	○	○	○	○	○	―
午後	○	○	―	○	○	―	―

※水・土曜の午後、日・祝日は休診。緊急の際は、上記に限らず電話連絡の上対応いたします。

東京都豊島区南長崎 6-7-11

○ 西武池袋線東長崎駅、地下鉄大江戸線落合南長崎駅より徒歩8分

●人工授精 ●男性不妊 ●漢方 ●カウンセリング

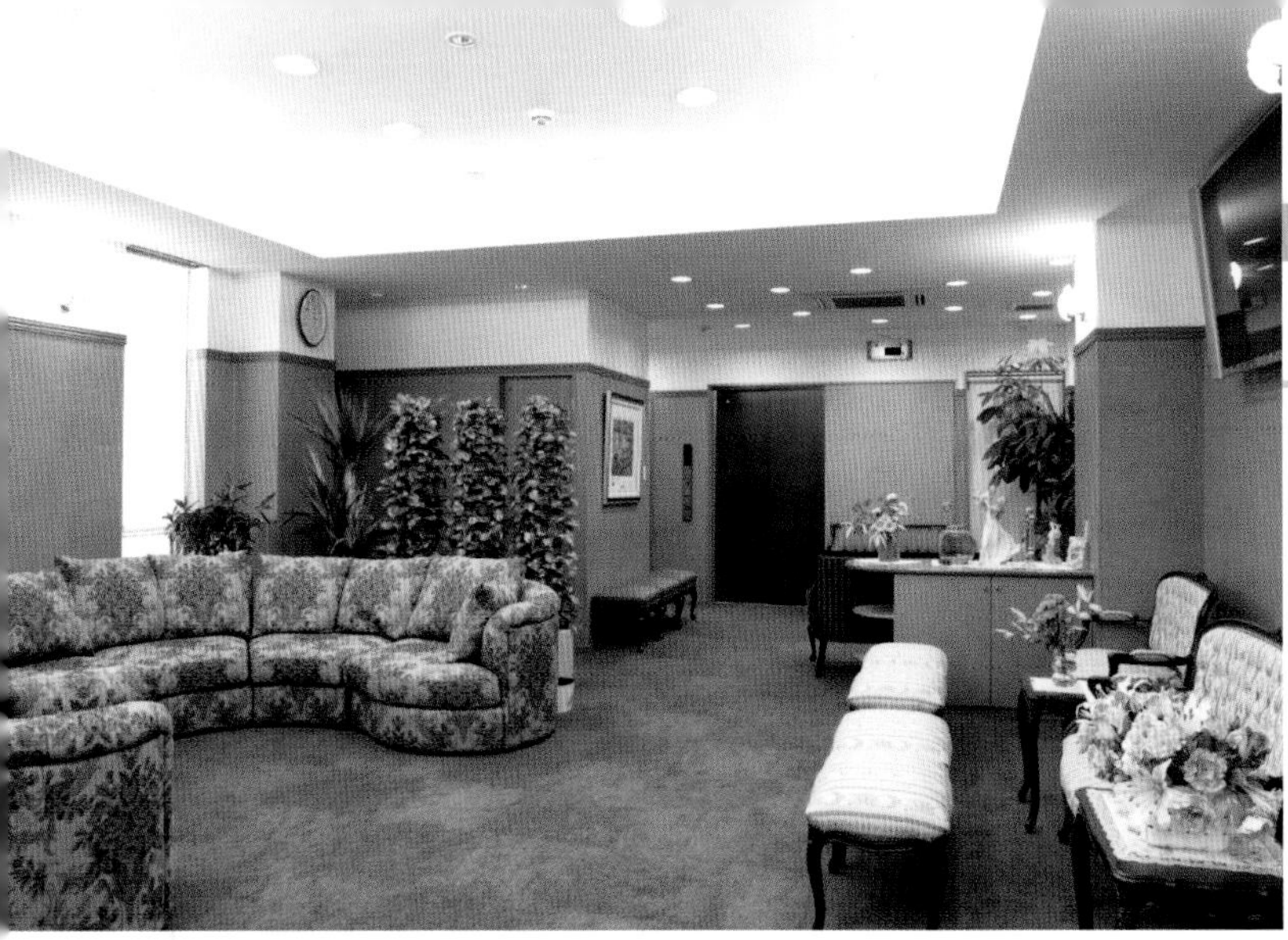

不妊症専門　京都府・京都市

田村秀子婦人科医院

TEL. 075-213-0523 URL. https://www.tamura-hideko.com/

心の持ち方や考え方、生活習慣などを聞き、その人だけのオーダーメイドな治療の提案。

『これから病院に行くんだ』という気持ちでなく、もっとリラックスした気持ちで、たとえばレストランに食事に行く時やウィンドウショッピングの楽しさ、ホテルでお茶をする時の心地良さで来ていただけるような病院を目指しています。

また、不妊症は子どもが欲しくても自分ではどうしようもなく、かつ未体験のストレスとの戦いでもありますから、できればここに来たら、お姫さまのように自分主体でゆとりや自信を持てる雰囲気を作るよう心がけています。

我々は皆様が肩の力を抜いて通院して下さってこそ、治療の最大の効果を発揮できるものと思っております。ですから、そんな雰囲気作りに、これからも力を注いでいきたいと思っています。

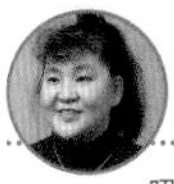

Profile. 田村 秀子 院長

昭和 58 年、京都府立医科大学卒業。平成元年同大学院修了。同年京都第一赤十字病院勤務。平成 3 年、自ら治療し、妊娠 13 週での破水を乗り越えてできた双子の出産を機に義父の経営する田村産婦人科医院に勤務して不妊部門を開設。平成 7 年より京都分院として田村秀子婦人科医院を開設。平成 15 年 8 月、現地に発展移転。現在、自院、田村産婦人科医院、京都第二赤十字病院の 3 施設で不妊外来を担当。専門は生殖内分泌学。医学博士。

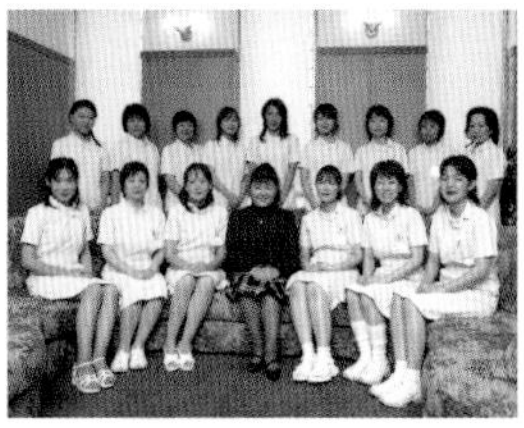

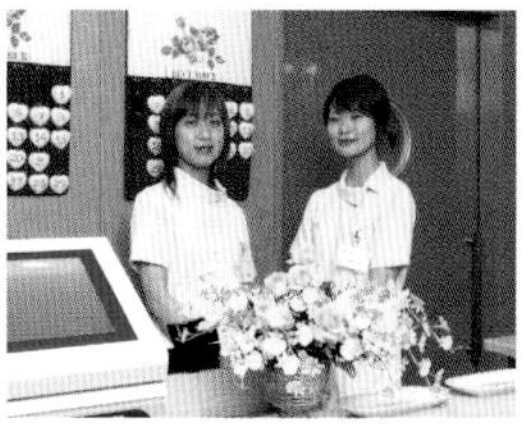

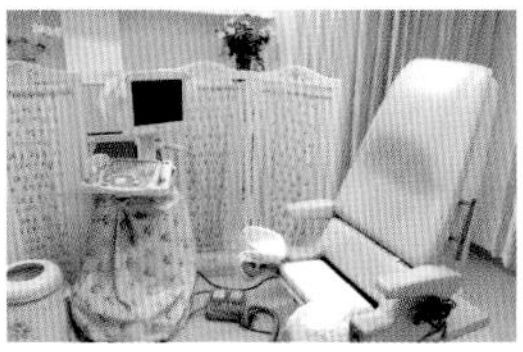

やわらかくあたたかいカラーリング。アロマテラピーによる心地よい香り。さらに、冷たさを感じないようにと医療機器に覆いかけられたクロスなど、院内には細かな配慮がなされている。体外受精のあとに安静室（個室）でもてなされる軽食も好評。

○ 診療時間 (9:30〜12:00、13:00〜19:00)

	月	火	水	木	金	土	日
午前	○	○	○	○	○	○	―
午後	○	○	○	○	○	―	―
夜間	○	○	○	○	○	―	―

午後 13:00〜15:00、夜間 17:00〜19:00
※日・祝祭日休診

京都府京都市中京区御池高倉東入ル御所八幡町 229

○ 市営地下鉄烏丸線 御池駅 1 番出口 徒歩 3 分

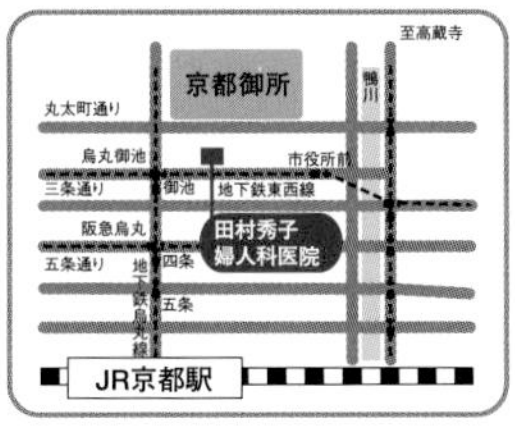

●人工授精 ●体外受精 ●顕微授精 ●凍結保存 ●男性不妊 ●漢方 ●カウンセリング ●女性医師

不妊症・リプロダクションセンター・体外受精ラボラトリー・サージセンター　大阪府・大阪市

オーク住吉産婦人科

TEL. 0120-009-345 URL. https://www.oakclinic-group.com/

高度生殖補助医療の専門クリニック。年中無休の体制で最先端の治療を提供します。

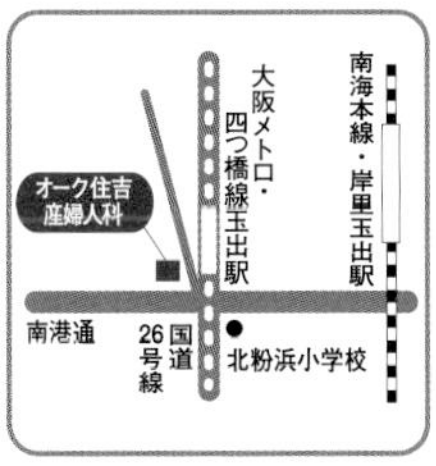

バックアップ体制の整った高度生殖補助医療実施施設です。働きながら不妊治療を受けていただきやすい体制を整えています。

生殖医療に長年携わっている専門医が、患者様お一人おひとりのお話をうかがった上で治療プランをご提案いたします。男性不妊にも対応し、ご夫婦での受診も可能です。

国際水準の培養ラボラトリーには、学会認定の胚培養士が多数在籍し、日々技術の習得や研究にあたっています。

患者様が納得して治療を受けて頂けるようドクター、スタッフが一丸となって治療に取り組んでいます。

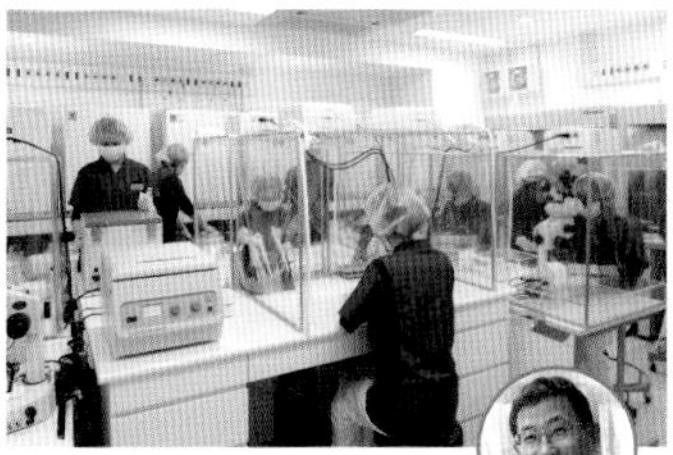

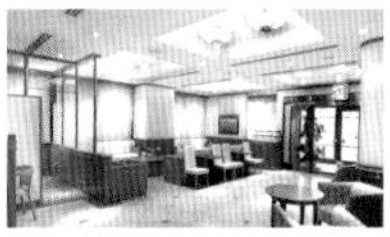

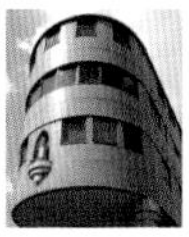

Profile. 多田 佳宏 医師

京都府立医科大学卒業。同大学産婦人科研修医、国立舞鶴病院、京都府立医科大学産婦人科修練医、京都市立病院、松下記念病院などを経て当院へ。女性の不妊治療の診察とともに、男性不妊も担当。医学博士。日本産科婦人科学会認定産婦人科専門医、日本生殖医学会認定生殖医療専門医。

○ 診療時間

	月	火	水	木	金	土	日
午前・午後	○	○	○	○	○	●	―
夜間	○	○	○	○	○	―	―

午前・午後 9:00〜16:30、夜間 17:00〜19:00
● 土は9:00〜16:00

大阪府大阪市西成区玉出西 2-7-9

○ 大阪メトロ四つ橋線玉出駅 5 番出口徒歩 0 分
南海本線岸里玉出駅徒歩 10 分

●人工授精 ●体外受精 ●顕微授精 ●凍結保存 ●男性不妊
●漢方 ●カウンセリング ●女性医師

不妊症・産婦人科　長野県・佐久市

佐久平エンゼルクリニック

TEL. 0267-67-5816 URL. https://www.sakudaira-angel-clinic.jp/

患者様との対話を重視し、患者様の希望や思いに寄り添った生殖医療を提供いたします。

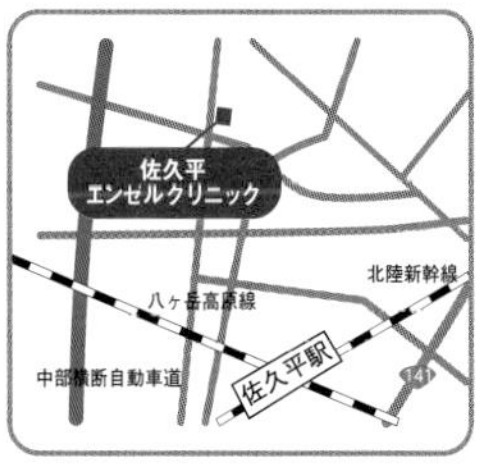

２０２２年４月以降の生殖医療保険診療化に伴い、当院では従来通り、自由診療による個々の患者様に合わせた最適な治療を提案するオーダーメイド治療と、保険診療の範囲内で治療完結を目指す保険診療の２本立てメニューで治療を提供いたします。

オーダーメイド治療では、個々の患者様の不妊原因や体の状態、仕事と治療の両立を最大限に考慮し、最適な治療を提案いたします。そして最短の治療期間で結果を出して、生まれてくるお子様と過ごす時間を長く有意義にしていただくことを目標とします。

一方、低コストでの治療を希望される方には、保険診療を選択いただけます。どちらもご希望の治療が提案できますよう努めて参ります。

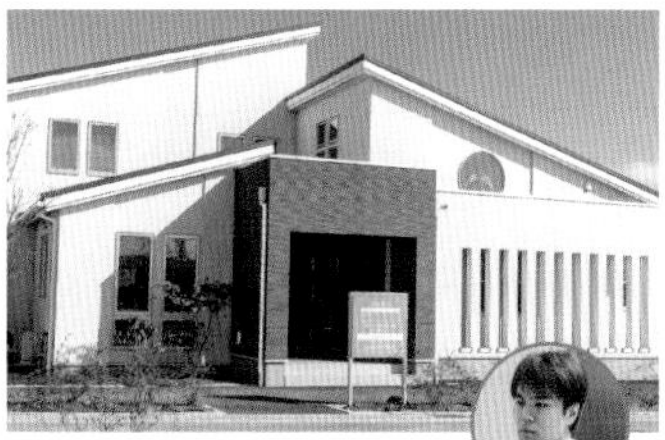

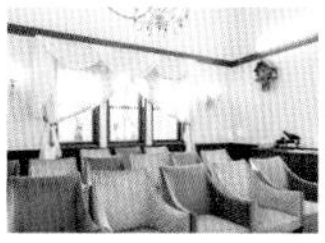

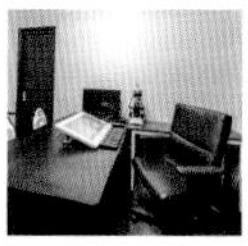

Profile. 政井 哲兵 院長

鹿児島大学医学部卒業、東京都立府中病院 (現東京都立多摩総合医療センター) 研修医。2005 年 東京都立府中病院産婦人科、2007 年 日本赤十字社医療センター産婦人科、2012 年 高崎 ART クリニック、2014 年 佐久平エンゼルクリニック開設。
日本産科婦人科学会認定産婦人科専門医、日本生殖医学会認定生殖医療専門医。

○ 診療時間 (8:30〜12:00、14:00〜17:00)

	月	火	水	木	金	土	日
午前	○	○	○	○	○	○	△
午後	○	○	―	○	○	―	―

※最終受付は16:30。※水曜､土曜の午後、日曜は休診。△医師が必要と判断した場合は診察、採卵等の処置を行います。※体外受精説明会は､WEB配信方式としております。

長野県佐久市長土呂1210-1

○ 佐久北IC・佐久ICより車で約5分
JR佐久平駅より徒歩約10分

●人工授精 ●体外受精 ●顕微授精 ●凍結保存
●男性不妊 ●漢方 ●カウンセリング

インターネットでも、不妊治療の幅広い情報を提供しています。

不妊治療情報センター・FUNIN.INFO

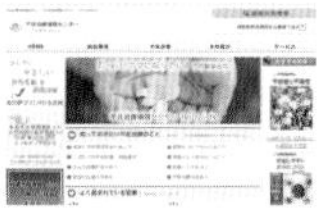

https://www.funin.info

全国の不妊治療施設を紹介する不妊治療情報センター・funin.info です。コンテンツは、不妊治療に絡んだ病院情報がメインです。

全国体外受精実施施設完全ガイド

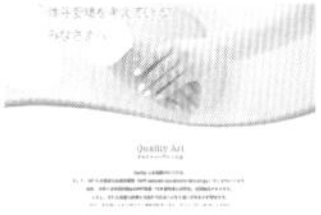

https://www.quality-art.jp

体外受精の質を追求するクリニックの情報を多項目から公開するとともに、全国の体外受精実施施設を紹介しています。

不妊治療の先生に聞いてみた!

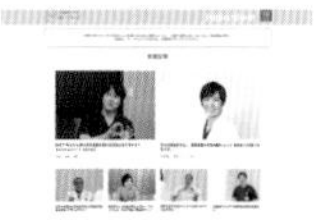

https://funin.clinic/

治療に臨むカップルが赤ちゃんを授かるために聞きたいこと、心配や疑問に思っていることを医師に取材！

記事は、テーマごとに分けられ、定期的にアップしています。


不妊症・体外受精・顕微授精　大阪府・大阪市

オーク梅田レディースクリニック

TEL. 0120-009-345　URL. https://www.oakclinic-group.com/

患者様の妊娠に向けた診療に、不妊治療の専門院として全力で取り組んでいます。

多数のオリジナル・メソッドを含む検査と治療をメニューに用意しています。

国際水準の培養ラボラトリーを備えた高度生殖補助医療実施施設です。体外受精は患者様のお話をうかがい、お一人おひとりに合わせたプランをご提案しています。

オペ室、培養室を完備し、採卵や移植なども、本院と同様に梅田院でも実施可能です。

患者様とともに、妊娠という目標に向かって治療を進めて参ります。

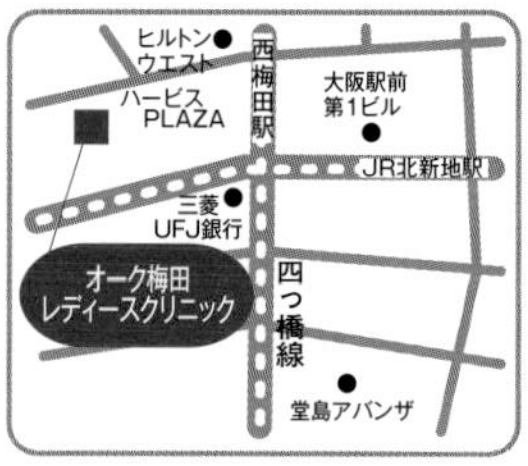

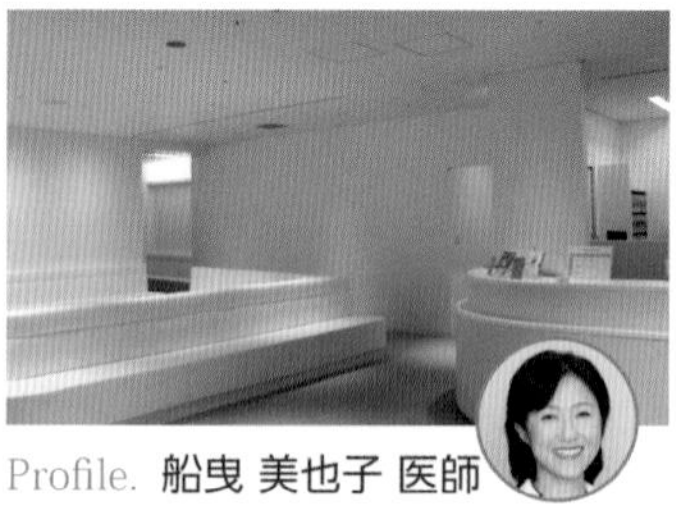

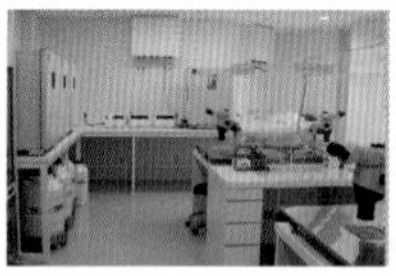

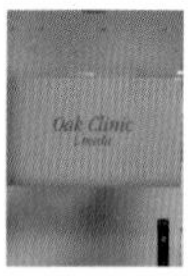

Profile. 船曳 美也子 医師

神戸大学文学部心理学科、兵庫医科大学卒業
兵庫医科大学、西宮中央市民病院、パルモア病院を経て当院へ。エジンバラ大学で未熟卵の培養法などを学んだ技術と自らの不妊体験を生かし、当院・オーク住吉産婦人科で活躍する医師。日本産科婦人科学会認定産婦人科専門医、日本生殖医学会認定生殖医療専門医。

○ 診療時間

	月	火	水	木	金	土	日
午前	○	○	○	○	○	○	○
午後	○	○	○	○	○	●	△
夜間	○	○	○	○	○	ー	ー

午前 09:00 ～ 13:00、午後 14:00 ～ 16:30
夜間 17:00 ～ 19:00、● 土は 14:00 ～ 16:00、
△ 日・祝日は 9:30 ～ 13:00、14:00 ～ 15:00

大阪府大阪市北区梅田 2-5-25 ハービス PLAZA 3F

○大阪メトロ四つ橋線西梅田駅、JR 東西線北新地駅　C60 出口すぐ。JR 大阪駅より徒歩 7 分

●人工授精 ●体外受精 ●顕微授精 ●凍結保存 ●男性不妊
●漢方 ●カウンセリング ●女性医師

体外受精を考えているみなさまへ

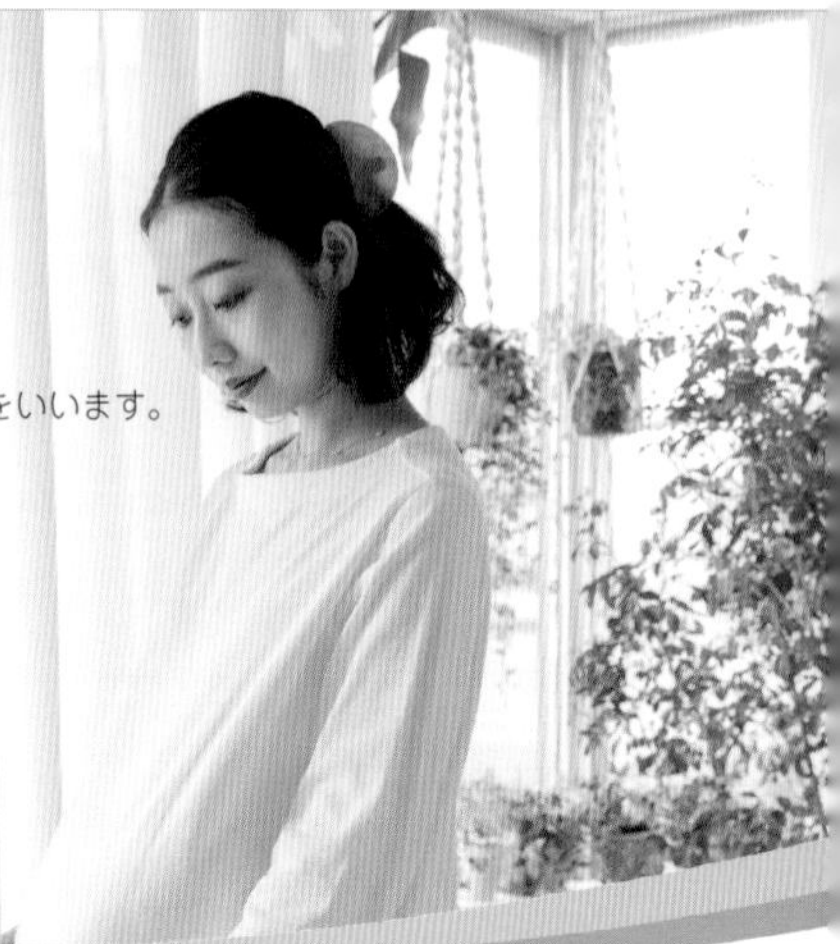

Quality Art

www.quality-art.jp

Quality とは品質のことです。

そして、ART とは高度生殖補助医療（ART: assisted reproductive technology ）のことをいいます。

現在、日本には約 600 件ほどの ART 施設（日本産科婦人科学会登録施設）があります。

保険診療が始まって、どの ART 施設でも同じ治療を受けることができるようになりました。

自由診療との違いはあるのでしょうか？ 自由診療の頃の ART の流れがわかるサイトです。

あなたの受けようとしている治療が満足なものでありますように

contents

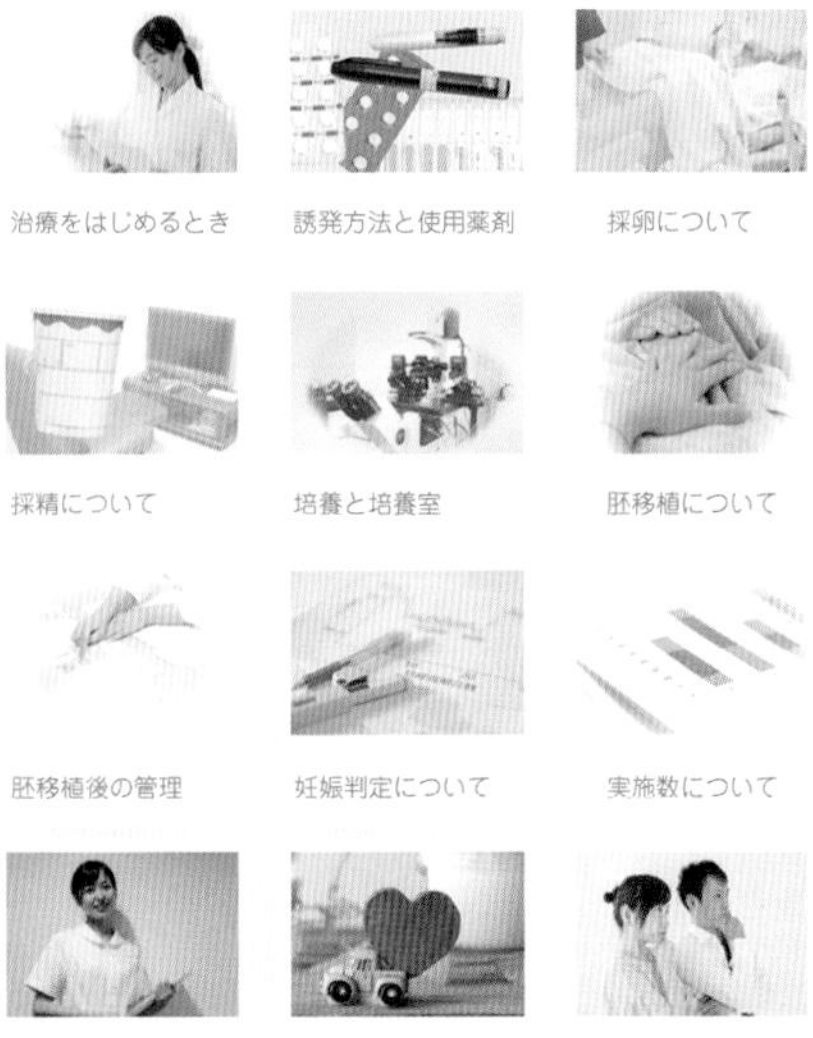

治療をはじめるとき　誘発方法と使用薬剤　採卵について
採精について　培養と培養室　胚移植について
胚移植後の管理　妊娠判定について　実施数について
スタッフについて　治療施設の思い　体外受精の未来

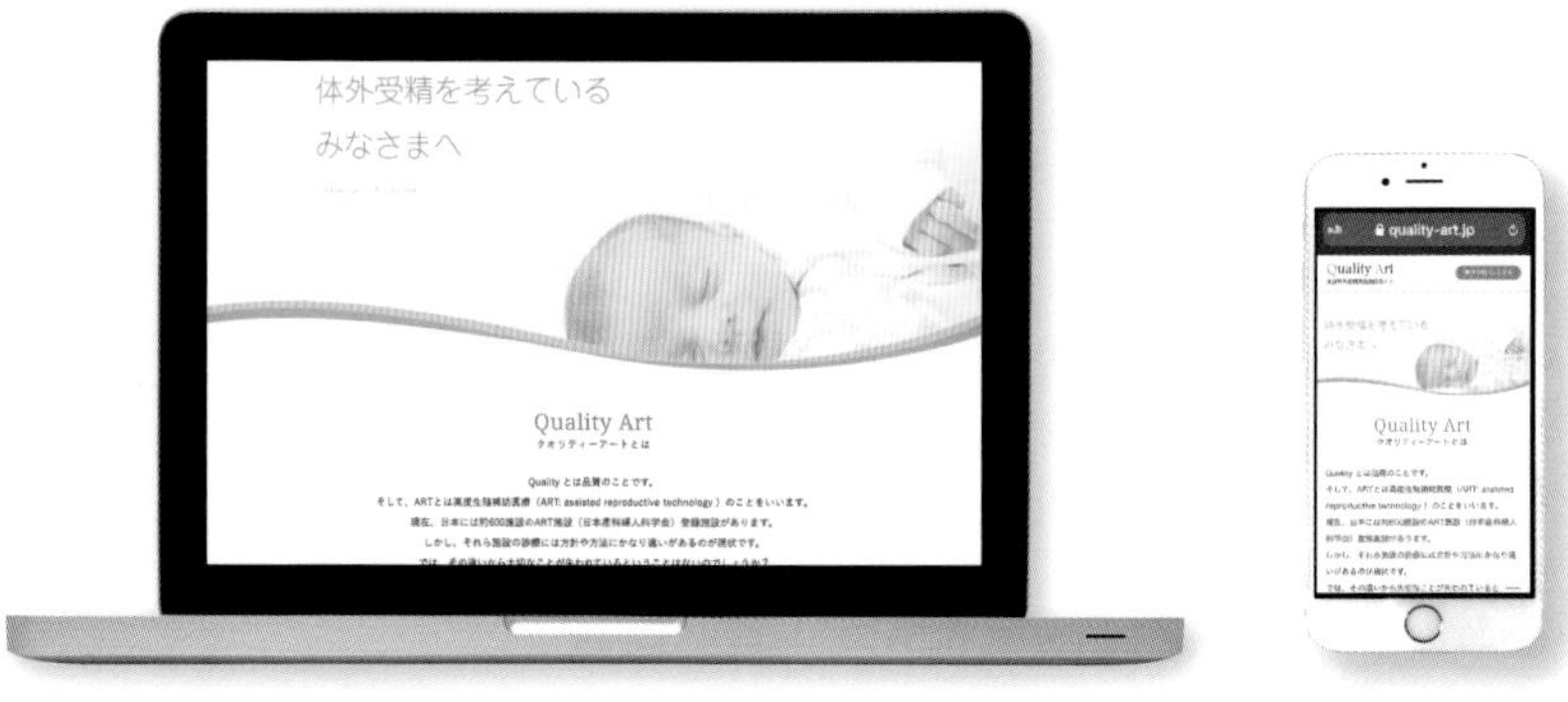

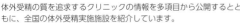

保険診療にお任せの不妊治療でなく、
体外受精のこともよく知って治療に臨むことをオススメします！
きっと、納得の診療を受けることができるでしょう。

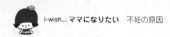

初診は、ふたりで受診しましょう！

不妊症の原因は、女性にあることもあれば男性にあることもあります。全体としては、ほぼ半々とする統計も出ています。そして、子どもができれば親としてふたりで育てます。ですから、治療の時からふたりが協力し合っていくことはとても大切なことです。不妊治療での成績も、協力し合う力が強いほど良い結果が出ているといいます。保険診療でも自由診療でも、ふたりが受診することから治療はスタートします。

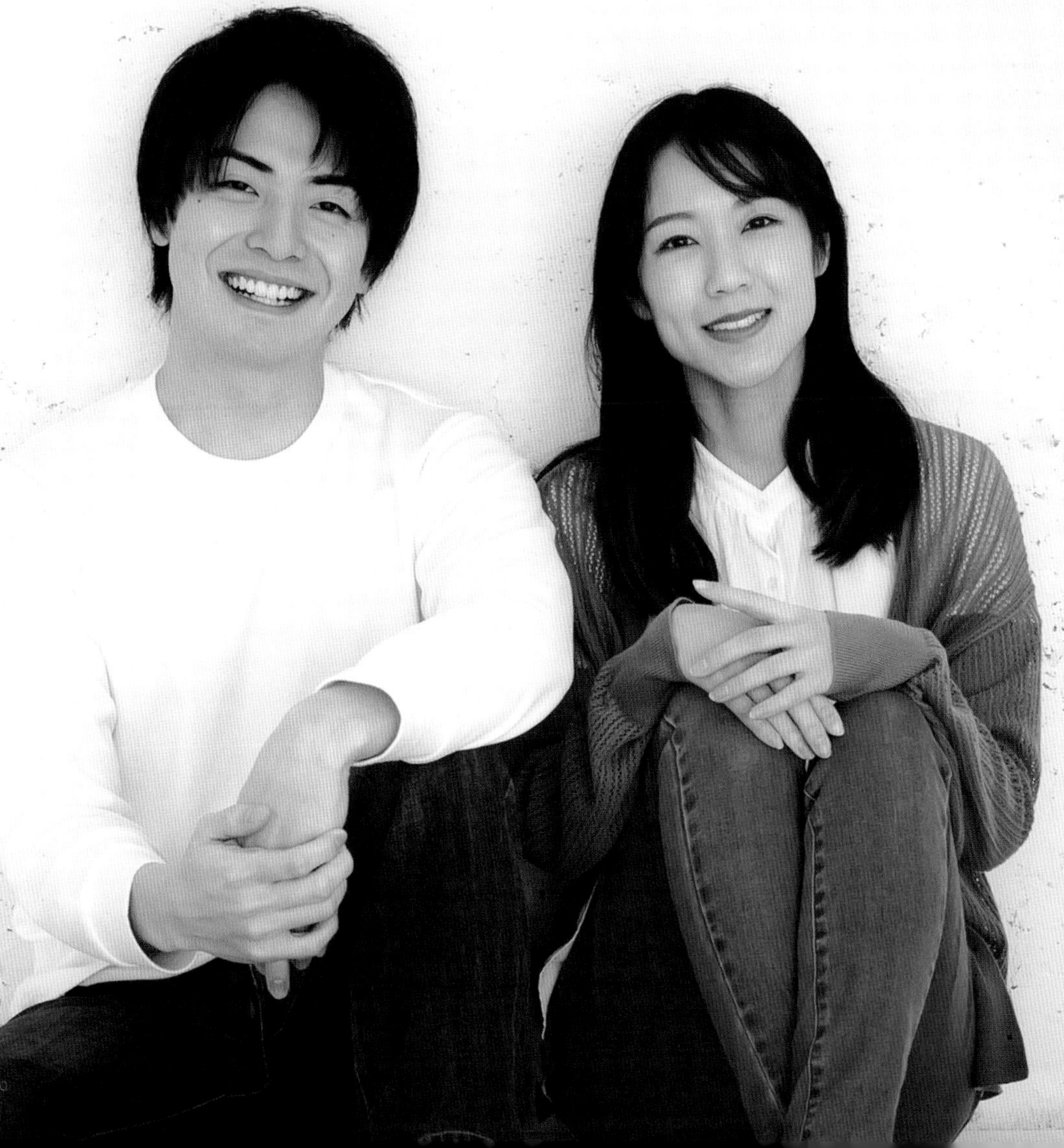

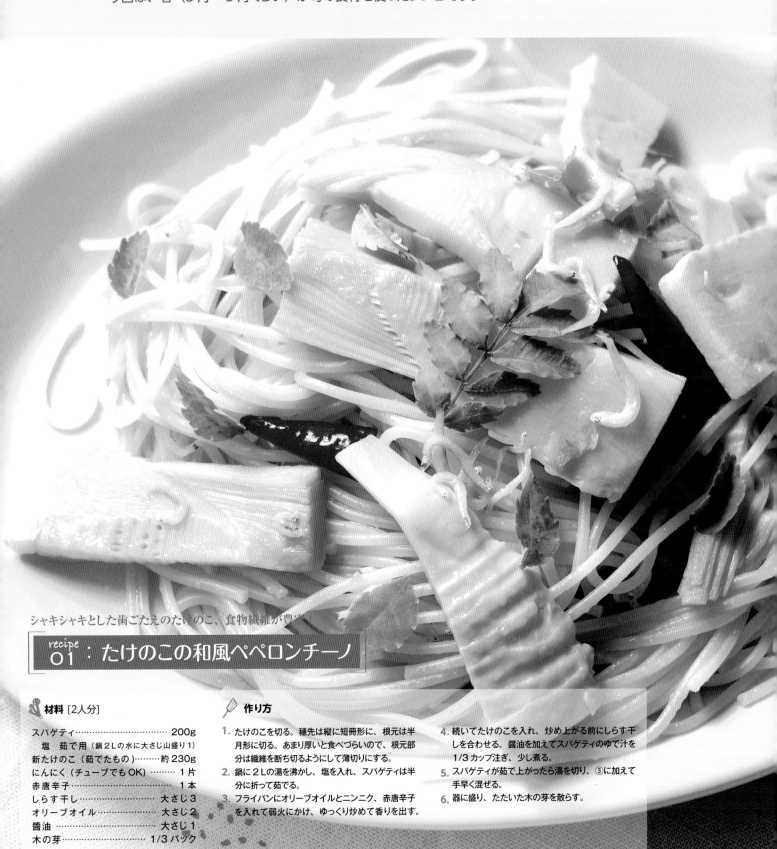

ママなり 応援レシピ

季節ごとの旬の食材は、新鮮でおいしく食べることができます。また、栄養も豊富！
今回は、春（3月～5月くらい）が旬の食材を使ったレシピです。

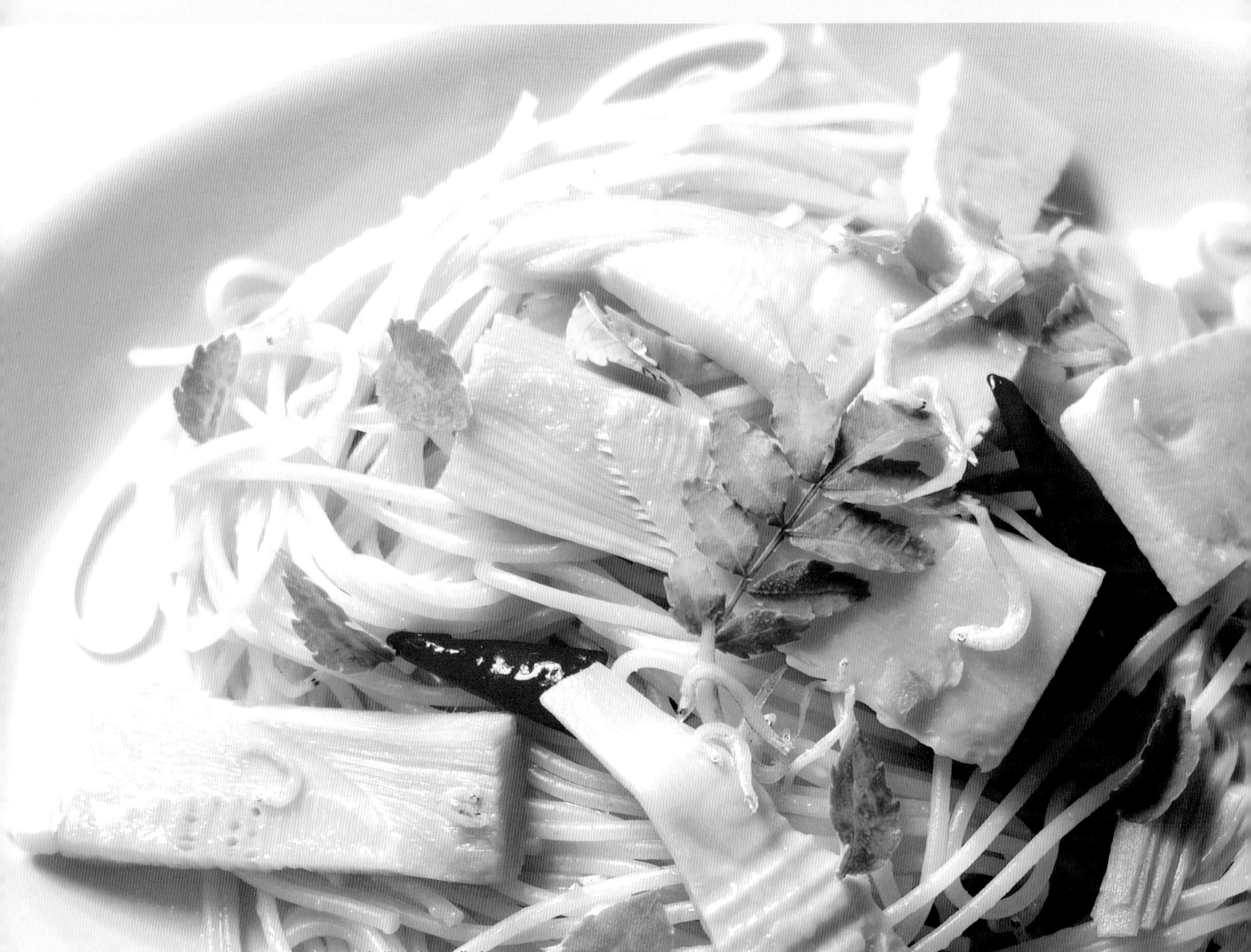

シャキシャキとした歯ごたえのたけのこ、食物繊維が豊

recipe 01 ：たけのこの和風ペペロンチーノ

材料 [2人分]

スパゲティ……………………………… 200g
　塩　茹で用（鍋２Lの水に大さじ山盛り１）
新たけのこ（茹でたもの）………約 230g
にんにく（チューブでもOK）……… １片
赤唐辛子……………………………… １本
しらす干し………………………… 大さじ３
オリーブオイル…………………… 大さじ２
醤油 ……………………………… 大さじ１
木の芽………………………… 1/3 パック

作り方

1. たけのこを切る。穂先は縦に短冊形に、根元は半月形に切る。あまり厚いと食べづらいので、根元部分は繊維を断ち切るようにして薄切りにする。
2. 鍋に２Lの湯を沸かし、塩を入れ、スパゲティは半分に折って茹でる。
3. フライパンにオリーブオイルとニンニク、赤唐辛子を入れて弱火にかけ、ゆっくり炒めて香りを出す。
4. 続いてたけのこを入れ、炒め上がる前にしらす干しを合わせる。醤油を加えてスパゲティのゆで汁を1/3 カップ注ぎ、少し煮る。
5. スパゲティが茹で上がったら湯を切り、③に加えて手早く混ぜる。
6. 器に盛り、たたいた木の芽を散らす。

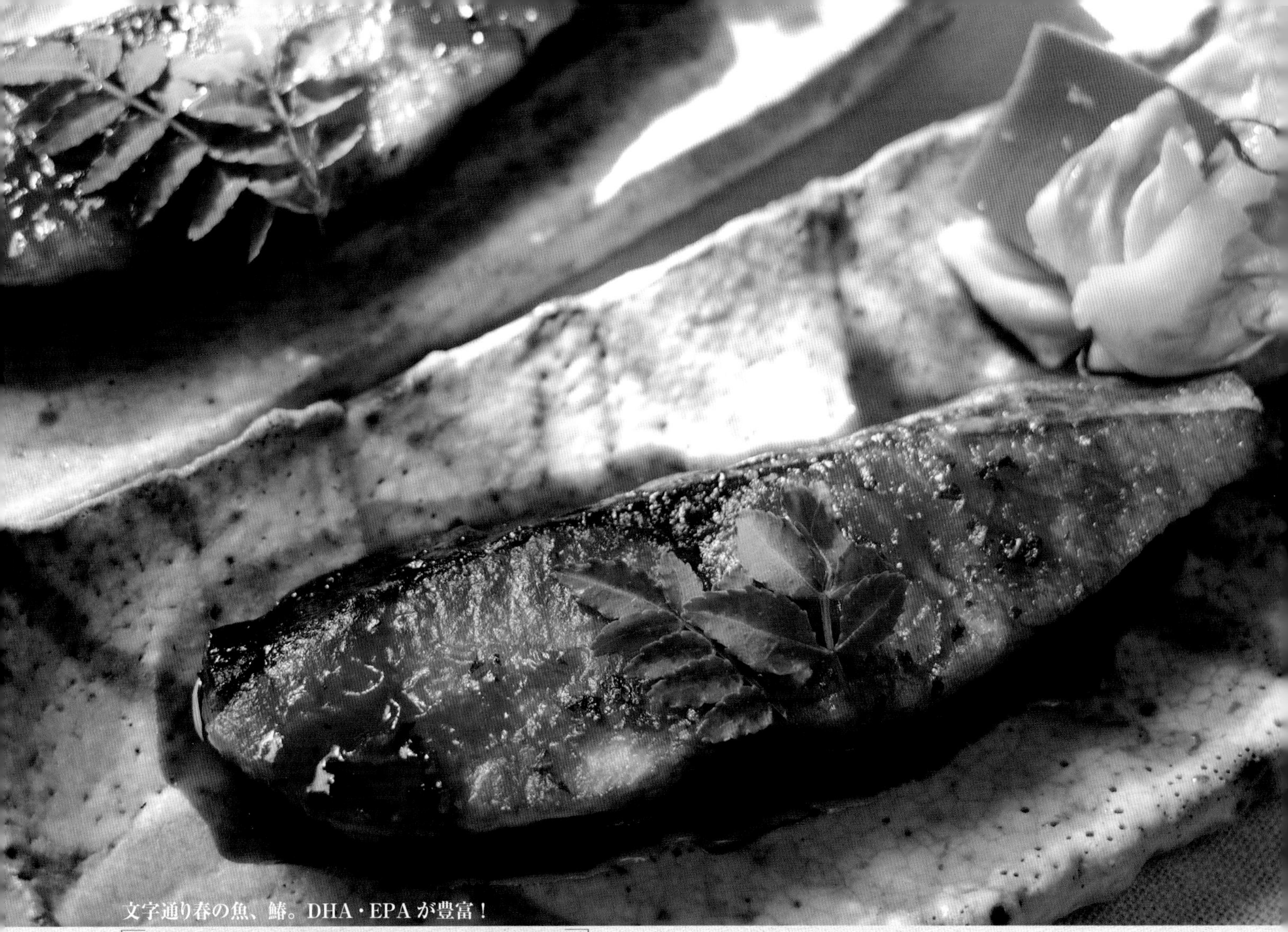

文字通り春の魚、鰆。DHA・EPA が豊富！

recipe 02：さわらの木の芽焼き

材料 [2人分]

さわら切り身 ……………………… 2 切
木の芽 ………………………… 2/3 パック
片栗粉…………………………………適量

たれ
酒………………………………大さじ2
みりん…………………………… 大さじ 1
砂糖……………………………小さじ 1
醤油……………………………大さじ3

作り方

1. さわらに切り身はさっと水洗いして水気をふき取り、片栗粉をまぶしておく。
2. 木の芽は飾り用に 4 枚残して、2/3 パックを包丁で刻む。
3. たれの材料を混ぜ合わせ、刻んだ木の芽を加える。フライパンにサラダ油を熱し、さわらの切り身を盛り付ける面から中火で焼く。いい焼き色がついたら裏返し、しっかり火を通す。
4. さわらに火が通ったらフライパンにたれを流し入れ、よく絡ませる。
5. お皿に盛り付け、取っておいた木の芽を X に並べて、冷蔵庫で冷やしておいた野菜の甘酢漬けを添えてできあがり。

Recipe Memo

片栗粉をまぶし、焼いてからたれを絡めるやり方はとっても時短になります。魚や鶏肉の照り焼きなどにも応用できます。もちろん時間がある時は、片栗粉はふらず、たれにつけ込むのも美味しくいただけます。

食卓に冷たい状態で出すものから作り始めるのがおすすめ！

< 野菜の甘酢漬け > 多めに作って残りは常備菜に！

[材料]

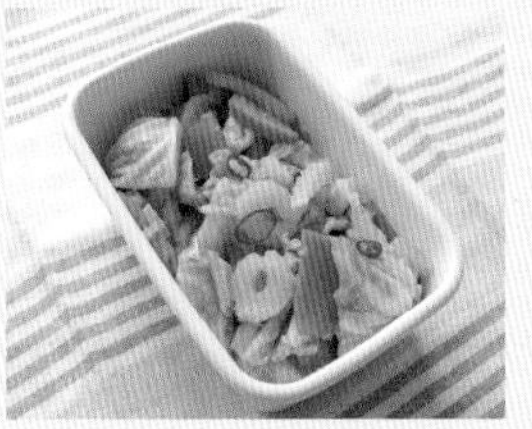

春キャベツ　4枚（320 g）
人参　1/4 本（40 g）
セロリ　1/3 本（50 g）

A　塩　小さじ 1
　酢　大さじ 5 ～ 6
　砂糖大さじ 1.5
　ごま油　小さじ 2

B　ごま油　小さじ 2
　生姜　25 g
　輪切り唐辛子　少々（1 ～ 2 本分くらい）

[作り方]

1 人参とセロリはキャベツと同じくらいの長さで薄切りにする。野菜はラップで包み、電子レンジ 500 w で3分 30 秒加熱し、ザルに広げて冷ましてからボウルに入れる。
2 Bの生姜は生の場合は千切りにする（チューブでもOK）。フライパンでごま油と生姜と唐辛子を合わせて熱し、Aの調味料を加えてひと煮立ちさせ、①の野菜に回しかけ、全体になじませたら、冷蔵庫で冷やしておく。

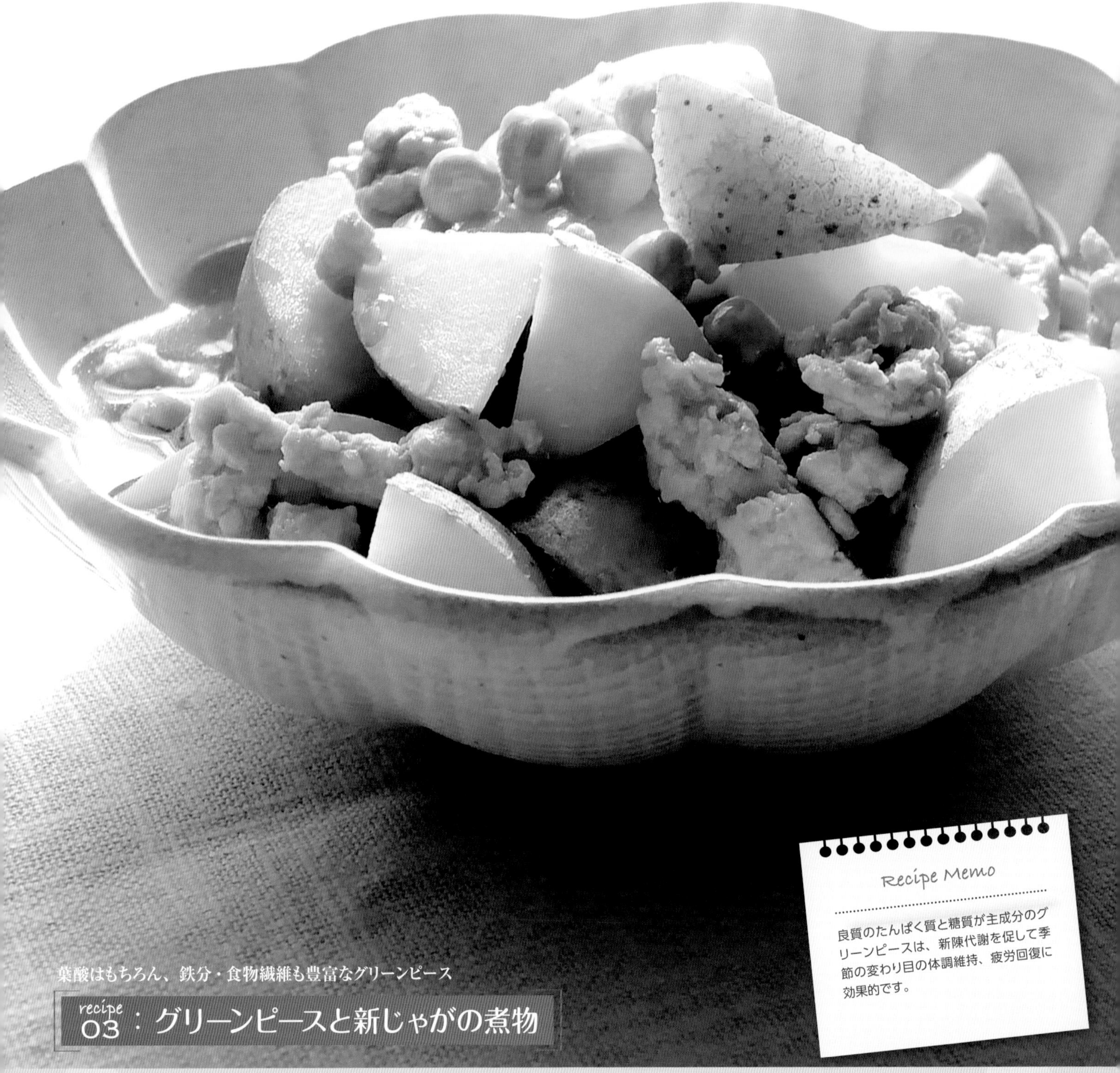

Recipe Memo

良質のたんぱく質と糖質が主成分のグリーンピースは、新陳代謝を促して季節の変わり目の体調維持、疲労回復に効果的です。

葉酸はもちろん、鉄分・食物繊維も豊富なグリーンピース

recipe 03 ：グリーンピースと新じゃがの煮物

材料 [2人分]

グリーンピース ………………… 80g
新じゃが………………… 6個（180g）
鶏ひき肉 ……………………… 80g
新ショウガ……………………… 10g
サラダ油……………………… 大さじ1
だし汁……………………… 1.5カップ

A
砂糖・みりん・醤油　各大さじ1
B
片栗粉 小さじ1＋水 小さじ1

作り方

1. グリーンピースは塩ゆでし、ザルにあけ水につけておく（豆に皺が寄るのを防ぐ）。
2. 最後の飾り用に、針生姜を切っておき、残りはみじん切りにする。
3. 新じゃがはよく洗い、皮つきのまま4等分して水にさらし、水気を切る。
4. 鍋に油を入れ、みじん切り生姜と鶏ひき肉を炒める。ジャガイモを加え、全体に油がまわるように炒める。
5. だし汁を加え、煮立ったらアクを取り、Aを順に加えて落し蓋をして煮る。
6. 柔らかくなったら煮汁にBでとろみをつけ、水気を切ったグリーンピースを加えて混ぜる。豆を余熱で温めてから器に盛りつけて、針生姜を飾る。

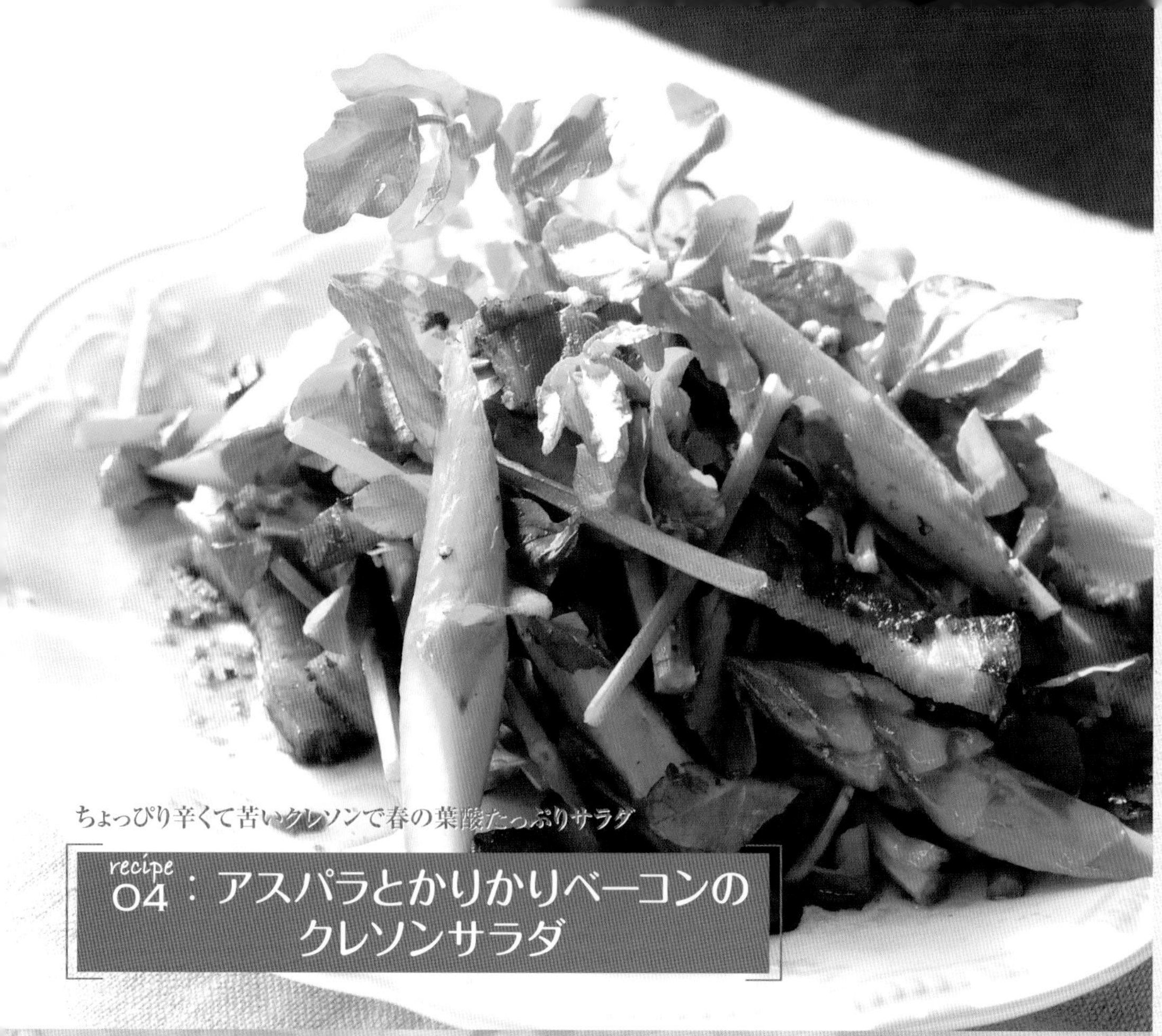

ちょっぴり辛くて苦いクレソンで春の葉酸たっぷりサラダ

recipe 04：アスパラとかりかりベーコンのクレソンサラダ

材料 [2人分]

クレソン……………………………1束
グリーンアスパラガス………3本
ベーコン……………………………2枚
サラダ油……………………大さじ1
塩コショウ…………………………少々

<マスタードドレッシング>
粒入りマスタード …………小さじ1
酢 ……………………………大さじ1.5
砂糖………………………小さじ1/3
（辛いのが苦手なら増やしても）
塩………………………………ひとつまみ
オリーブオイル………………大さじ1

作り方

1. マスタードドレッシングを作る。オリーブオイル以外の材料を混ぜて、塩が溶けてからオリーブオイルを加え、よく混ぜ合わせて冷蔵庫へ入れておく。
2. かりかりベーコンを作る。2センチ幅に切ったベーコンをサラダ油で炒め、かりかりにする。できたベーコンだけをお皿に取り出しておく（油は使う）。
3. アスパラは下1/3の皮をピーラーで剥き、長さは3～4等分にして、食べやすい長さに切る。
4. クレソンはよく洗い、食べやすい長さに切り、水気を切って冷蔵庫へ入れておく。
5. ベーコンを炒めた油でアスパラを炒めて塩コショウする。
6. お皿にクレソン、炒めたアスパラ、かりかりベーコンを盛り付け、ドレッシングをもう1度よく混ぜ合わせてかける。

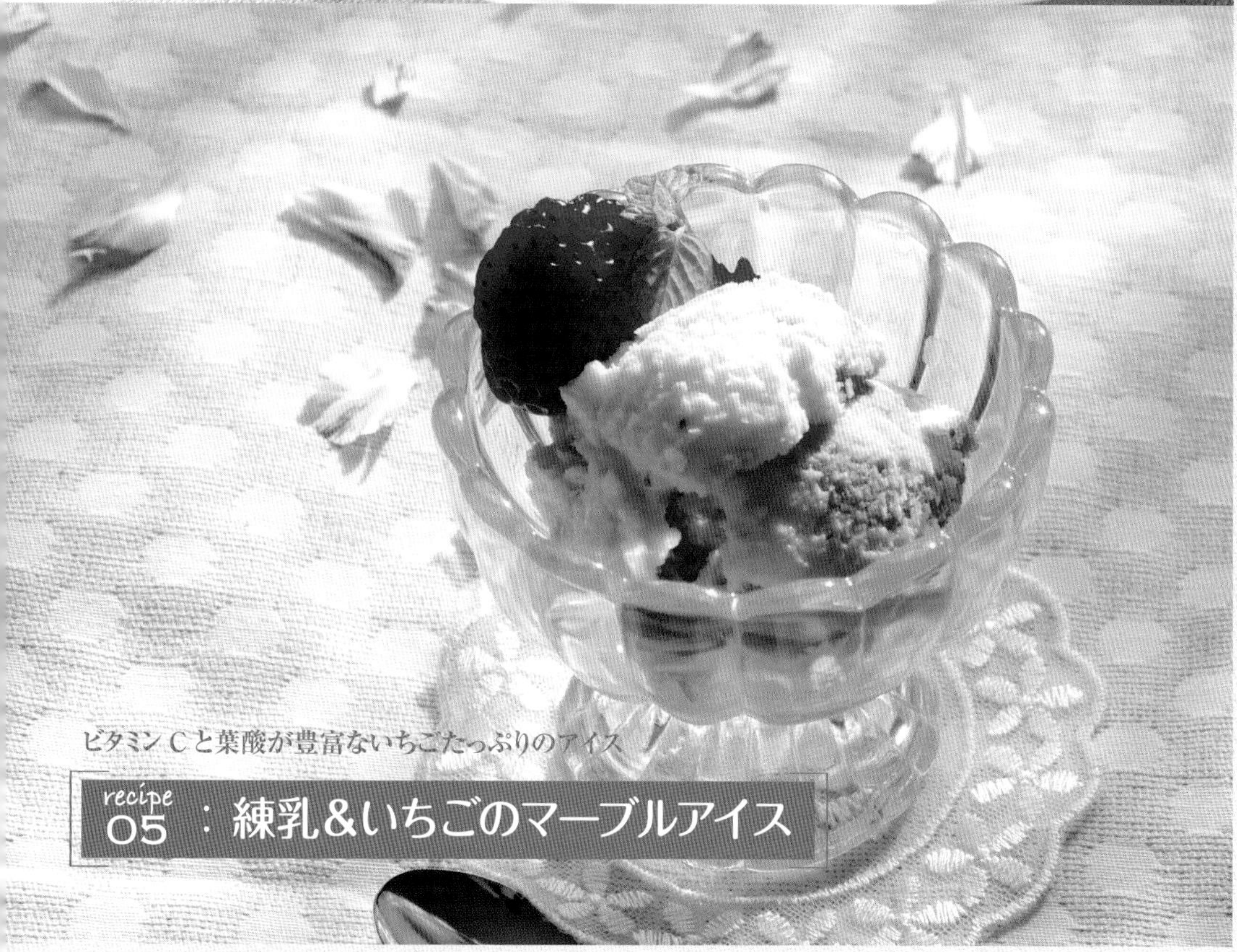

ビタミンCと葉酸が豊富ないちごたっぷりのアイス

recipe 05：練乳&いちごのマーブルアイス

材料 [10 cm× 20 cm× 6 cmの容器1個分]

牛乳…………………………200cc
グラニュー糖………………20g
練乳…………………………62g
生クリーム…………………125cc
いちご…1/2パック（150gくらい）

作り方

1. 牛乳とグラニュー糖を火にかけ、沸騰直前まで温める。グラニュー糖が完全に溶けたら練乳を加えて漉し、ハンドミキサーで完全に冷めるまでよく混ぜる。
2. 1を冷凍庫で凍らせる。
3. いちごをミキサーでピューレ状にして、冷蔵庫で冷やしておく。
4. アイスクリームが出来上がってから、いちごピューレを少しづつ加えて混ぜ、マーブル模様に仕上げる。

point

小粒のいちご（とちおとめ等）は1個平均約8g、中粒（とちおとめ等）1個平均 14.6 g、大粒（あまおう、紅ほっぺ等）1個平均約 44 gあり、時期や品種で大きさが異なります。

おいしいいちごの選び方は、
1. ヘタが緑色で、大きいもの。
（3月以降は小さいヘタでも反っているもの）
2. 形がきれいで艶のあるもの
（糖度が高いと粒が大きくなる）。
3. つぶつぶに注目！ つぶつぶが埋もれて見えるもの。
4. ヘタの根元から赤いいちごは、しっかり熟して甘いです。

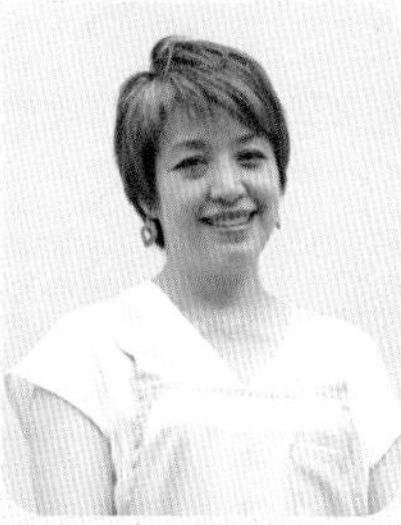

Profile 栄養士&食育インストラクター **眞部やよい**さん

栄養士として高齢者施設や大学病院などで勤務。

不妊治療に専念するために退職してからは、家族の健康と妊娠しやすいからだづくり&妊娠に不足しがちな栄養素（私は、特にビタミンDでした!）を考えながら、日々レシピを考案しました。

栄養はできるだけ食品から摂取すること、1日1万歩目標に歩き始めてからは卵子の質も良くなったように思っています。

不妊治療4年目にして、待望の妊娠!

栄養士として、また赤ちゃんを願う未来のママたちを想って、ママなり応援レシピをお届けします。

連載第4回
私の疑問と心配
妊活と不妊治療のアレとコレ

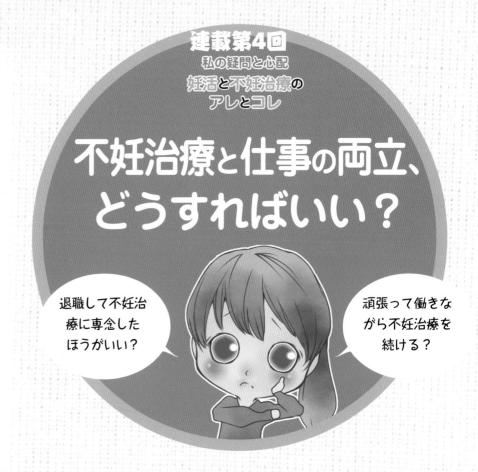

不妊治療と仕事の両立、どうすればいい？

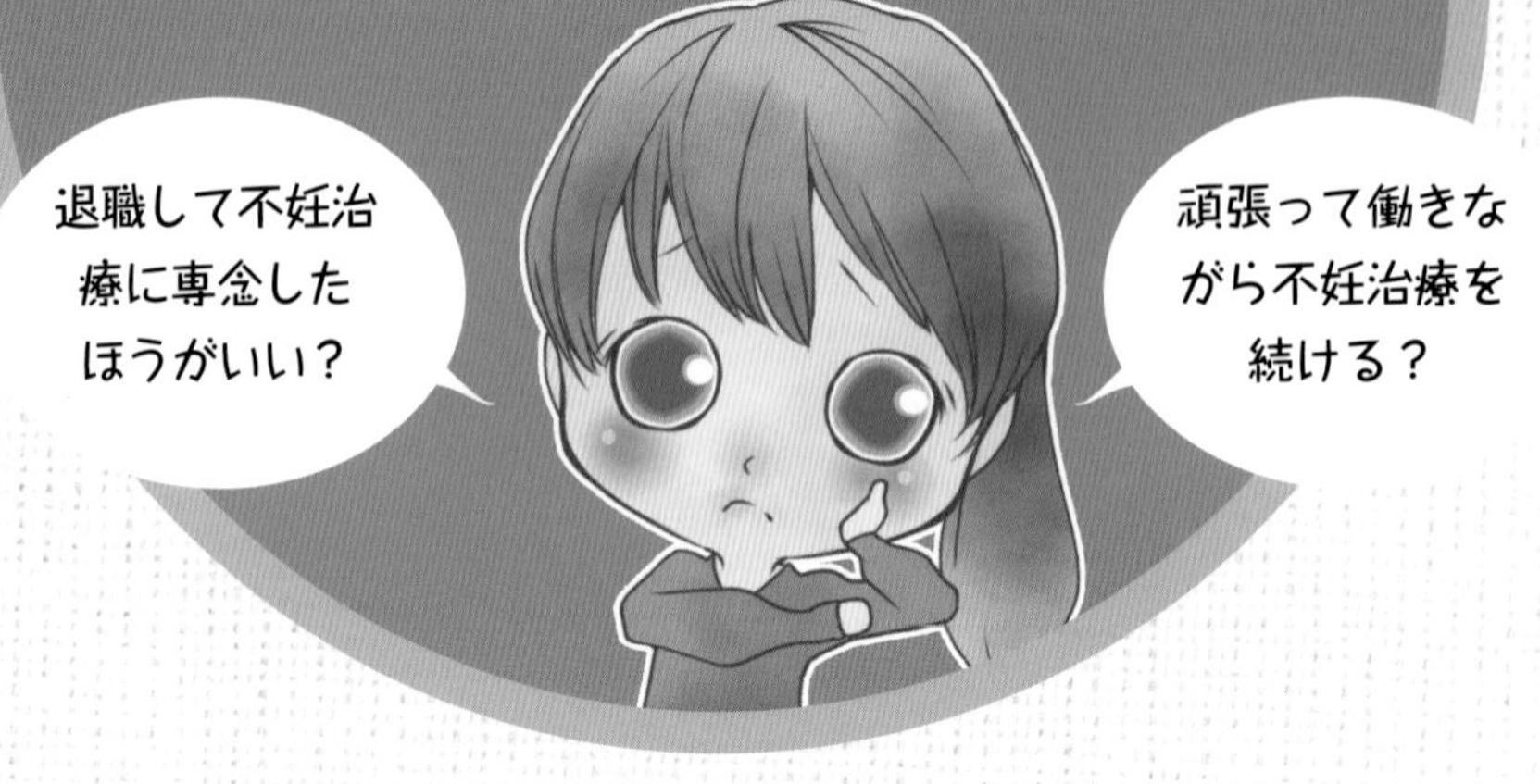
退職して不妊治療に専念したほうがいい？
頑張って働きながら不妊治療を続ける？

不妊治療と仕事を両立する４つのポイント！

多くの人が、大変さを感じながらも、仕事と不妊治療を両立されています。

ただ、個人差はありますが、不妊治療は体力的にも精神的にも負担がかかりますし、「治療すれば必ず妊娠できる」という保証はありません。ですから、いつまで治療を続ければよいのか、先が見えない不安もあるでしょうし、経済的な不安もあるでしょう。また、仕事のストレスや、治療では必要に応じて仕事を休まなければいけないこと、職場に相談するかどうか、相談しても理解してもらえるかどうかなど、悩みをもつ人は少なくないと思います。

今回は、不妊治療と仕事を両立するにはどうすればいいか、４つのポイントをお話します。

TRY 1

不妊治療を休む周期をつくろう

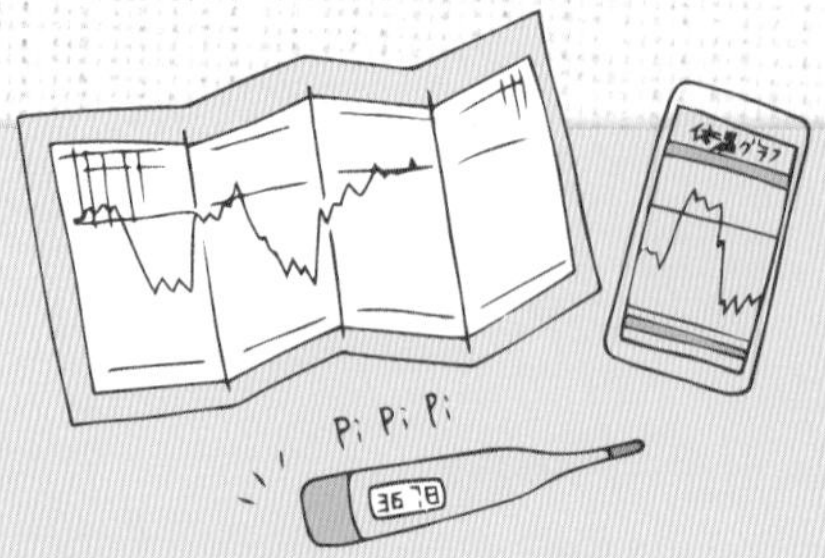

年齢の問題がある場合は、必ずしも当てはまらないかもしれませんが、不妊治療は、毎周期受けなくてもいいと思います。月経が始まって、休みがとりやすい時期や、通院日が確保できそうな時期に行えばいいのです。

不妊治療はお休みすることができますが、仕事でこれまで築いてきたキャリアは、退職したら継続することが難しいのではありませんか？

採卵して、胚が複数個できたら、凍結して、仕事を続けながらライフスタイルに合わせたタイミングで、凍結融解胚移植をおこなうという選択肢もあると思います。

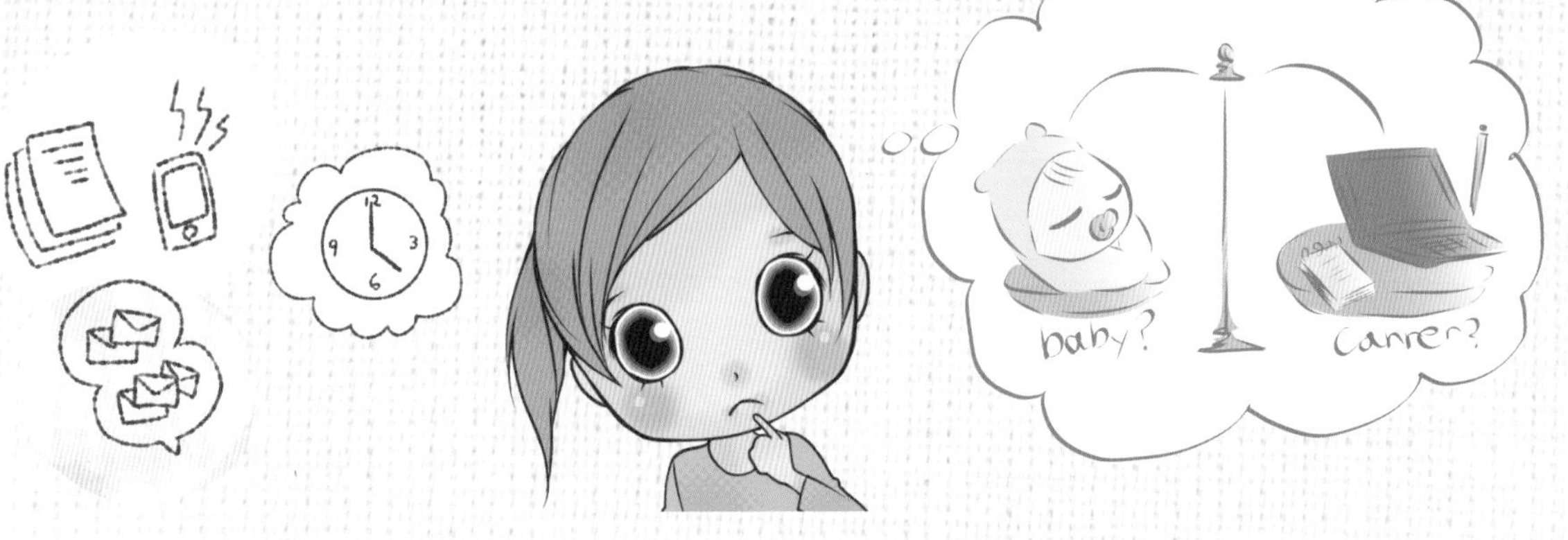

TRY 2

より通院しやすい医療施設を選ぶことも大事

不妊治療では、女性の生理周期に合わせて頻繁に通院しなければならず、通院日も急に決まることが多いです。厚生労働省が2017年に行った調査（※1）では、仕事と不妊治療を両立した人が難しさを感じた理由のうち、上位に「通院回数が多い」という回答がありました。これは、仕事と不妊治療を両立できなかった理由でも上位でした。

通院にかかる負担を減らすため、自宅や職場から近いなど、なるべく通いやすい医療施設を選ぶ（または転院する）こともポイントです。最近は、退勤後でも受診できるよう、遅い時間まで診療していたり、複数の系列院があり、通いやすい医療施設が選べるケースも増えています。ぜひ調べてみてください。

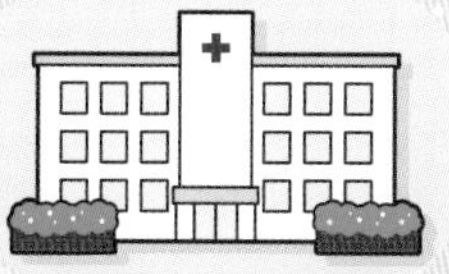

※1「平成29年度 厚生労働省 不妊治療と仕事の両立に係る諸問題についての総合的調査研究事業」

TRY 3

医療施設でカウンセリングを受けてみよう

不妊治療は、必ずしも妊娠できるという保証がないため、常に不安を伴うものです。最終的には、夫婦のもとに赤ちゃんが来てくれることが目標で、不妊治療はその手段ですから、引け目を感じる必要はないのですが、なかには不本意さやためらいを感じている人もいるかもしれません。また、治療を進めるなかで、選んだ治療法や薬剤などが本当に自分に合っているか、気がかりな人もいるでしょう。

医療施設では、医師や看護師をはじめ、胚培養士、臨床心理士などの様々なスタッフが働いています。不妊症看護認定看護師や不妊カウンセラーがいる施設もあります。多くの医療施設で、カウンセリング（主に有料）のプログラムが設けられていますので、悩んでいるなら、思い切って相談してみましょう。

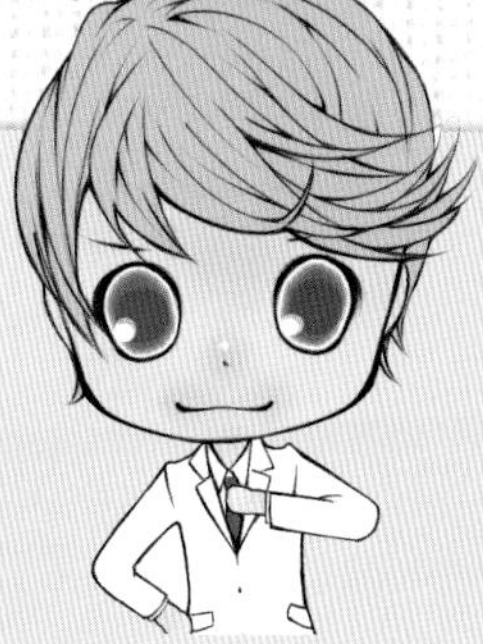

TRY 4

両立のストレスが辛すぎるなら、退職や休職を考えても

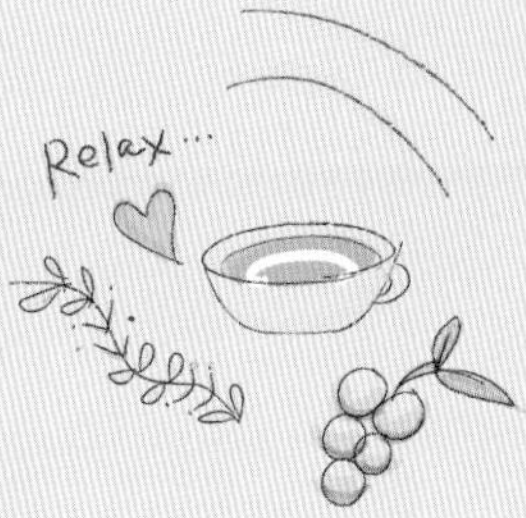

先ほどの厚生労働省の調査では、不妊治療を経験した人のうち、退職したり雇用形態を変えた人は約4人に1人（24%）という結果でした。その理由で多いものは、「通院回数の多さ」が最も多く、ほかには「精神面での負担が大きい」「体調、体力面で負担が大きい」などでした。

現代、日本では約14人に1人が不妊治療（生殖補助治療）で誕生しています。以前よりは不妊治療に対する知識や理解は広がっていると思いますが、それでも十分とはいえません。ただでさえ、本当に妊娠できるかという不安や経済的負担に加えて、不妊治療を受けていることを知られたくない気持ちもあるでしょう。職種や勤務先によって、フレックスタイムやテレワークが利用できなかったり、年次有給休暇が取りにくい場合もあるかもしれません。

また、不妊治療では痛みを伴う採血や検査、注射、内診などのほか、治療内容によっては薬の副作用や採卵、胚移植など、体への負担も大きくなります。

仕事と治療の両立が辛すぎる時は、思い切って一度退職や休職をして、自分なりに期間を決めて治療に専念してもよいかもしれません。

妊娠しやすい
からだづくり

ママ＆パパになりたい ふたりのために

不足しがちな栄養素

パパの健康と精子の健康のために！
ママの元気な卵子とフカフカの子宮内膜を育てるために！
大事な栄養素を紹介します。紹介する以外にも、
カルシウム、ラクトフェリンなど、まだまだ大切な栄養素があります。
けれど、どの栄養素もバランス良く十分に摂取することは、
１日のことでも大変です。まずは、１週間や１カ月という長い期間で考え、
栄養素が云々よりも、いろいろな食品を偏りなく、
たくさんの種類をまんべんなく摂るように心がけましょう。
それでも足りないな、偏っているなと感じたら、サプリメントを上手に使いましょう。

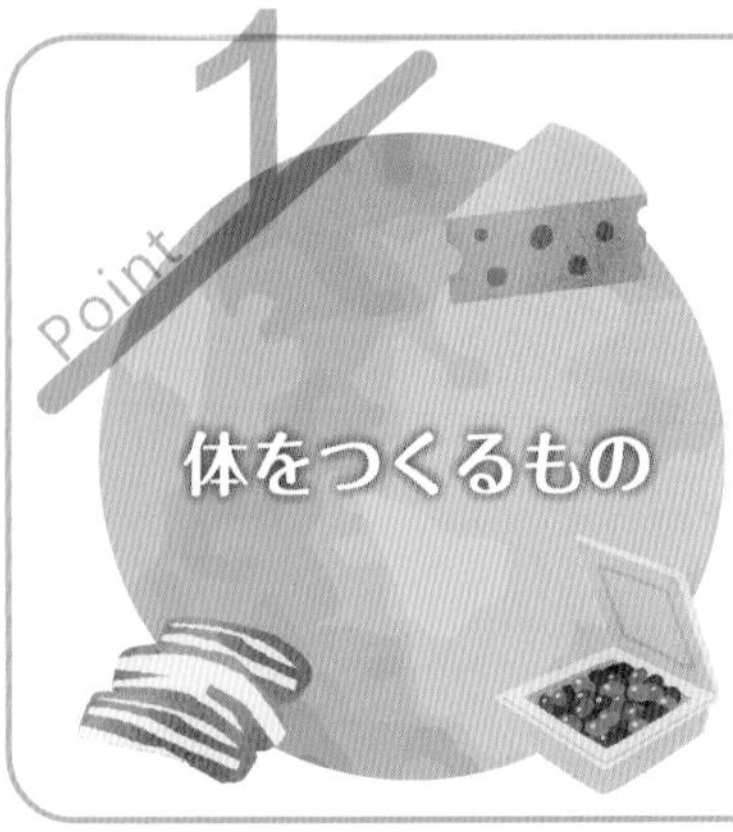
1
Point
体をつくるもの

体をつくる最重要の栄養素といっても過言ではないのがたんぱく質（Protein：プロテイン）です。

たんぱく質には、動物性たんぱく質と植物性たんぱく質があり、肉や魚、卵、牛乳、乳製品などに含まれるのは動物性たんぱく質です。一方、植物性たんぱく質は、豆類（大豆、豆腐、納豆など）、穀物類（とうもろこし、そばなど）、野菜（アスパラガス、ブロッコリーなど）などに含まれています。

たんぱく質は多数のアミノ酸がつながったもので、体をつくるたんぱく質は約 20 種のアミノ酸からできています。そのうち、人の体に必要で、なおかつ体内でつくることのできないものを必須アミノ酸といい、イソロイシン、ロイシン、リジン、メチオニン、フェニルアラニン、トレオニン（スレオニン）、トリプトファン、バリン、ヒスチジンの９種類です。

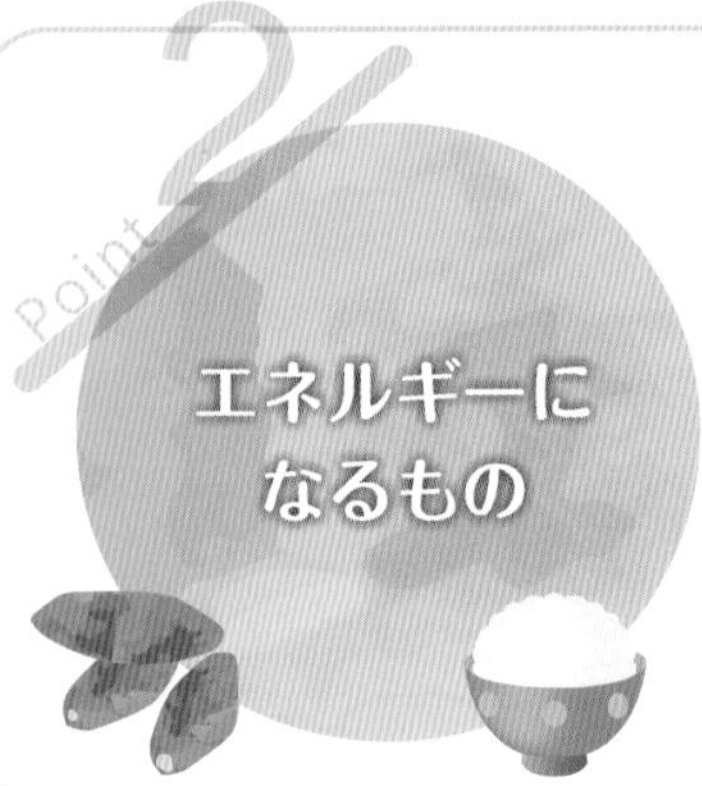
2
Point
エネルギーに
なるもの

糖質は、エネルギーになる栄養素の中で最も重要です。

最近、ダイエットの定番になっている糖質制限ですが、糖質は生きていく上で重要な栄養素です。摂り過ぎも良くありませんが、不足するといわゆるエネルギー不足になるため、良くありません。

活動量によって１人１人に必要な糖質量には違いがあるので、適量を守りながら食生活を送りましょう。

脂質も、糖質同様にエネルギーになり、また少量でも効率良くエネルギーになります。

血液中に含まれる脂質には脂肪酸、中性脂肪、コレステロール、リン脂質の４つがあり、脂肪酸には飽和脂肪酸（動物性脂肪に多く含まれる）と不飽和脂肪酸（植物性油や魚類に多く含まれる）があります。

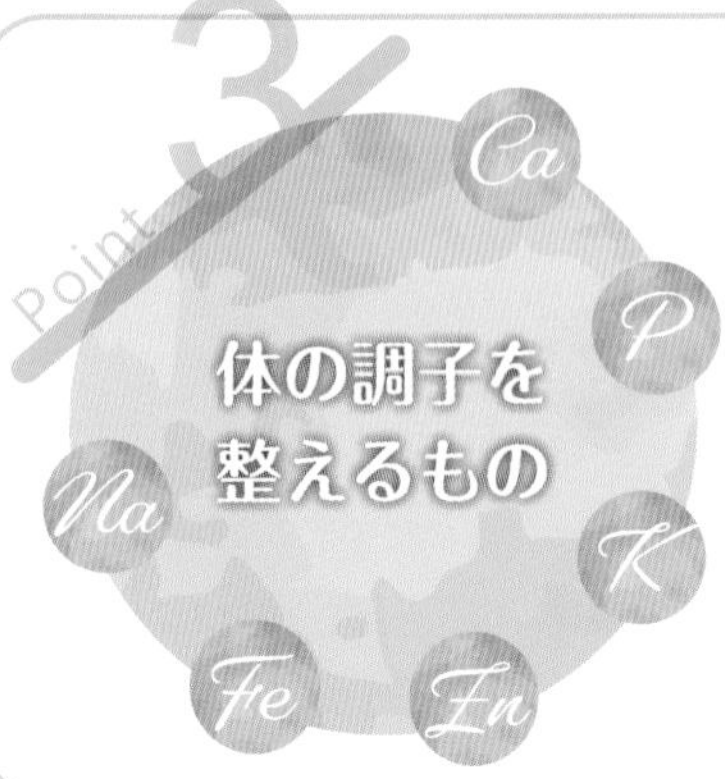

ビタミンは、糖質、脂質、たんぱく質の働きを助け、体の機能を正常に保つための重要な栄養素です。

体内ではほとんどつくることができない、または必要量をつくることができないため、食べ物から摂取する必要があります。

ビタミンには、水溶性ビタミンと脂溶性ビタミンがあります。水溶性ビタミンは余分なものは尿と一緒に排出されるため、過剰症になることはあまりありません。脂溶性ビタミンは、水に溶けることはなく、摂り過ぎると体に蓄積されるため、過剰症を起こす心配があります。

ミネラルは、臓器や細胞の活動を助け、歯や骨の元になります。ミネラルの中でも、ヒトの体内にあり、栄養素として欠かせないことが確定しているものを必須ミネラルといいます。

5大栄養素

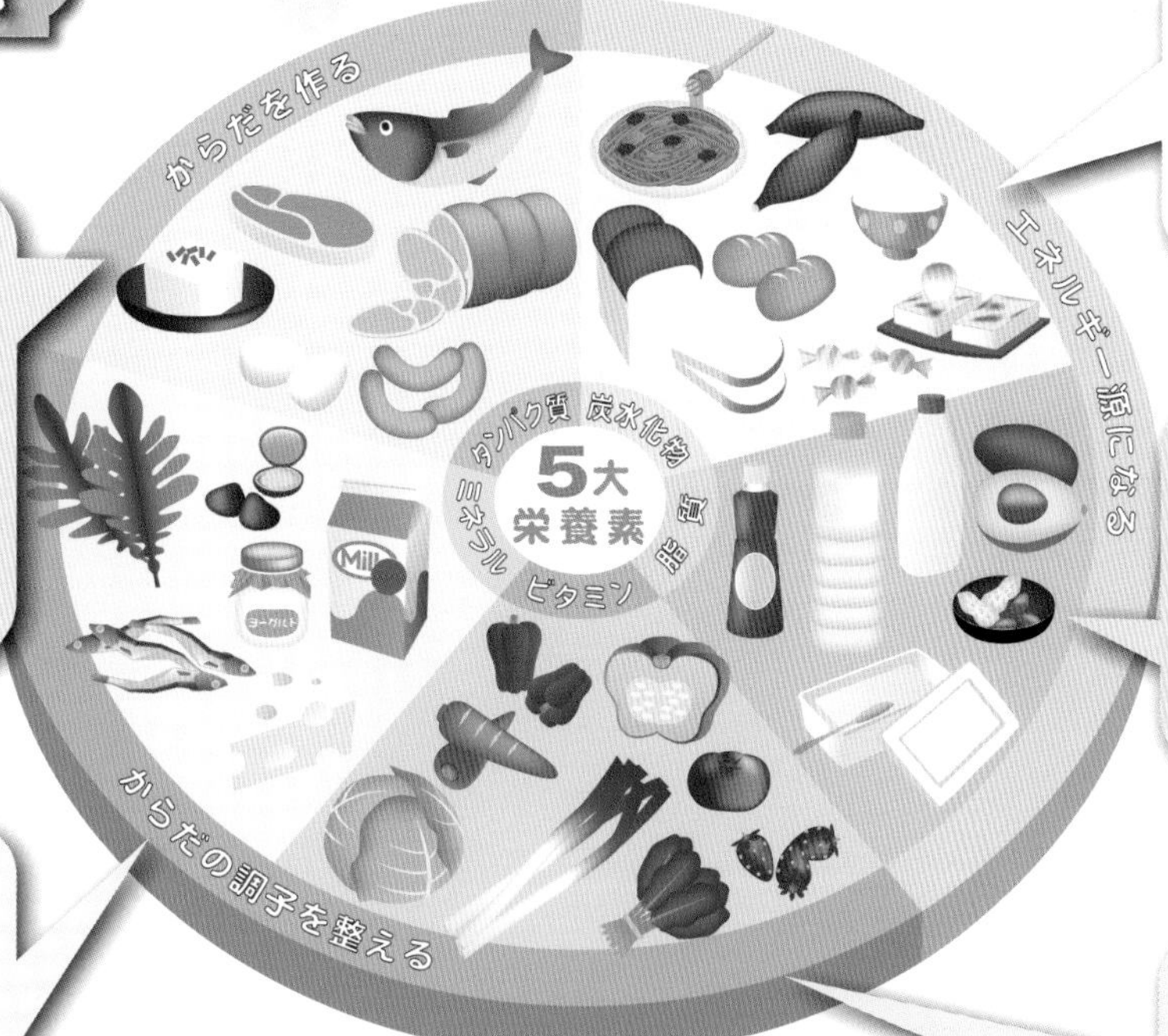
からだを作る
エネルギー源になる
からだの調子を整える
5大栄養素
タンパク質
炭水化物
脂質
ビタミン
ミネラル

たんぱく質には、肉、魚、卵、大豆、チーズなどから摂取することができます。
前より「シワが増えた？」「髪に艶がない！」と感じている人は、たんぱく質不足かも！？

糖質は、エネルギー源として最も多く利用されています。また、摂取してから短時間でエネルギーに変わります。

不飽和脂肪酸のうち、リノール酸、リノレン酸は、体内でつくることができないため必須脂肪酸と呼ばれ、食事から摂取する必要があります。

ミネラルは、岩や土などに含まれる「無機質」の仲間。カルシウムや鉄、亜鉛など100種類がありますが、このうち必須ミネラルは16種類です。

ビタミンは13種類あります。脂溶性ビタミンは4種類、水溶性ビタミンは9種類です。

妊娠中は特に気をつけたい栄・養・素

たんぱく質

筋肉や臓器など体を構成する成分として重要。体に貯めておくことができないので、食事から適切に摂取する必要がある

鉄

赤血球のヘモグロビンに多くある成分で、必須ミネラルの1つ。鉄は、赤血球のなかのヘモグロビンの中にヘム鉄としてある。酸素とくっつき血流に乗って全身へ届ける

葉酸

ビタミンBの一種。細胞分裂の核となるDNAの合成に関係し、ビタミンB12とともに、赤血球をつくるため増血ビタミンとも呼ばれる

ビタミンD

脂溶性ビタミンでカルシウムとリンの吸収を促進して丈夫な骨をつくる。免疫機能の調整をする働きもある

亜鉛

主に骨格筋・骨・皮膚・肝臓・脳・腎臓などにある成分で必須ミネラルの1つだが、体内で作り出せない

オメガ3脂肪酸

DHA、EPA、ALAのことで、血流改善やコレステロール値の低下やアレルギー、炎症などの制御、調節をする

抗酸化ビタミン

ビタミンA、ビタミンC、ビタミンEなどの活性酸素の働きを抑える作用のあるビタミンのこと

水分も大事

私たちの体の半分以上は水分です。成人男性は約60%、成人女子なら約55%を体に蓄えています。

この水分は、酸素や栄養を細胞に届け、老廃物を尿などと一緒に排出し、汗をかいて体温を調節するなどがあります。

血液の成分は、血漿約55%と血球約45%ですが、このうち血漿の約90%は水分でできています。

血液の水分量が少なくなると、脱水につながることもあります。脱水によって体内の水分量が少なくなると血液量も少なくなり、これが血液を濃くしてしまうことにつながります。そこで脱水を予防するために、適度な水分補給が大切になってきます。

強い日差しの中、長時間外にいたり、スポーツをして汗をかいたりすると脱水症状を起こすこともあります。また高温多湿の室内でも脱水症状が起こることもあるため、注意して過ごしましょう。

脱水症状を起こしている時は、糖質・食物繊維・ナトリウム・カリウムなどが含まれている、経口補水液（スポーツドリンクなど）がいいでしょう。

日頃の水分補給は、糖分に気をつけながら緑茶や紅茶、烏龍茶などのお茶類、コーヒーなど好みのものを飲みましょう。また、きゅうりやトマト、すいかなどで水分補給をするのもいいですね。

エナジードリンクなどはカフェインや糖分を多く含んでいるので、飲みすぎないように注意しましょう。

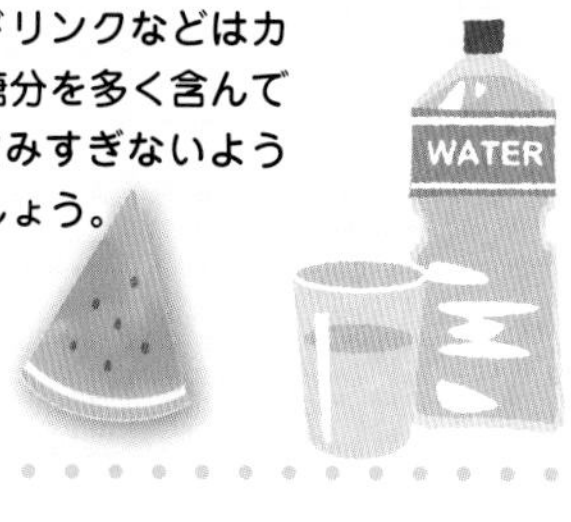

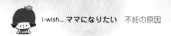

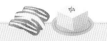

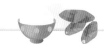

体外受精
実施施設

特別アンケート

日本の体外受精実施施設（医院・クリニック）の現状は どのような感じなのでしょう？

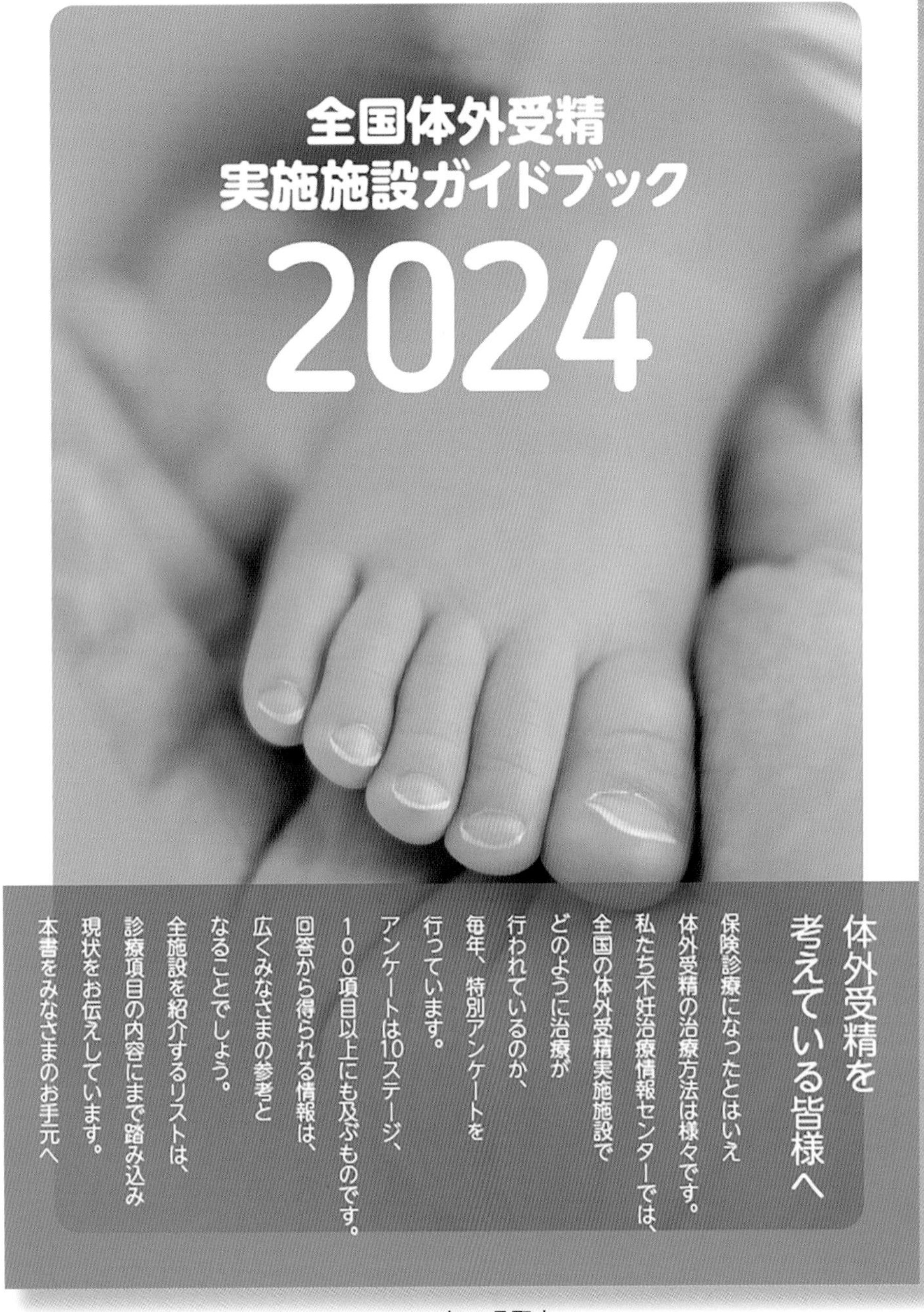
全国体外受精
実施施設ガイドブック
2024
体外受精を
考えている皆様へ
保険診療になったとはいえ
体外受精の治療方法は様々です。
私たち不妊治療情報センターでは、
全国の体外受精実施施設で
どのように治療が
行われているのか、
毎年、特別アンケートを
行っています。
アンケートは10ステージ、
100項目以上にも及ぶものです。
回答から得られる情報は、
広くみなさまの参考と
なることでしょう。
全施設を紹介するリストは、
診療項目の内容にまで踏み込み
現状をお伝えしています。
本書をみなさまのお手元へ

2024年4月配本

結果

不妊治療情報センターでは、毎年、日本の生殖補助医療（体外受精実施施設）の現状を調べたく、特別アンケートを実施しています。

　アンケートの内容は、治療の状況や治療を始める前のことなど、診療に関する10項目に加え、医師（医療現場）の意見や患者さんの様子を寄せてもらいました。

　アンケートの配布先は、全(体外受精実施)施設です。厳密には、厚生労働省への登録申請をして認定を受けている全施設です。日本はその件数が世界で最も多く、600を数えます。それに対して行うアンケート結果は、毎年、約4分の1の施設から回答があり、それをまとめて発表しています。発表は、書籍の出版とWEBです。

　現在、集計、編集作業を行っており、そのご案内と回答施設各位へのお礼、一部内容をここでお伝えします。

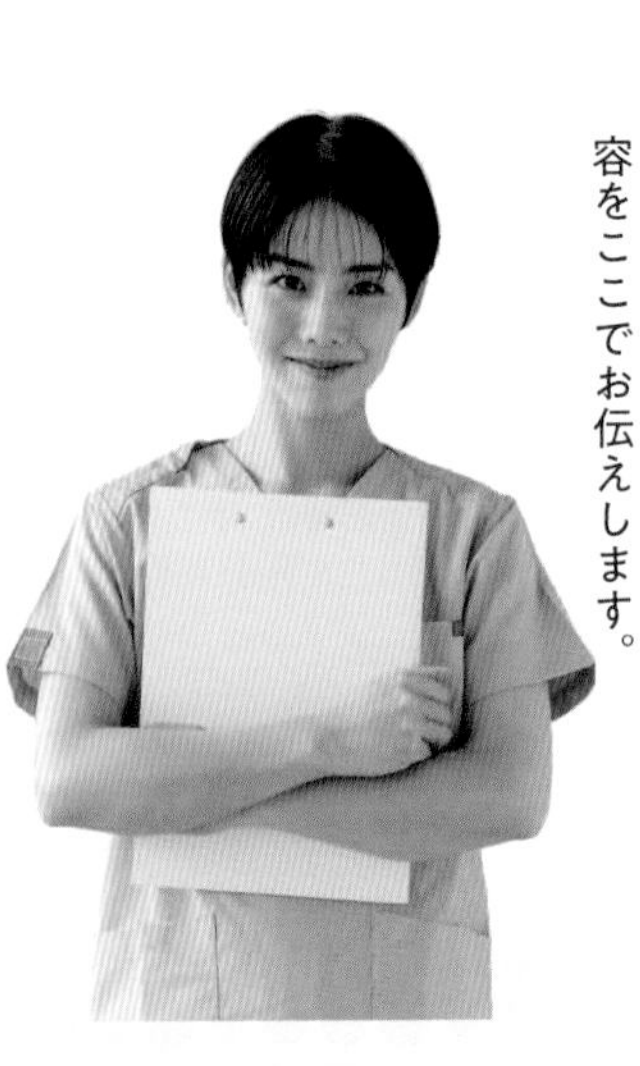

みなさま、ありがとうございました

回答施設一覧

山口レディスクリニック
奥村レディースクリニック
うめだファティリティークリニック
絹谷産婦人科
KAWAレディースクリニック
中野レディースクリニック
渡辺産婦人科
エフ・クリニック
馬車道レディスクリニック
愛育レディースクリニック
福田ウイメンズクリニック
順天堂大学医学部附属浦安病院産婦人科
東京女子医科大学病院
ハートレディースクリニック
レディース&ARTクリニック サンタクルス ザ ウメダ
佐久平エンゼルクリニック
湘南茅ヶ崎ARTレディースクリニック
いながきレディースクリニック
峯レディースクリニック
さくら・はるねクリニック銀座
en婦人科クリニック
うえむら病院リプロダクティブセンター
富山県立中央病院
ソフィアレディースクリニック水道町
国分寺ウーマンズクリニック
神田ウィメンズクリニック
銀座レディースクリニック
リプロダクションクリニック大阪
うつのみやレディースクリニック
永井マザーズホスピタル
kobaレディースクリニック
リプロダクションクリニック東京
高橋ウイメンズクリニック
松田ウイメンズクリニック
山形済生病院
パークシティ吉田レディースクリニック
レディースクリニック北浜
ダイヤビル レディース クリニック
高木病院
横浜市東部病院
レディースクリニックTaya
明大前アートクリニック
丸山記念総合病院
新百合ヶ丘総合病院
森産科婦人科病院
ウィメンズクリニックふじみ野
なごやARTクリニック
麻布モンテアールレディースクリニック
高知大学
レディースクリニックあいいく
ちかざわレディースクリニック
ロイヤルベルクリニック
ヒルズレディースクリニック
広島HARTクリニック
杏林大学医学部附属病院
ASKA レディースクリニック
千葉メディカルセンター
海老名レディースクリニック
仙台ARTクリニック
みのうらレディースクリニック
清水産婦人科クリニック
ふたばクリニック
小塙医院 つくばARTクリニック
まるたARTクリニック
セントルカ産婦人科
可世木レディスクリニック
東京大学医学部附属病院
兵庫医科大学病院
時計台記念病院
よつばウィメンズクリニック
横田マタニティホスピタル
足立産婦人科クリニック
神谷レディースクリニック
杉山産婦人科　新宿
三軒茶屋ウィメンズクリニック
醍醐渡辺クリニック
陣内ウィメンズクリニック
Natural ART Clinic日本橋
山王病院
空の森 KYUSHU
新橋夢クリニック
谷口病院
福島県立医科大学附属病院 生殖医療センター
西川婦人科クリニック
京野アートクリニック仙台
IVF白子クリニック
花みずきウィメンズクリニック吉祥寺
とよた星の夢ARTクリニック（旧グリーンベルARTクリニック）
育良クリニック
成田産婦人科
おおのたウィメンズクリニック埼玉大宮
内田クリニック
中原クリニック
北原レディースクリニック
岡山大学病院
ぎなんレディースクリニック
厚仁病院
真島クリニック
津田沼IVFクリニック
鈴木レディスホスピタル
東邦大学医療センター大森病院
トヨタ記念病院ジョイファミリー不妊センター
クリニックママ
山下レディースクリニック
アイブイエフ詠田クリニック
にしたんARTクリニック神戸三宮院
六本木レディースクリニック
国際医療福祉大学病院
菅谷ウイメンズクリニック
みむろウィメンズクリニック
日吉台レディースクリニック
ふくい輝クリニック
西村ウィメンズクリニック
琉球大学病院
ウィメンズクリニック神野
ミアグレースクリニック新潟

患者さんからの
ご質問やご意見など

- 待ち時間の短縮希望（多数）
- ART が保険適用でありがたい（多数）
- 保険の対象について（多数）
- 体外受精（採卵周期、移植周期）のスケジュールについて（受診日、受診回数、採血やエコーの有無など）
- 保険と自費治療の成績の違いについて
- クレジットカードは使用可能か（複数）
- 保険診療になってのトータルコスト
- 凍結胚の複数保管が保険診療上難しい点
- 年齢や AMH 値から若いうちに凍結しておきたい
- 体外受精を始める方から目安料金が気になる（多数）
- 通院回数について（多数）
- 妊娠率（多数）
- 妊娠しない（着床しない）原因について（複数）
- 私は妊娠できるのか（複数）
- 早く妊娠するにはどうしたらよいか（複数）
- 治療の流れ（多数）
- ART 全般について（複数）
- 移植胚の選択基準
- 保険診療で対応できる治療方針決定のプロセスが複雑でわかりにくい
- 診察対応時間も長引き待ち時間が長くなることへの双方のストレス（頻回なる同意書説明、その他医学的に必要と思われない事務手続きがあり、それが煩雑なため）
- 妊娠への不安
- 仕事との両立が大変（複数）
- 一般不妊治療に年齢、回数制限はあるのか
- 自治体の助成金について
- ART 貯卵の可否について
- 排卵時の痛みや麻酔に関する質問
- スタッフの対応にお褒めの言葉がある
- サプリメントの取り扱いについて
- 何歳で治療を中止すべきか
- 夫が協力してくれない
- 精神的にきつい

アンケート結果より（参考）

体外受精の説明の形式について

説明スタッフについて

説明資料について

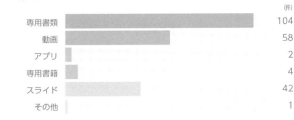

2-1 体外受精の説明について 形式・スタッフ・資料

※ 発行書籍では 10 項目にわたる情報を展開しています

参考資料 日本の体外受精の現状は ？

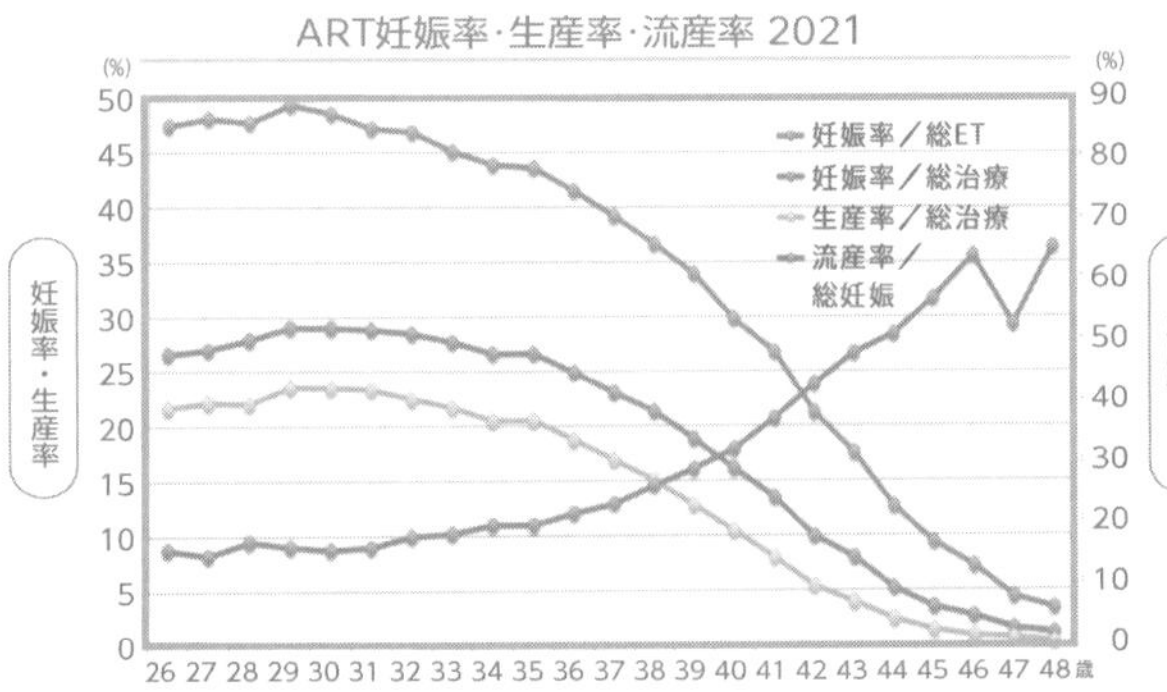

年齢と妊娠率

グラフは、日本産科婦人科学会が発表している体外受精による妊娠率・生産率・流産率（2021 年版）です。このグラフから体外受精における女性の年齢と妊娠の関係がわかります。

妊娠率、生産率、ともに 30 歳半ばから下がりはじめ、40 歳半ば以降はかなり厳しいことがわかります。生産率（生きた赤ちゃんが生まれている確率）では、治療数あたりで 20%以上なのは 35 歳までです。

胚移植あたりでの妊娠率は、36 歳までは 40% 以上ありますが、それ以降は急激に下降していくことがわかります。

そして、37 歳を超えると流産率が高くなることからも、女性にとって年齢が妊娠・出産にとって大きな意味を持っていることがわかります。

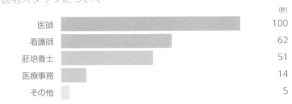

先生からのご意見や ご希望など

● PGT を先進医療にすべき（現在 先進 B を先進 A に）
●不妊治療においては「混合診療」を認めるべき
●保険の料金設定が根拠不明
●精子凍結代がないのは理解にくるしむ
●凍結精子の扱いについて保険点数に入れて欲しい
●レセプトを提出する上で算定できる・できない含めて解釈が分からないため、薬の投与量やエコーの回数・採決の回数なども含めて、詳しく記載した説明が欲しい
●超音波の回数制限は混合診療にならない様に注意が必要なので混合診療を認めて欲しい
● AMH は一般不妊の方でも保険で算定してほしい
●縛りが多くなり胚が残っている状態での検査治療が混合診療となるためすべて自費で治療をせざるを得ない場合があるなど患者負担が増えるケースがある
●体外受精に関してはある程度混合診療可能にして欲しい
●柔軟な対応がないと治療を諦めてしまう人が出る
●薬の制限が多くまた供給不足も多数あり治療の制限が生じているためもっと早く制限を解除して欲しい
●薬剤の使い方に制限があり治療に難渋することがある
●これまで高価であった薬剤を処方しやすくなった
●グレーゾーンが多すぎて分かりにくい
●他地域で保険が切られていないものが切られていたりする
●書類が増えすぎて人手が足りない
●薬の入荷が滞っている
●保険で先発品が使えて後発品が使えなかったりすることが困る
●今後の改定に期待
●不妊治療は夫婦という単位で行うため両方に適切なアプローチが必要だが、それは複雑多岐にわたるため保険の対応で全て可能なわけではなく、個別に判断に基づいて行わなければならないので、混合診療的に弾力性を持った運用が可能な状況にすべき
●プロゲステロン製剤や HMG 製剤の不足が深刻化、反復着床不全患者が保険診療の恩恵を受けられず経済的負担が大きくなっている
●薬剤の使用方法には改善の余地がある (クロミッド、ジュリナなど)、PGT-A を希望する患者の減少 (早期保険診療化が望ましい) 検査薬の適用範囲が限定され、やりにくいことがある
●保険診療ではないが、自治体により助成のしくみや範囲、金額に違いがあり不公平感がある
●患者様の経済的負担は軽減されていることが多いが、クリニックにとっては自由診療の時よりも収入が減少している
●年齢に応じて移植の保険回数を終了してしまうケースもあり、自費での治療継続は助成金もなく、中止中断を余儀なくされる患者様もおられ、経済的、精神的負担が増悪している印象
●保険になり、20 代 30 代の患者様のエントリーが増え、クリニックの妊娠率は上昇している
●年齢制限、回数制限は無くすべき
●保険になり施設登録関係の書類等、自費でもう少し自由にできていた治療がし辛くなったり、基本的に書類が多くなったり、面倒なことが増えた
●保険診療の様々なルールが複雑、面倒に感じる部分もある
●データを色々各方面に細かく何度も報告しなければならず、負担がやや大きい
●・ホルモン採血の保険回数の上限を増やしてほしい・クロミッドは ART においては保険適用の 10 錠では不十分であることが多い・一般不妊治療でも GnRT アゴニストを保険適用にしてほしい・精子凍結は複数本しても保険適用が好ましい・AMH は治療内容に関わらず保険適用が望ましい・ART の年齢制限を撤廃すべきである
●異次元の少子化対策として、不妊治療領域について、混合診療を解禁してほしい
●・胚移植回数が規定されたため、治療を受けている患者さん、そして治療者側にもストレスを与えている印象を持つ・補助金（助成金）の時と同じ回数制限で、「保険診療」と銘を打たれると医療を行いづらく感じることがある
●男性の感染症検査、卵子凍結、精子凍結の保険適用
●保険診療になり、人工授精、体外受精に進みやすくなった
●経済的負担が減り、不妊に悩む方が以前より安心して治療を受けることができているが、回数に制限があり、重い不妊原因の方や高年齢の方は回数内で妊娠できず、自費診療になるため、以前のような助成金制度がないと再び経済的に大変になるケースがでる
●保険診療の中での検査等に回数制限があり、ルールがしっかり定まっていない中、効率の良い治療をどのように進めていくか医療機関側もまだまだ課題が多い
●全例静脈麻酔の為、静脈麻酔を希望してくる転院者が多い
●多くのクリニックが新たにできて競争が激しくなり、保険診療をきちんとやっていない医療機関が多い
●医療機関の裁量権をしっかりと認めてくれるとよい
●説明の手続きや書類が多すぎる
●・先進医療は始まったが、患者個人にあった治療に対して制約があるために、患者にとってベストとは言えない治療になっている・先進医療における適応として、反復不成功の条件は、患者の精神的負担を考えると厳しすぎると考える・医療者としては最初からできうる限りの治療で、少ないチャンスを生かして挙児を目標としたい
●これまで治療をためらっていた方々には経済的負担が軽くなり、よかったと思う一方、治療内容に制限がかかり、これまで普通に行えた治療が一部できないなどの不都合には疑問を感じる
・不妊期間の短い患者さんが増えた。・高齢で反復する方が減少した。新しい患者さんが増加した。（すぐ卒業できる人が多い）→患者数不変。治療周期不変。自由診療の費用が高額ではなかったため、収入は増加傾向ではあるがあまり変わらない。
●・患者様には経済的メリットが多い（保険適用される方にとって）・診療の自由度が大きく制限されている・保険適用外にとっては負担が大きい制度となっている
●・本当に必要な方に必要な治療が提供できないと感じている・体外受精は保険には含まれないと思う
●・体外受精に入るまでのハードルが下がったのに伴い、ステップアップが早まったが、その弊害として不妊治療を受ける心構えが不十分なまま体外受精を受けるカップルが増加した・妊娠できなかった時の対応に時間を要するようになった・あまりにも気軽に体外受精を受けようとすることには違和感を覚える・39 才、42 才の駆け込み受診が増加し、この年齢の方々のワガママぶりに辟易している
●不妊治療のような不確定要素の高い医療に保険適用することには、これまた違和感を覚えている
●・行える技術や超音波検査回数に制限があるため、ベストと考えられる不妊治療は行えない・そのため 38 ～ 42 才の不成功の度に重症化が急速に進む方々にとっては、失敗を重ねてより不利となる人が増える・また HMG 製剤など重要な薬が入手困難となっており、問題・国が保険出費を減らすため薬価を下げ過ぎ、製薬会社が薬の原料に出せる価格が下がり、全世界的にはよく高く買う国へ原料が売られ、日本に来なくなってきている・問題が多い

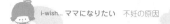

from 2003

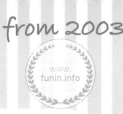

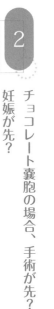

www.funin.info

ママなり談話室

本コーナーは、サイト（ホームページ／ www.funin.info）に日々寄せられる相談とそれに対するお返事を抜粋したものです。
不妊治療で悩まれる方は全国に多くいらっしゃいます。私たちは、みなさまが少しでも不安や心配なく妊活や治療に臨めるよう願っています。

contens

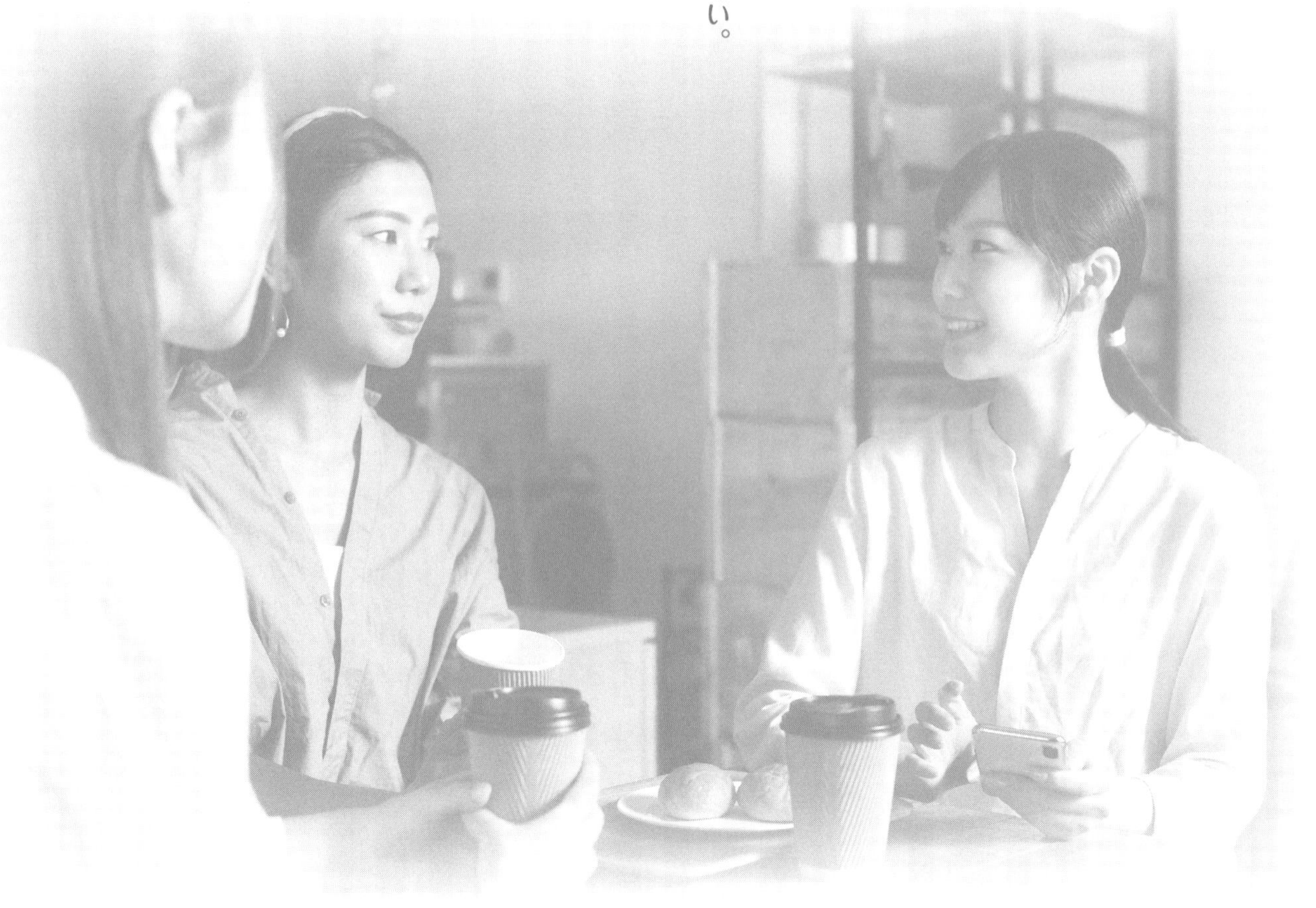

1

AMH値は1年でどのぐらいのペースで低下しますか?

31〜35歳・岩手県

結婚2年目の夫婦共に31歳です。今年の2月から不妊治療をおこなっています。

夫の精液検査は異常なしでした。私は、子宮卵管造影検査、子宮がん検査は特に問題なかったのですが、血液検査でAMH値が1.1でした。他の血液検査項目は正常範囲でした。

タイミング療法を6回おこないましたが、成果はなく、来月から人工受精をする予定です。

しかし、夫から「他に悪いところがあるのかもしれないから、セカンドオピニオンをしてはどうか?」と言われました。

そこでいくつか質問なのですが、

① 私は今のクリニックで治療しているから大丈夫だと思っているのですが、セカンドオピニオンをしたら、再度ひと通り検査はした方が良いのでしょうか?

② 低AMH値での人工受精は、確率的にどうなのでしょうか?

③ 2月時点でAMH値1.1ですが、1年後この数値はどのくらい減るのですか? 大幅に減るのであれば、早めに体外受精をしたい気持ちがあります。

お返事

今年の2月から不妊治療を始め、タイミング療法を6回おこなったのですね。

①「セカンドオピニオンについて」

初めに、妊娠成立について説明しますね。

月経が始まると卵巣の中には卵胞(卵子を包む袋)の小さいものが見えてきて、それがだんだん成長し、成熟すると排卵していきます。

この卵胞は、毎月違うものが発育してくるので、成長の仕方も異なります。この袋の中に卵子が入っているのですが、毎月入っているわけではなく、袋はあるが中身が入っていないこと(空胞)もあります。空胞の頻度は個人差があります。空胞の時にタイミング療法をおこなっても妊娠成立しません。

お腹の中に飛び出した卵子は卵管へと入りますが、これも卵子が入りに行くのではなく、卵管采が卵子を回収に来ます。卵管采が卵子をキャッチできないと卵子は卵管に入ることができません。

卵管采がどうなっているかについては、検査をすることができないため確認ができない状態です。

他の施設へ転院しても、検査結果は変わらないことが多いです。タイミング療法を6回おこなっても妊娠成立しない場合には、ステップアップをお勧めします。

②「AMH低値について」

人工授精での妊娠率は9〜10%と、実はタイミング療法とさほど変わりません。人工授精の目安の回数は4〜6回ですが、人工授精をおこなうのであれば、2〜3回で次へ進んだ方が良いかと思います。

AMH低値では1.1ですから、数値的には40代の卵子の数になります。人工授精で妊娠の可能性もありますが、できれば早めの体外受精を考えても良いのかもしれません。

③「1年後のAMH数値について」

今よりは確実に低下しますが、どのぐらいのペースで低下するのかはわかりません。体外受精で受精卵を作り、受精卵を凍結された方が良いかもしれませんね。凍結受精卵があれば、第2子希望時にも使用できる可能性があります。

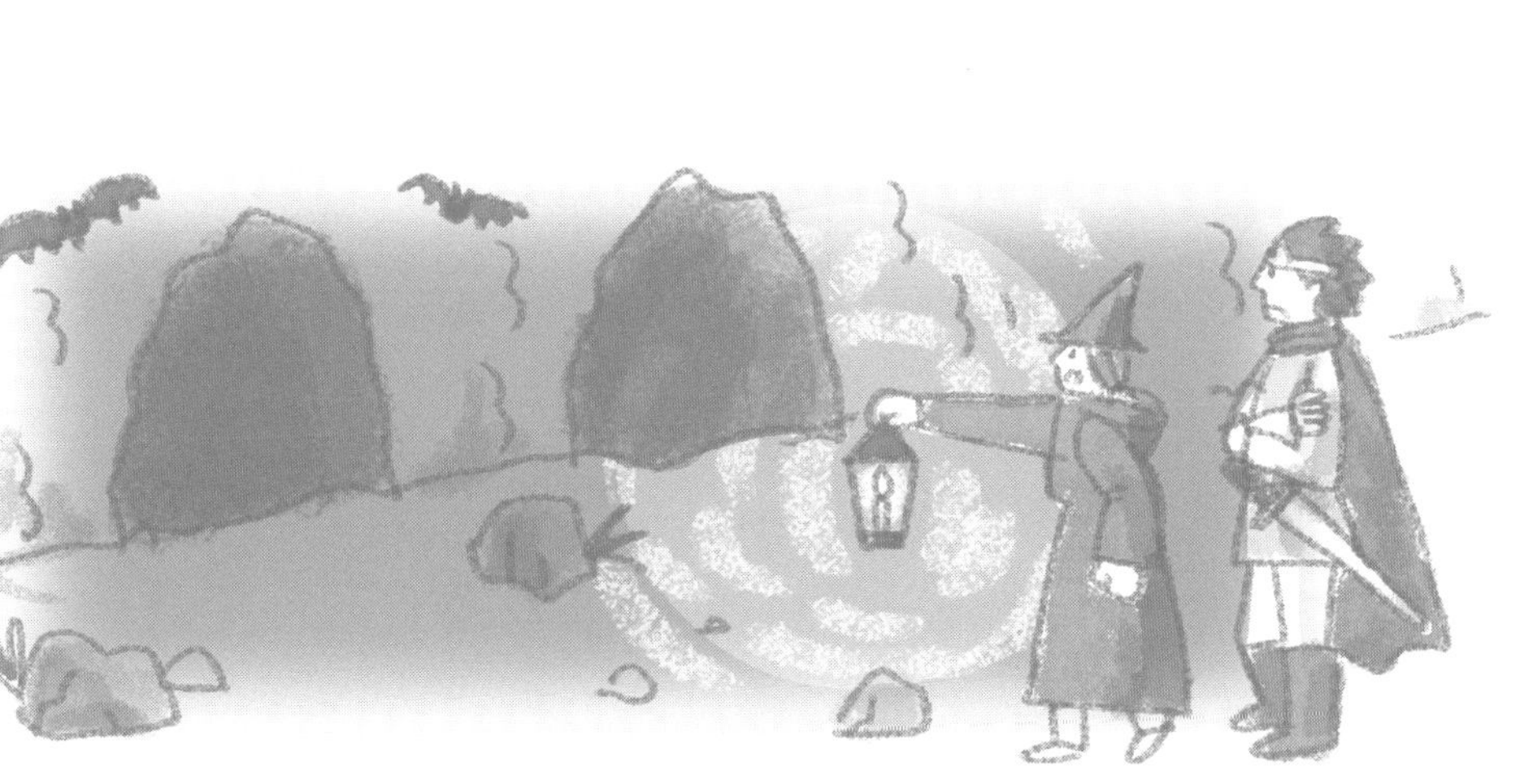

2 チョコレート嚢胞の場合、手術が先？妊娠が先？

36〜40歳・東京都

現在35歳、1年前に結婚し妊娠希望です。

もともと30歳を過ぎてからチョコレート嚢胞がありましたが、ホルモン剤への拒否感から経過観察をしていました。

ひどい排卵痛が一度あったので、結婚前の半年間だけジェナゲストを服用していましたが、結婚を機に服用をやめています。服用中はとても体が楽で、もっと早く服用していれば良かった…と後悔しています。

今は左右に5㎝を超えるチョコレート嚢胞があります。卵管は通っていましたがフーナーテストの結果が良くなかったので、タイミング療法は1回のみで、すぐに人工授精に移りました。

すでに5回人工授精をしましたが、妊娠にはいたりませんでした。

婦人科と、不妊治療専門クリニックの2ヶ所に定期的に通っていますが、どちらの先生からも、「チョコレート嚢胞の治療には妊娠が1番効果的。手術すると健康な卵巣の一部分も削ってしまい、最悪閉経してしまう可能性があるので勧められない。」と言われています。

ただ、毎回内診の際に自分で見ている限りでも明らかに嚢胞が大きくて邪魔そうだなぁと思うので、手術した方がいいのでは…と個人的に思っています。そのため色々見ていました。

そして、ネットで調べていたところ、腹腔鏡手術でチョコレート嚢胞を治療してから、妊娠を目指した方が良いというサイトがあり、内容にもとても納得しています。

チョコレート嚢胞がある場合、やはり手術はしない方が良いのでしょうか？悩んでいます。

また、手術をする場合、患者の状態も大きく関係するとは思いますが、医師の技術なども非常に重要だなと感じています。チョコレート嚢胞手術の場合、医師の技術はどれくらい重要なのでしょうか？

お返事

チョコレート嚢胞があり、今後の治療をどのようにしたら良いのか悩んでいるのですね。

左右の卵巣に5㎝の大きさの嚢胞があるのですね。今までの治療では人工授精を5回されたとのことですから、治療的には体外受精も考えて良い頃かもしれません。

医師の言うように、手術をすることにより良質な卵巣の組織も切除してしまうと、それによってAMHの数値が低下します。

AMH数値は卵子の質を表すものではなく、卵子の数を推測するものです。つまり「AMH値が低下＝卵子の数が少なくなっていること」を表しますので、閉経が早まる可能性も出てきます。

考えられる治療方法としては、2つあります。

1つは、先に体外受精で受精卵を複数個作り、いったん凍結保存し、チョコレート嚢胞の手術が終了し妊娠許可がでたら、凍結しておいたα受精卵を融解して子宮に戻す方法です。

凍結した受精卵が確保されていれば、安心して手術を受けることができますね。

もう1つは、先にチョコレート嚢胞の手術を受けてから、不安材料がない状態で体外受精に臨む方法です。

しかし、体外受精に向けて採卵をする時に、チョコレート嚢胞の位置によっては採卵することが困難になる場合もあります。チョコレート嚢胞の手術には、腹腔鏡下手術と開腹手術がありますが、どちらも、手術に向けての準備期間や手術後の一定期間は妊娠できなくなる期間があります。

年齢的な要因や今までの治療経過を考えると、先に体外受精をおこなうことも検討されてはいかがでしょう。

人工授精での妊娠率は1回あたり約10％、体外受精で受精卵を子宮に戻した場合の妊娠率は約35％になります。

腹腔鏡手術は、やはり熟練した医師が良いと思います。症例数をたくさんおこなっている施設が良いと思いますが、手術までの待ち時間が出てくるかもしれません。

今後どうするかは、今一度医師とも十分に相談し、納得のいく方法で治療が受けられると良いですね。

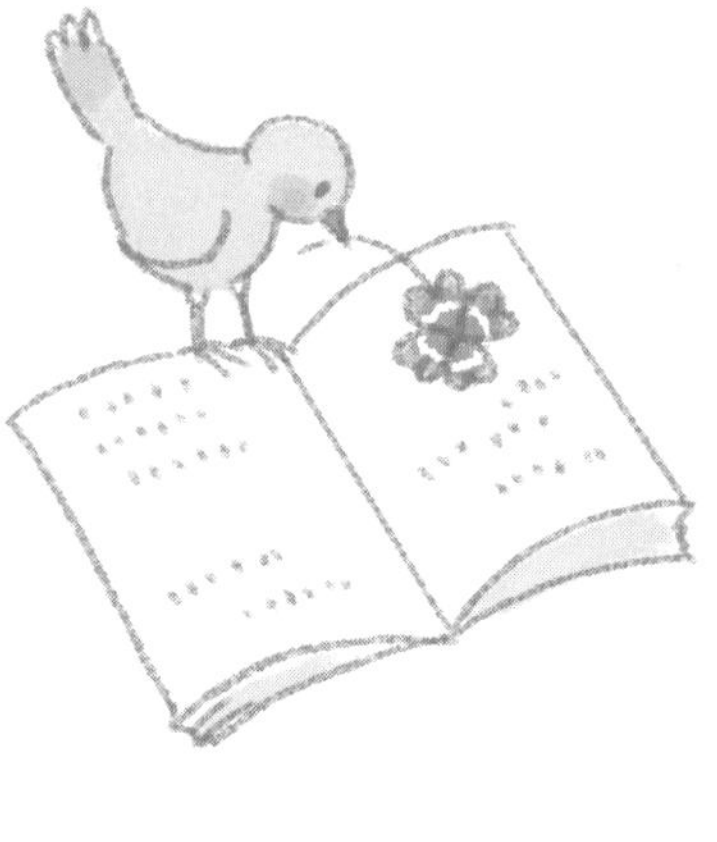

3

検査結果が全て正常で、不妊の原因がわかりません。

31〜35歳・兵庫県

1年前にブライダルチェックをし、夫婦共に特に問題ありませんでした。

先生からは、このまま検査だけで終わりにするか、赤ちゃんができるまで通院するかどうしますか？と言われて、とりあえず早く授かりたかったので通院することにしたのですが、今月も生理が来てしまい、毎月生理が来るたびに涙がとまりません。

街を歩いていてもマタニティマークをつけて歩いている人が羨ましく感じたり、可愛い赤ちゃんを抱いている人を見て、いいなぁ幸せそうだなぁと感じてしまい、心が苦しくなります。

もともとメンタルは弱い方なので、妊娠希望をした1年くらい前からずっと心が折れまくっています。

通水検査も問題なし。抗精子抗体検査も異常なし。旦那の精子も運動率、精液量、濃度も正常範囲内。

ただし、フーナーテストを2回しましたが、生きている精子はゼロではありませんでしたが、ちょっとしか動いていませんでした。この点だけ私は気になっているのですが、何が原因か教えてくれませんでした。

人工授精を3回しましたが全然ダメで、もう何をやっても無理だと思ってしまい、病院に行けなくなってしまいました。今も通院は控えていますが、やっぱり授かれないので、行った方が良いのか悩んでいます。

私は不妊の原因が知りたいだけなのです。他にできる検査があればやりたいし、自然妊娠が難しいようだったら体外受精も考えています。

お返事

切にお子様を希望する気持ちがつらく感じてしまうのですね。

検査で確認できない部分は、

・卵管采が卵子をキャッチしているのか

・卵管内で精子と卵子が出会い受精卵ができているのか

・受精卵が細胞分裂をしているのか

これらが確認できるのは、体外受精をおこなった時となります。

人工授精での目安の回数は4〜6回ですが、妊娠率は低く、タイミング療法とあまり変わりません。

体外受精で受精卵を確実に子宮内に戻すことができても、妊娠率は1回あたり45%です。体外受精で必ず良い結果に繋がるということではありませんが、見えない部分で不安を感じるより、一度ステップアップすることにより、新たな原因が見つかる可能性が出てきます。

もし採卵をして一度に複数個の受精卵ができれば、2回目以降は受精卵を子宮内に戻すだけですから、身体的には負担は少ないです。

今後どうするかについては、ご主人様ともよく相談して決めていただきたいのですが、あまり焦らずに、ゆったりとした気持ちで不妊治療に取り組めることができるように応援しています。

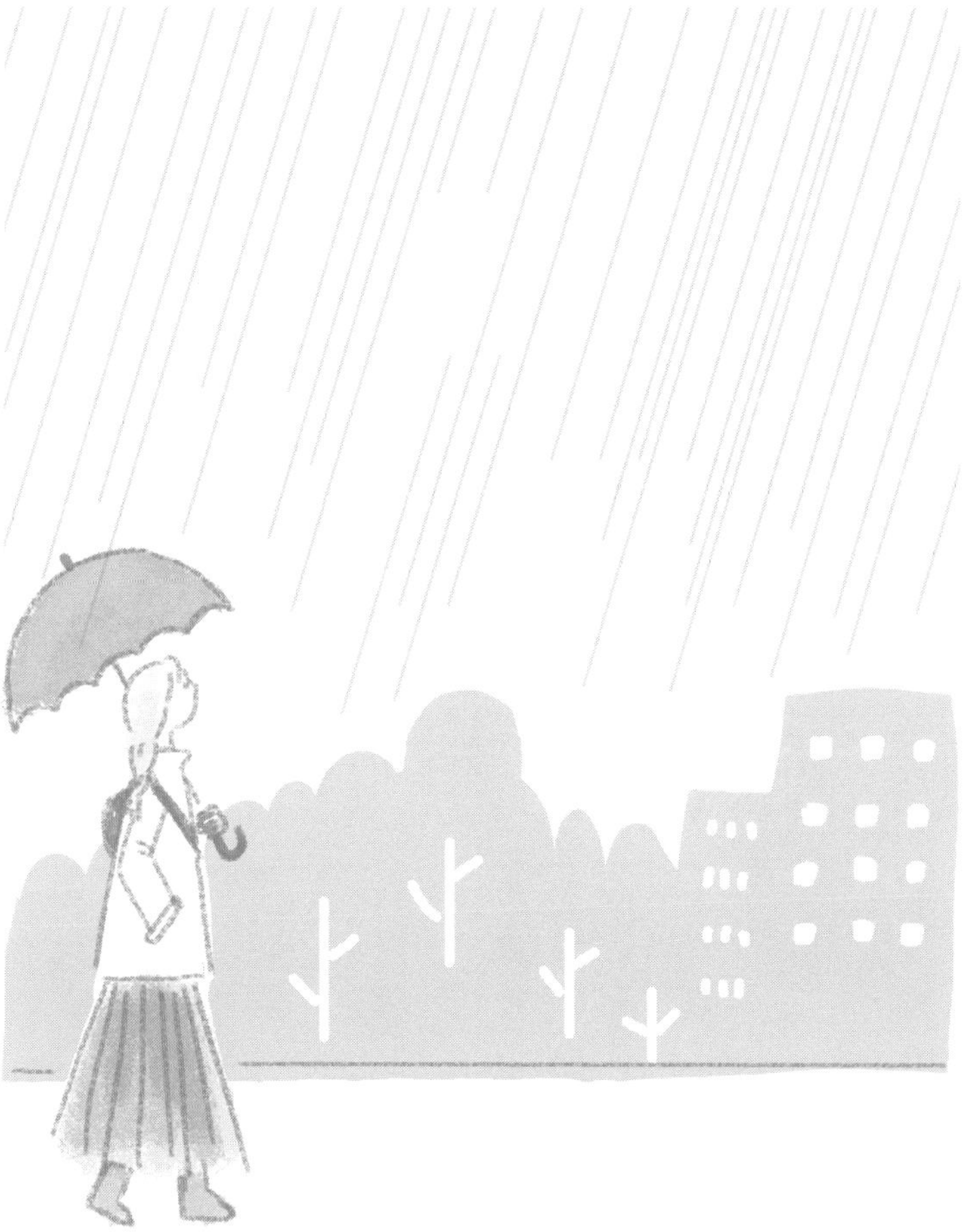

4 卵巣PRPをすることで妊娠率は上がりますか？

41〜45歳・神奈川県

今年43歳で、閉経に近いFSH（卵胞刺激ホルモン）の数値で体外受精の不妊治療をしています。

卵が採れても1つか2つで受精すらしないことがほとんどです。年齢的にももう時間がないので、なるべく多くの卵子をとって妊娠の確率をあげたいと思っていたところ、卵巣PRPというものを見つけ、興味があります。

もし卵巣PRPの症例や効果などについての情報をお持ちであれば教えて頂きたいです。先生の見解などもあれば伺えるとありがたいです。

お返事

現在不妊治療をしていて、FSHの数値が高いのですね。

回収できる卵子の個数を増やすための治療法として、卵巣PRPを検討しているのですね。

この治療の論文にはFSHの数値が改善し、回収できる卵子の数が増えたという報告はあります。ただ、この治療は1回だけではなく、数周期にわたっておこなうことにもなるようで、保険適用ではないため20〜40万円かかるようです（施設によって異なります）。

何もしないよりは新しい治療に取り組むことで良い結果に繋がる可能性はあります。いろいろな先生にお話を伺っていますが、確かに成果はあるようです。

まずは説明などを聞き、それからどうするかを決めても良いと思います。

良い結果に繋がることを応援しています。

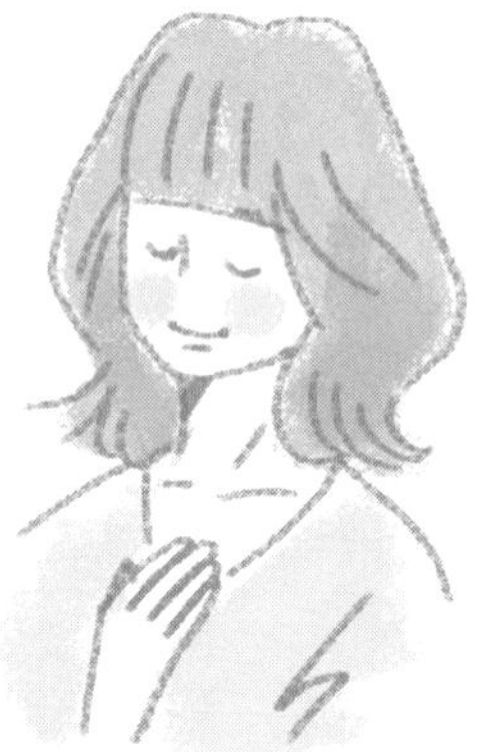

5 採卵ができず、体外受精することすらできない。他に治療法はあるのでしょうか？

41〜45歳・福島県

胚移植は2回おこない、1回目は稽留流産、2回目は陰性でした。自然妊娠で流産もしました。

4回目の採卵が、採卵当日にキャンセルになりました。原因は、卵はたくさん育っているのに、左の卵巣は子宮の後ろで針を刺すことができない、右の卵巣は血管がありリスクが高くて針がさせないとのことでした。

3回目の採卵の時も同じ状況で、結果3個採れましたが、今回はさらに難しい状況で針を刺すこともできないとのことでした。

たくさん育ってくれていたのに本当に残念で悲しいです。さらに、毎回状態が悪くなっているので、今後採卵は難しいのではないかという話がありました。

もう一度採卵に挑戦し、それでもダメだったら採卵を諦めなければならないようです。つまり、体外受精ができないということです。

私みたいな人はどうしたら良いのでしょうか？ 何か方法はないのでしょうか？ 人工授精は確率が低いのはわかっているのですが、少しの望みを期待してやるのは無駄でしょうか？

お返事

2回の胚移植で妊娠反応がでて、一度は稽留流産し、自然妊娠も成立しているのですね。

採卵時に左側の卵巣は子宮の後ろにあり、採卵ができない状態なのですね。

卵巣の位置が採卵しにくい場所にある場合には、経腟ではなく経腹での採卵をすることもありますが、出血を伴う可能性もありますので、熟練された医師のいる施設か、設備の整った施設で受けるということになります。

または、手術をおこなうことで卵巣の位置を採卵しやすい場所で固定するということもあるようです。そちらの施設ではおこなっていないようですので、別の施設で相談されてはいかがでしょう。

採卵するために排卵誘発をおこない、卵巣の位置が採卵しにくい場所にあると危険を回避しなければなりませんので、治療が中止されることになると切ない気持ちになりますね。

ある程度実績を積んだ大きな施設では対応されることもあるかと思いますので、相談だけでもされてはいかがでしょう。

人工授精は無駄ではありませんが、妊娠率が低いため、あまりお勧めはしません。しかし、他に方法がない場合には選択されても良いかと思います。

6 凍結胚盤胞と新鮮胚移植で妊娠率は変わるのでしょうか？

31～35歳・高知県

現在34歳で、今年より体外受精を始めました。機能性不妊とのことでしたが、卵管が細いと言われています。

今まで採卵を4回おこない、合計50個を超える卵子を取りました。受精は問題なく胚盤胞もできていますが、グレードが低く、たった1個しか凍結に至ったものがありません。

そして、その大事な1個の移植も化学流産でした。

次回の採卵でも同じようなら、その次からは新鮮胚移植をすることになるかもとのお話がありました。

このまま凍結できる胚盤胞ができるまで採卵を繰り返すのと、新鮮胚移植に挑戦するのとではどちらが良いのでしょうか？

先が見えなくて不安です。

お返事

凍結胚盤胞と新鮮胚移植で、どちらの方が良いのかという質問ですね。

体外受精での基本的な考えとしては、できた受精卵はその周期で子宮に戻す新鮮胚移植が良いとされていますが、体外受精が保険適用となり年齢によって回数制限があるため、一度に移植する受精卵の数を増やしたり、よりグレードの高い受精卵を胚移植するようなケースもあるようです。

30代前半の場合、新鮮胚移植をした場合の妊娠率（化学流産含む）は33％、新鮮な胚盤胞移植での妊娠率は40％前後、さらに凍結した胚盤胞を融解しての移植当たりの妊娠率は50％以上ですから、確率からすると胚盤胞凍結し、融解移植したほうが妊娠率は高いです。

化学流産にはなってしまいましたが、妊娠反応が出たのは胚盤胞凍結ですから、次回も同じ方法での移植で良いのではないかと考えます。

新鮮胚の場合は、移植した胚は分割期にあり、移植後に卵管内で受精卵が分割成長しているのか、確認することができないということになります。

ただ、体内環境の方が成長条件的に良いことも考えられますので、その場合は初期胚選択もありかと考えます。

凍結できた受精卵の数は非常に少ないとのことですので、何か他に培養の方法とかを変える必要も出てくるのかもしれませんが、もう一度同じ方法で治療をおこない、その結果次第で次をどうするか、別の施設への転院なども含め、環境を変えるなども検討されるのが良いかもしれません。

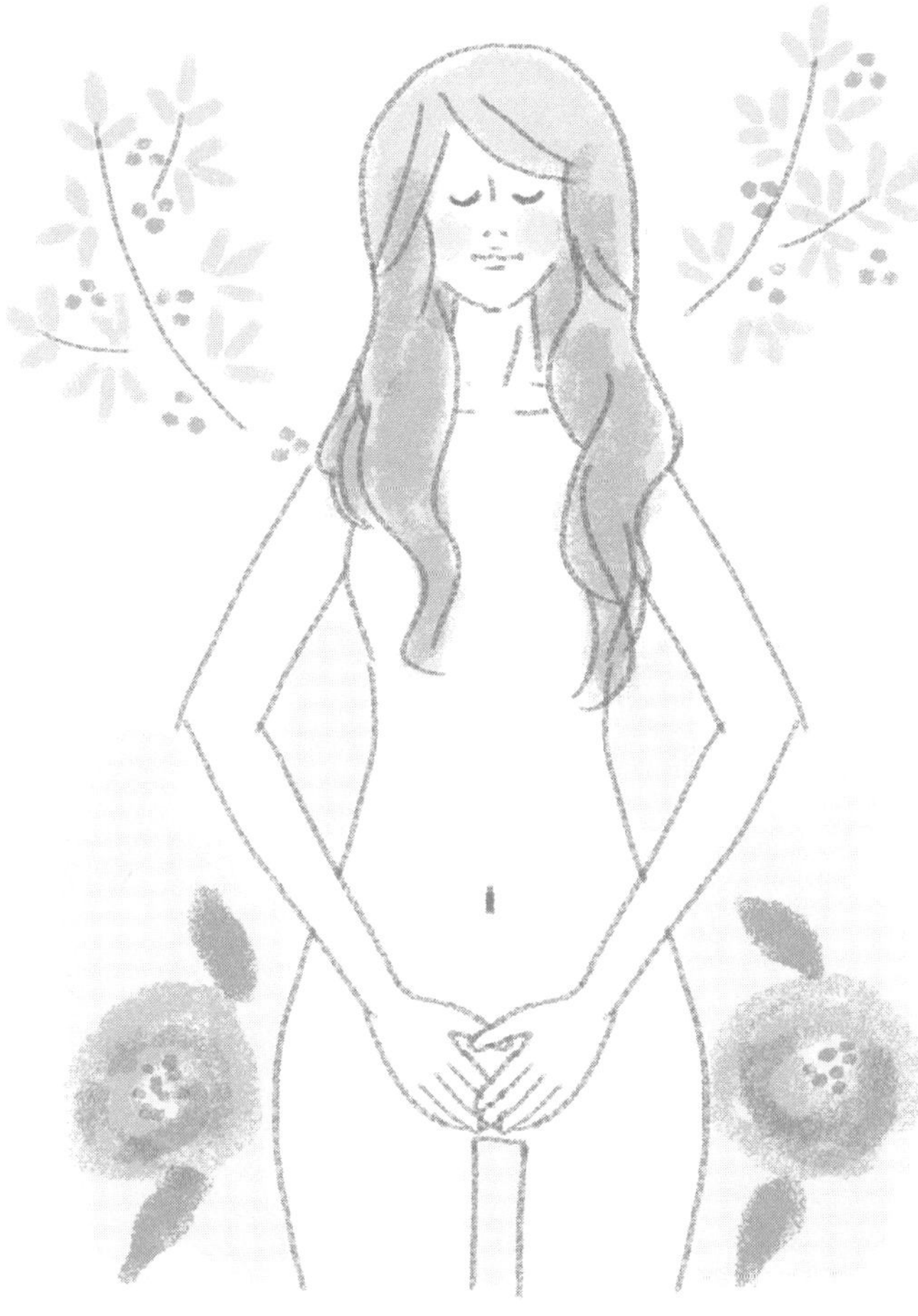

7 排卵誘発剤は、注射と内服薬で効果に差はあるのでしょうか？

36～40歳・福岡県

現在36歳で、多嚢胞生卵巣症候群で人工授精をしており、今回で7回目になります。持病の関係で人工授精までしかできない状況です。排卵はできるのですが、妊娠がなかなかできません。

人工授精までしかできない苛立ちや、排卵しても妊娠できないストレスで毎日苦しんでいます。

今は内服薬での排卵誘発をしているのですが、注射に変えると同じ排卵でも妊娠率が変わったりするのでしょうか？　いつも同じ事の繰り返しで全く妊娠できないまま1年が経過しているので、せめて何か違うことをしたいと思ってしまいます。他に何かできることと等あるのでしょうか？

また、不妊治療中のストレスを、どうやって解決したら良いのかも分かりません。

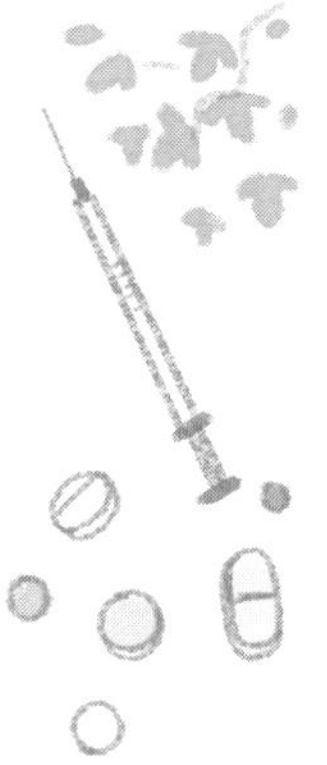

お返事

今回で7回目の人工授精の予定なのですね。多嚢胞性卵巣症候群とのことですから、排卵誘発はできるだけ過排卵にならないようしなければなりませんね。

今は内服薬での排卵誘発を注射に切り替えることも可能ではあると思いますが、発育卵胞数が増えてしまった場合には人工授精がキャンセルになる可能性もでてきます。

あとは、外科的な方法として、ドリリングがありますので、医師に相談されてはいかがでしょう。

同じ方法を繰り返していくよりも、何かを変えることにより、結果が違ってくるということもありますね。誘発薬を変えていくとか、飲み薬＋注射など、何か方法がないのかについては今一度、医師と相談されてはいかがでしょう。

医師の見解として、変える方法がないのであれば、セカンドオピニオンとして別の医師の見解も聞くことも良いかもしれませんね。

不妊治療でのストレスはなくすことは難しいですが、軽減することは可能です。ストレスが過度にかかった場合には発散することも必要です。自然に囲まれたりすると、一瞬でも嫌なことを忘れることができるかもしれません。

自分なりのストレス解消法を模索し、前向きに不妊治療に取り組めると良いですね。

8 採卵当日に精子の準備ができなかったらどうなるのでしょうか？

36～40歳・神奈川県

現在、保険治療で不妊治療を受けており、先月体外受精へステップアップしました。

受精卵を凍結して翌月に戻す予定となり、採卵当日朝に精子を持参する予定でした。

しかし少しトラブルがあり、主人が精子を準備するのに時間がかかってしまいました。その際担当者から、当日時間内に持参が間に合わない場合は、受精卵にできないため保険適用外の卵子凍結となり、自己負担額が高額となってしまうとのことでした。既に私は検査着に着替えて、点滴を受けている状態でした。

最終的には間に合って問題なかったのですが、また同様のケースが起きた場合、卵子凍結を拒否して高額の支払いを回避することはできるのでしょうか？

お返事

採卵当日に精子の準備ができなかった場合についてですね。

卵子凍結は、保険適用にならないため全額自己負担になりますし、個数によって費用が異なるので金銭面での負担が大きくなってしまいます。高額になってしまうようでしたら、もちろん断ることはできると思います。

医師としては、保険診療内で収まらない場合を考えてお伝えしたのでしょうが、保険の適用回数や今ある卵子の質、卵子を凍結しない場合に次回の採卵がどうなるかなど、色々な判断もしていたのかもしれません。

また、採卵当日はご主人にとってもひょっとしたらプレッシャーになり、うまく射出できないということもあるかもしれません。このようなケースに備えて、1つの提案として精子凍結という選択肢をもってみるのもいいかもしれませんね。その場合、顕微授精で受精卵をつくることになります。

凍結した精子を融解したときは、精子の運動率は低下しますので、体外受精ではなく顕微授精になります。

今回は、最終的に間に合って良かったですね。卵子凍結や精子凍結については、もう一度ゆっくり医師にご相談されてみてはいかがでしょう。

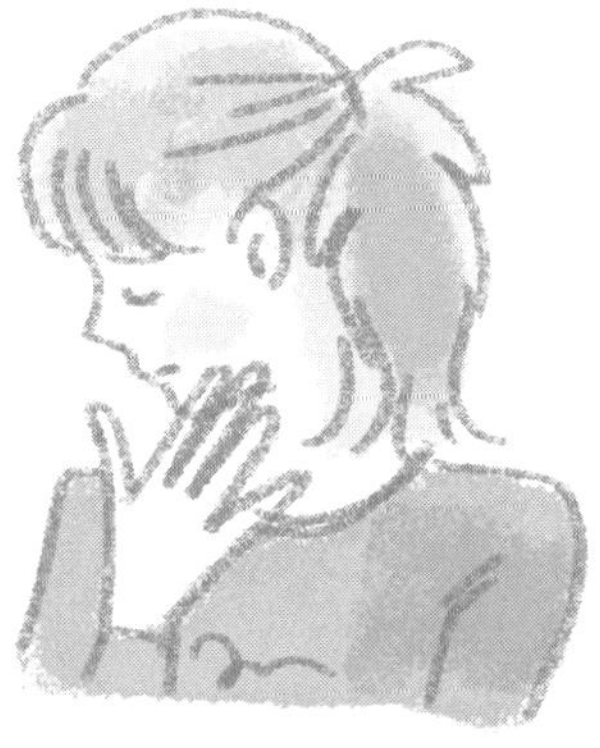

9 電磁波による精子への影響はありますか？

31～35歳・東京都

電磁波の精子（体外に出したもの）への影響について気になっています。採精室が使用不可なので、プラスチックの容器に入れて精子を持ち込みました。服の中に入れ電車に乗り持ち込みしたのですが、その際携帯電話を精液の容器の近くで（5㎝ほどの距離間で約30分）使用していました。

その時はあまり気にしていなかったのですが、それで精子へ悪影響が起きなかったか不安になりました。精子の成績が前に検査した時より良くなかったです。

① 携帯電話の電磁波は、体外に出した精子へ影響するのでしょうか。

② 電磁波を浴びた受精卵？胚盤胞？で妊娠した場合、障害のリスク等はあがるでしょうか。

お返事

電磁波が体外受精の結果に影響を及ぼすか心配なのですね。

①「携帯電話の電磁波が精子に影響を与えるのか」

携帯電話やパソコンから出る電磁波はごく微量であり、この電磁波は人体へ蓄積されず、遺伝子を傷つける作用はないとされています。

②「電磁波を浴びた受精卵で妊娠した場合」

電磁界情報センターによりますと、普段の生活環境で浴びる電磁波の強さは国際ガイドライン値を大きく下回っているので、精液を採取した容器の近くで携帯電話を操作したとしても問題はないかと思います。障害のリスク等もご心配はいらないかと考えます。

精液の所見はその時により異なりますので、あまり深刻に考えなくて大丈夫です。心穏やかに治療を受けられるよう、気になることがあればいつでも相談してくださいね。

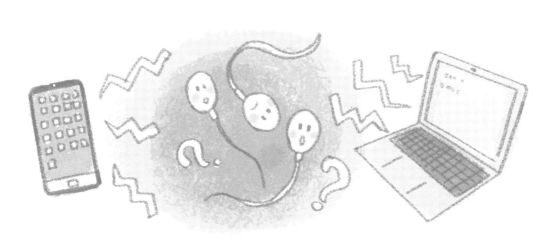

10

融解胚移植周期の血液検査が一度もないのが不安です。

36〜40歳・福岡県

現在、体外受精をおこなっています。2回凍結胚移植をおこない、着床はしませんでした。

1回目は4BB、2回目は4ABと4BCの2個移植です。できる検査（先進医療の検査）は全て問題なしと言われました。

先生からは原因不明と言われてしまいましたが、私のクリニックでは移植周期には一度も採血をしません。エコーで、内膜の厚みのみクリアしていたら移植になります。

ホルモン使用で乱れているのか、正常値なのかもわかりません。採血を一度もせずに移植を続けて良いのでしょうか？

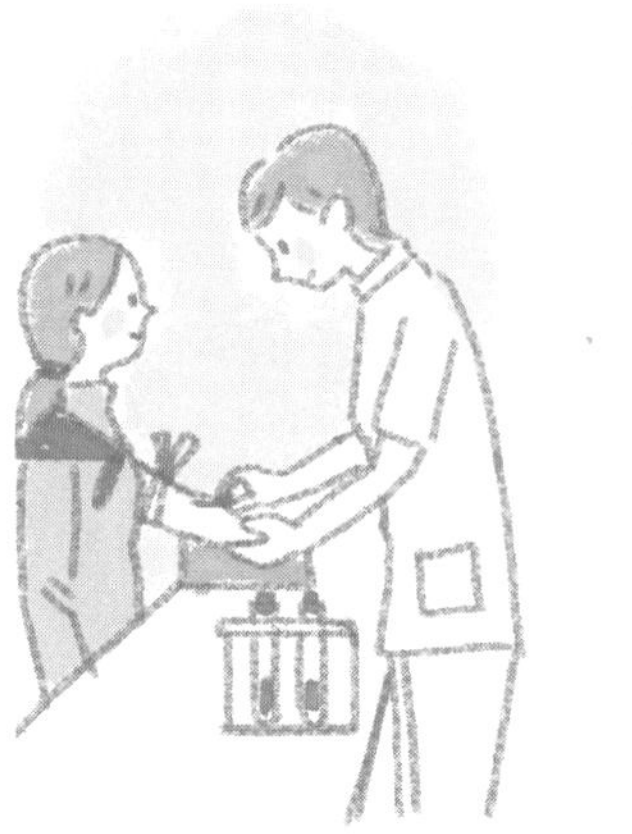

お返事

融解胚移植周期の血液検査についての質問ですね。

融解胚移植周期には2通りの方法があり、自然周期での移植と、ホルモン補充周期での移植があります。

・「自然周期での胚移植の場合」

月経開始から卵胞が発育し、成熟して排卵するかの確認が必要になるため、卵胞計や血液検査をおこない、胚移植日を決めます。

・「ホルモン補充周期での胚移植の場合」

月経開始後からホルモン剤（内服薬・パッチを服用・貼る・膣坐剤など）を使用し、子宮内膜を十分に潤った状態で胚移植日を決定します。血液検査をしなくてもホルモンの状態は保たれているということです。

血液検査をおこなうことによって費用が発生してきますので必要な検査のみを実施するということでよいのではないでしょうか。これも、施設の考えというものがありますので、全部の施設が検査をしないということではありません。ホルモン補充周期でも、血液検査を実施している施設はあります。

次回の治療の際に、「血液検査はしなくていいのか、しない理由は何か」を医師に聞いてみても良いと思います。

不安な点は医師に確認し、安心して治療を受けることも必要かと思います。

保険診療は回数制限がある治療ですが、その中で良い結果に繋がりますよう応援しています。

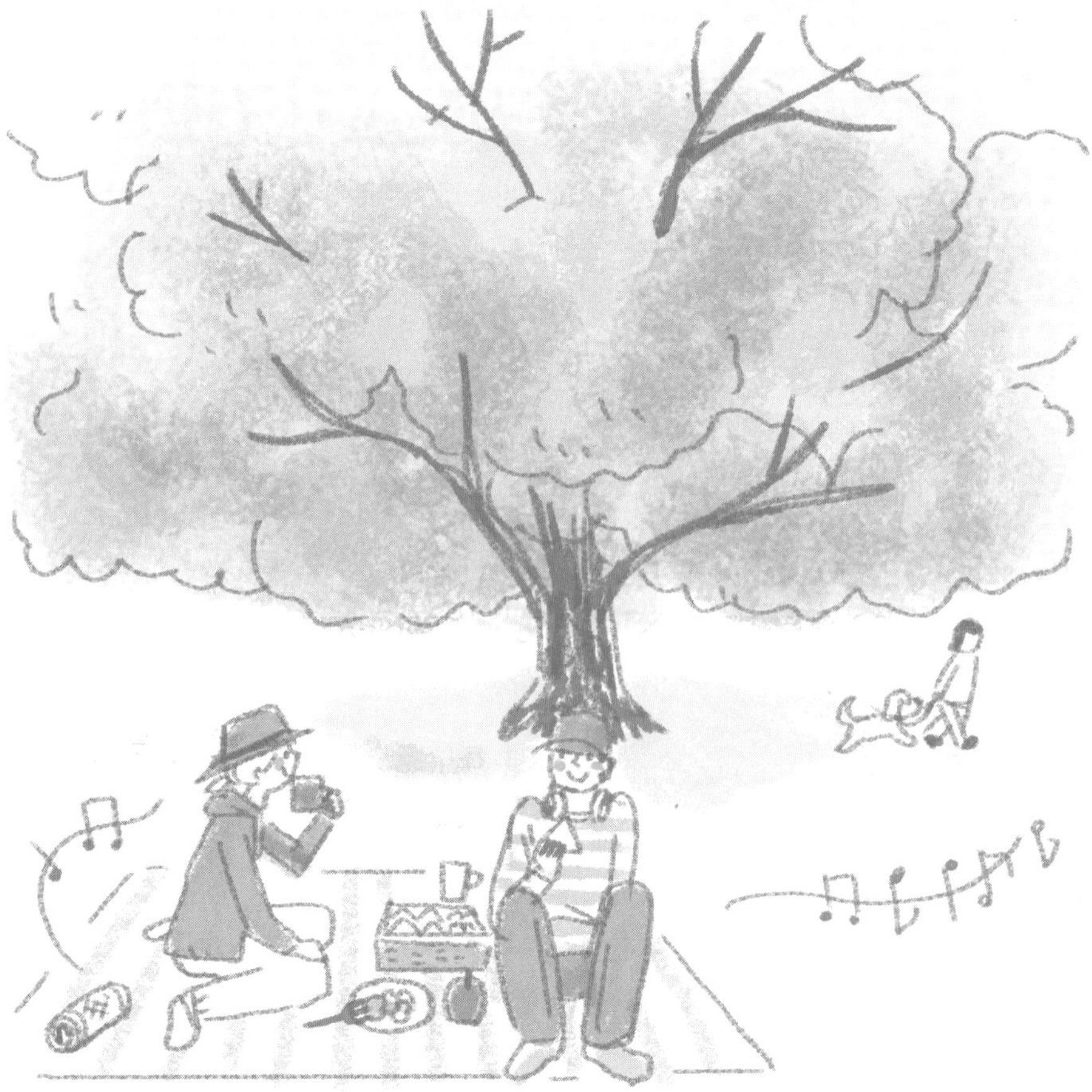

2024年2月時点(当センター調べ)
注:変更が生じる場合があります。詳しくは各治療施設のオフィシャルHPなどでご確認ください。

全国の不妊治療 病院&クリニック

あなたの街で不妊治療を受けるための病院&クリニック案内です。 どこの病院に行こうかな？ 望む治療が受けられるかな？ 病院選びの参考に！！

- 全国を6地方に分け、人工授精以上の不妊治療を行っている病院&クリニックを一覧にしています。

- クリニック名の前にある ● 印は日本産科婦人科学会に登録のある生殖補助医療実施施設を元に、当センターのアンケート調査から体外受精実施施設として確認がとれた病院・クリニックを掲載しています。詳しくは直接各施設にお問合せください。

- ピックアップクリニックとして、診療や治療に関する24項目をあげて案内する病院&クリニックがあります。各項目のチェックは、
○…実施している ●…常に力を入れて実施している △…検討中である ×…実施していない
で表記をしています。(保険診療に関しては、実施している○ か、実施していない× で表記しています)
また、自由診療における体外受精費用、顕微授精費用の目安も案内しています。

ピックアップクリニックの紹介例

❖ あいうえおクリニック
Tel.000-000-0000　あい市うえお北町 3-2-7
あい市
since 1988.4

診療日		月	火	水	木	金	土	日	祝祭日
	am	●	●	●	●	●	●	-	-
	pm	▲	●	-	●	▲	-	-	-

予約受付時間	8	9	10	11	12	13	14	15	16	17	18	19	20	21時

▲月・金曜日の午後は 15:00 ～ 17:00

自由診療の料金
体外受精費用 27万～38万円
顕微授精費用 35万～45万円

保険:一般不妊治療 … ○	自由:体外受精 ……… ●	タイムラプス型インキュベーター ●
保険:体外受精 ……… ○	自由:顕微授精 ……… ●	ERA検査 …………… ○
保険:顕微授精 ……… ○	調節卵巣刺激法 ……… ●	EMMA・ALICE検査 … ○
男性不妊…○連携施設あり	低刺激・自然周期法 … ○	SEET法 …………… ○
不育症 ………………… ●	着床不全 ……………… ●	子宮内膜スクラッチ … ○
漢方薬の扱い ………… ○	勉強会・説明会 ……… ●	PRP ………………… △
治療費の公開 ………… ○	PICSI ………………… △	PGT-A ……………… ×
妊婦健診……○ 10週まで	IMSI………………… ●	子宮内フローラ検査 … ○

[各項目のチェックについて] ○ … 実施している ● … 常に力を入れて実施している △ … 検討中である × … 実施していない

北海道・東北地方

北海道

● エナ麻生 ART クリニック
Tel.011-792-8850　札幌市北区

● さっぽろ ART クリニック
Tel.011-700-5880　札幌市北区

● 北海道大学病院
Tel.011-716-1161　札幌市北区

● さっぽろ ART クリニック n24
Tel.011-792-6691　札幌市北区

● 札幌白石産科婦人科病院
Tel.011-862-7211　札幌市白石区

● 青葉産婦人科クリニック
Tel.011-893-3207　札幌市厚別区

● 五輪橋マタニティクリニック
Tel.011-585-3110　札幌市南区

● 手稲渓仁会病院
Tel.011-681-8111　札幌市手稲区

● セントベビークリニック
Tel.011-215-0880　札幌市中央区

● 金山生殖医療クリニック
Tel.011-200-1122　札幌市中央区

円山レディースクリニック
Tel.011-614-0800　札幌市中央区

● 時計台記念病院
Tel.011-251-2221　札幌市中央区

● 神谷レディースクリニック
Tel.011-231-2722　札幌市中央区

● 札幌厚生病院
Tel.011-261-5331　札幌市中央区

● 斗南病院
Tel.011-231-2121　札幌市中央区

● 札幌医科大学医学部付属病院
Tel.011-611-2111　札幌市中央区

● 中央メディカルクリニック
Tel.011-222-0120　札幌市中央区

● おおこうち産科婦人科
Tel.011-233-4103　札幌市中央区

福住産科婦人科クリニック
Tel.011-836-1188　札幌市豊平区

● KKR 札幌医療センター
Tel.011-822-1811　札幌市豊平区

● 美加レディースクリニック
Tel.011-833-7773　札幌市豊平区

琴似産科婦人科クリニック
Tel.011-612-5611　札幌市西区

● 札幌東豊病院
Tel.011-704-3911　札幌市東区

● 秋山記念病院
Tel.0138-46-6660　函館市石川町

製鉄記念室蘭病院
Tel.0143-44-4650　室蘭市知利別町

● 岩城産婦人科
Tel.0144-38-3800　苫小牧市緑町

● とまこまいレディースクリニック
Tel.0144-73-5353　苫小牧市弥生町

● レディースクリニックぬまのはた
Tel.0144-53-0303　苫小牧市北栄町

● 森産科婦人科病院
Tel.0166-22-6125　旭川市７条

● みずうち産科婦人科医院
Tel.0166-31-6713　旭川市豊岡

● 旭川医科大学附属病院
Tel.0166-65-2111　旭川市緑が丘

帯広厚生病院
Tel.0155-65-0101　帯広市西６条

● おびひろ ART クリニック
Tel.0155-67-1162　帯広市東３条

釧路赤十字病院
Tel.0154-22-7171　釧路市新栄町

● 足立産婦人科クリニック
Tel.0154-25-7788　釧路市中園町

● 北見レディースクリニック
Tel.0157-31-0303　北見市大通東

● 中村記念愛成病院
Tel.0157-24-8131　北見市高栄東町

青森県

● エフ．クリニック
Tel.017-729-4103　青森市浜田

● レディスクリニック・セントセシリア
Tel.017-738-0321　青森市筒井八ツ橋

青森県立中央病院
Tel.017-726-8111　青森市東造道

● 八戸クリニック
Tel.0178-22-7725　八戸市柏崎

● 婦人科　さかもとともみクリニック
Tel.0172-29-5080　弘前市早稲田

● 弘前大学医学部付属病院
Tel.0172-33-5111　弘前市本町

安斎レディスクリニック
Tel.0173-33-1103　五所川原市一ツ谷

岩手県

● 岩手医科大学附属病院 内丸メディカルセンター
Tel.019-613-6111　盛岡市内丸

● 京野アートクリニック盛岡
Tel.019-613-4124　盛岡市盛岡駅前通

畑山レディスクリニック
Tel.019-613-7004　盛岡市北飯岡

産科婦人科吉田医院
Tel.019-622-9433　盛岡市若園町

平間産婦人科
Tel.0197-24-6601　奥州市水沢太白通り

岩手県立二戸病院
Tel.0195-23-2191　二戸市堀野

秋田県

藤盛レィディーズクリニック
Tel.018-884-3939　秋田市東通仲町

中通総合病院
Tel.018-833-1122　秋田市南通みその町

● 秋田大学医学部附属病院
Tel.018-834-1111　秋田市本道

● 清水産婦人科クリニック
Tel.018-893-5655　秋田市広面

市立秋田総合病院
Tel.018-823-4171　秋田市川元松丘町

秋田赤十字病院
Tel.018-829-5000　秋田市上北手猿田

あきたレディースクリニック安田
Tel.018-857-4055　秋田市土崎港中央

池田産婦人科クリニック
Tel.0183-73-0100　湯沢市字両神

● 大曲母子医院
Tel.0187-63-2288　大仙市大曲福住町

佐藤レディースクリニック
Tel.0187-86-0311　大仙市戸蒔

大館市立総合病院
Tel.0186-42-5370　大館市豊町

山形県

山形市立病院済生館
Tel.023-625-5555　山形市七日町

● 山形大手町ARTクリニック川越医院
Tel.023-641-6467　山形市大手町

● 山形済生病院
Tel.023-682-1111　山形市沖町

レディースクリニック高山
Tel.023-674-0815　山形市嶋北

● 山形大学医学部附属病院
Tel.023-628-1122　山形市飯田西

国井クリニック
Tel.0237-84-4103　寒河江市大字中郷

● ゆめクリニック
Tel.0238-26-1537　米沢市東

米沢市立病院
Tel.0238-22-2450　米沢市相生町

● すこやかレディースクリニック
Tel.0235-22-8418　鶴岡市東原町

たんぽぽクリニック
Tel.0235-25-6000　鶴岡市日枝鳥居上

山形県立河北病院
Tel.0237-73-3131　西村山郡河北町

宮城県

● 京野アートクリニック仙台
Tel.022-722-8841　仙台市青葉区

● 東北大学病院
Tel.022-717-7000　仙台市青葉区

産科婦人科メリーレディースクリニック
Tel.022-391-0315　仙台市青葉区

● たんぽぽレディースクリニック あすと長町
Tel.022-738-7753　仙台市太白区

● 仙台ソレイユ母子クリニック
Tel.022-248-5001　仙台市太白区

● 仙台 ART クリニック
Tel.022-791-8851　仙台市宮城野区

うつみレディスクリニック
Tel.0225-84-2868　東松島市赤井

大井産婦人科医院
Tel.022-362-3231　塩竈市新富町

● スズキ記念病院
Tel.0223-23-3111　岩沼市里の杜

福島県

● いちかわクリニック
Tel.024-554-0303　福島市南矢野目

● 福島県立医科大学附属病院
Tel.024-547-1111　福島市光が丘

● アートクリニック産婦人科
Tel.024-523-1132　福島市栄町

福島赤十字病院
Tel.024-534-6101　福島市入江町

あべウイメンズクリニック
Tel.024-923-4188　郡山市富久山町

● ひさこファミリークリニック
Tel.024-952-4415　郡山市中ノ目

太田西ノ内病院
Tel.024-925-1188　郡山市西ノ内

寿泉堂綜合病院
Tel.024-932-6363　郡山市駅前

● あみウイメンズクリニック
Tel.0242-37-1456　会津若松市八角町

● 会津中央病院
Tel.0242-25-1515　会津若松市鶴賀町

● いわき婦人科
Tel.0246-27-2885　いわき市内郷綴町

PICK UP!

北海道地方 / ピックアップ クリニック

北海道

❖ 金山生殖医療クリニック

札幌市

Tel.011-200-1122　札幌市中央区北１条西 4-1-1 三甲大通り公園ビル 2F　since 2017.4

診療日		月	火	水	木	金	土	日	祝祭日
	am	●	●	●	●	●	●	▲	-
	pm	●	★	-	★	●	-	-	-

月・金曜午前 7:45 ～ 15:00、★火・木曜午前 7:45 ～ 13:00、午後 16:00 ～ 19:00、水・土曜 13:00 まで、▲日曜はHPをご確認ください。　予約は WEB にて 24時間受付。

予約受付時間	8	9	10	11	12	13	14	15	16	17	18	19	20	21	時

自由診療の料金

体外受精費用　26 万円～
顕微授精費用　31 万円～

保険：一般不妊治療 … ○	自由：体外受精 ……… ●	タイムラプス型インキュベーター ●
保険：体外受精 ……… ○	自由：顕微授精 ……… ●	ERA検査 …………… ○
保険：顕微授精 ……… ○	調節卵巣刺激法 ……… ○	EMMA・ALICE 検査 … ○
男性不妊…○連携施設あり	低刺激・自然周期法 … ●	SEET 法 ……………… ×
不育症 ………………… ●	着床不全 …………… ●	子宮内膜スクラッチ … ○
漢方薬の扱い ……… ○	勉強会・説明会 ……… △	PRP……………………… ×
治療費の公開 ……… ○	PICSI ………………… ×	PGT-A ………………… ×
妊婦健診 …………… ×	IMSI…………………… ×	子宮内フローラ検査 … ○

[各項目のチェックについて]　○ … 実施している　● … 常に力を入れて実施している　△ … 検討中である　× … 実施していない

PICK UP!

東北地方 / ピックアップ クリニック

福島県

❖ あみウイメンズクリニック

会津若松市

since 2004.10

Tel.0242-37-1456　会津若松市八角町 4-21

自由診療の料金

HP を参照
https://ami-clinic.jp/

診療日		月	火	水	木	金	土	日	祝祭日
	am	●	●	●	-	●	●	-	-
	pm	●	●	●	-	●	-	-	-

予約受付時間　8　9　10　11　12　13　14　15　16　17　18　19　20　21 時

※完全予約制

保険：一般不妊治療	○	自由：体外受精	●	タイムラプス型インキュベーター	×
保険：体外受精	○	自由：顕微授精	●	ERA検査	×
保険：顕微授精	○	調節卵巣刺激法	●	EMMA・ALICE検査	×
男性不妊	○連携施設あり	低刺激・自然周期法	○	SEET法	○
不育症	○	着床不全	○	子宮内膜スクラッチ	○
漢方薬の扱い	○	勉強会・説明会	△	PRP	×
治療費の公開	○	PICSI	×	PGT-A	×
妊婦健診	○ 26 週まで	IMSI	×	子宮内フローラ検査	×

関東

関東地方

茨城県

● いがらしクリニック
Tel.0297-62-0936　龍ヶ崎市栄町

● 筑波大学附属病院
Tel.029-853-3900　つくば市天久保

● つくば ART クリニック
Tel.029-863-6111　つくば市竹園

● つくば木場公園クリニック
Tel.029-886-4124　つくば市松野木

● 筑波学園病院
Tel.029-836-1355　つくば市上横場

● 遠藤産婦人科医院
Tel.0296-20-1000　筑西市中舘

● 根本産婦人科医院
Tel.0296-77-0431　笠間市八雲

● おおぬき ART クリニック水戸
Tel.029-231-1124　水戸市三の丸

江幡産婦人科病院
Tel.029-224-3223　水戸市備前町

● 石渡産婦人科病院
Tel.029-221-2553　水戸市上水戸

植野産婦人科医院
Tel.029-221-2513　水戸市五軒町

岩崎病院
Tel.029-241-8700　水戸市笠原町

● 小塙医院
Tel.0299-58-3185　小美玉市田木谷

原レディスクリニック
Tel.029-276-9577　ひたちなか市笹野町

● 福地レディースクリニック
Tel.0294-27-7521　日立市鹿島町

栃木県

● 中田ウィメンズ＆ART クリニック
Tel.028-614-1100　宇都宮市馬場通り

宇都宮中央クリニック
Tel.028-636-1121　宇都宮市中央

● 平尾産婦人科医院
Tel.028-648-5222　宇都宮市鶴田

福泉医院
Tel.028-639-1122　宇都宮市下栗

● ちかざわレディスクリニック
Tel.028-638-2380　宇都宮市城東

高橋あきら産婦人科医院
Tel.028-663-1103　宇都宮市東今泉

かしわぶち産婦人科
Tel.028-663-3715　宇都宮市海道町

済生会 宇都宮病院
Tel.028-626-5500　宇都宮市竹林町

● 独協医科大学病院
Tel.0282-86-1111　下都賀郡壬生町

● 那須赤十字病院
Tel.0287-23-1122　大田原市中田原

● 匠レディースクリニック
Tel.0283-21-0003　佐野市奈良渕町

佐野厚生総合病院
Tel.0283-22-5222　佐野市堀米町

● 城山公園すずきクリニック
Tel.0283-22-0195　佐野市久保町

● 中央クリニック
Tel.0285-40-1121　下野市薬師寺

● 自治医科大学附属病院
Tel.0285-44-2111　下野市薬師寺

石塚産婦人科
Tel.0287-36-6231　那須塩原市三島

● 国際医療福祉大学病院
Tel.0287-37-2221　那須塩原市井口

群馬県

セントラル・レディース・クリニック
Tel.027-326-7711　高崎市東町

● 高崎 ART クリニック
Tel.027-310-7701　高崎市あら町

産科婦人科舘出張　佐藤病院
Tel.027-322-2243　高崎市若松町

● セキールレディースクリニック
Tel.027-330-2200　高崎市栄町

矢崎医院
Tel.027-344-3511　高崎市剣崎町

● 上条女性クリニック
Tel.027-345-1221　高崎市栗崎町

公立富岡総合病院
Tel.0274-63-2111　富岡市富岡

● JCHO 群馬中央病院
Tel.027-221-8165　前橋市紅雲町

● 群馬大学医学部附属病院
Tel.027-220-7111　前橋市昭和町

● 横田マタニティーホスピタル
Tel.027-219-4103　前橋市下小出町

● いまいウイメンズクリニック
Tel.027-221-1000　前橋市東片貝町

前橋協立病院
Tel.027-265-3511　前橋市朝倉町

● HILLS LADIES CLINIC(神岡産婦人科医院)
Tel.027-253-4152　前橋市総社町

● ときざわレディスクリニック
Tel.0276-60-2580　太田市小舞木町

クリニックオガワ
Tel.0279-22-1377　渋川市石原

宇津木医院
Tel.0270-64-7878　佐波郡玉村町

埼玉県

● セントウィメンズクリニック
Tel.048-871-1771　さいたま市浦和区

● おおのたウィメンズクリニック 埼玉大宮
Tel.048-783-2218　さいたま市大宮区

● 秋山レディースクリニック
Tel.048-663-0005　さいたま市大宮区

● 大宮 ART クリニック
Tel.048-788-1124　さいたま市大宮区

● 大宮レディスクリニック
Tel.048-648-1657　さいたま市大宮区

● かしわざき産婦人科
Tel.048-641-8077　さいたま市大宮区

● あらかきウィメンズクリニック
Tel.048-838-1107　さいたま市南区

● 丸山記念総合病院
Tel.048-757-3511　さいたま市岩槻区

● 大和たまごクリニック
Tel.048-757-8100　さいたま市岩槻区

● ソフィア祐子レディースクリニック
Tel.048-253-7877　川口市西川口

● 永井マザーズホスピタル
Tel.048-959-1311　三郷市上彦名

● 産婦人科菅原病院
Tel.048-964-3321　越谷市越谷

● ゆうレディースクリニック
Tel.048-967-3122　越谷市南越谷

● 獨協医科大学埼玉医療センター
Tel.048-965-1111　越谷市南越谷

● スピカレディースクリニック
Tel.0480-65-7750　加須市南篠崎

● 中村レディスクリニック
Tel.048-562-3505　羽生市中岩瀬

● 埼玉医科大学病院
Tel.049-276-1297　入間郡毛呂山町

● 埼玉医科大学総合医療センター
Tel.049-228-3674　川越市鴨田

● 恵愛生殖医療医院
Tel.048-485-1185　和光市本町

● 大塚産婦人科小児科医院
Tel.048-479-7802　新座市片山

● ウィメンズクリニックふじみ野
Tel.049-293-8210　富士見市ふじみ野西

● ミューズレディスクリニック
Tel.049-256-8656　ふじみ野市霞ケ丘

● 吉田産科婦人科医院
Tel.04-2932-8781　入間市野田

● 瀬戸病院
Tel.04-2922-0221　所沢市金山町

● さくらレディスクリニック
Tel.04-2992-0371　所沢市くすのき台

● 熊谷総合病院
Tel.048-521-0065　熊谷市中西

平田クリニック
Tel.048-526-1171　熊谷市肥塚

Women's Clinic ひらしま産婦人科
Tel.048-722-1103　上尾市原市

上尾中央総合病院
Tel.048-773-1111　上尾市柏座

みやざきクリニック
Tel.0493-72-2233　比企郡小川町

千葉県

● 高橋ウイメンズクリニック
Tel.043-243-8024　千葉市中央区

● 千葉メディカルセンター
Tel.043-261-5111　千葉市中央区

● 千葉大学医学部附属病院
Tel.043-226-2121　千葉市中央区

● 亀田 IVF クリニック幕張
Tel.043-296-8141　千葉市美浜区

● みやけウィメンズクリニック
Tel.043-293-3500　千葉市緑区

川崎レディースクリニック
Tel.04-7155-3451　流山市東初石

● おおたかの森 ART クリニック
Tel. 04-7170-1541　流山市おおたかの森

ジュノ・ヴェスタクリニック八田
Tel.047-385-3281　松戸市牧の原

● 大川レディースクリニック
Tel.047-341-3011　松戸市馬橋

松戸市立総合医療センター
Tel.047-712-2511　松戸市千駄堀

● 鎌ヶ谷 ART クリニック
Tel.047-442-3377　鎌ヶ谷市新鎌ヶ谷

● 本八幡レディースクリニック
Tel.047-322-7755　市川市八幡

● 東京歯科大学市川総合病院
Tel.047-322-0151　市川市菅野

● 西船橋こやまウィメンズクリニック
Tel.047-495-2050　船橋市印内町

北原産婦人科
Tel.047-465-5501　船橋市習志野台

● … 体外受精以上の生殖補助医療実施施設

● はなおか IVF クリニック品川
Tel.03-5759-5112　品川区大崎

● 昭和大学病院
Tel.03-3784-8000　品川区旗の台

● 東邦大学医療センター大森病院
Tel.03-3762-4151　大田区大森西

とちぎクリニック
Tel.03-3777-7712　大田区山王

● 藤田医科大学東京先端医療研究センター
Tel.03-5708-7860　大田区羽田空港

● キネマアートクリニック
Tel.03-5480-1940　大田区蒲田

● ファティリティクリニック東京
Tel.03-3477-0369　渋谷区東

日本赤十字社医療センター
Tel.03-3400-1311　渋谷区広尾

● torch clinic
Tel.03-6467-7910　渋谷区恵比寿

● 恵比寿ウィメンズクリニック
Tel.03-6452-4277　渋谷区恵比寿南

恵比寿つじクリニック ＜男性不妊専門＞
Tel.03-5768-7883　渋谷区恵比寿南

● 桜十字ウイメンズクリニック渋谷
Tel.03-5728-6626　渋谷区宇田川町

● 田中レディスクリニック渋谷
Tel.03-5458-2117　渋谷区宇田川町

● アートラボクリニック渋谷
Tel.03-3780-8080　渋谷区宇田川町

● フェニックスアートクリニック
Tel.03-3405-1101　渋谷区千駄ヶ谷

● はらメディカルクリニック
Tel.03-3356-4211　渋谷区千駄ヶ谷

篠原クリニック
Tel.03-3377-6633　渋谷区笹塚

みやぎしレディースクリニック
Tel.03-5731-8866　目黒区八雲

● とくおかレディースクリニック
Tel.03-5701-1722　目黒区中根

● 峯レディースクリニック
Tel.03-5731-8161　目黒区自由が丘

● 育良クリニック
Tel.03-3792-4103　目黒区上目黒

● 目黒レディースクリニック
LineID.@296kumet　目黒区目黒

● 三軒茶屋ウィメンズクリニック
Tel.03-5779-7155　世田谷区太子堂

● 三軒茶屋 ART レディースクリニック
Tel.03-6450-7588　世田谷区三軒茶屋

● 梅ヶ丘産婦人科
Tel.03-3429-6036　世田谷区梅丘

● 国立成育医療研究センター 周産期・母性診療センター
Tel.03-3416-0181　世田谷区大蔵

● ローズレディースクリニック
Tel.03-3703-0114　世田谷区等々力

● 陣内ウィメンズクリニック
Tel.03-3722-2255　世田谷区奥沢

● 田園都市レディースクリニック二子玉川分院
Tel.03-3707-2455　世田谷区玉川

にしなレディースクリニック
Tel.03-5797-3247　世田谷区用賀

用賀レディースクリニック
Tel.03-5491-5137　世田谷区上用賀

池ノ上産婦人科
Tel.03-3467-4608　世田谷区北沢

竹下レディスクリニック ＜不育症専門＞
Tel.03-6834-2830　新宿区左門町

● 慶應義塾大学病院
Tel.03-3353-1211　新宿区信濃町

● にしたん ARTクリニック 新宿院
Tel.0120-542-202　新宿区新宿

● 杉山産婦人科 新宿
Tel.03-5381-3000　新宿区西新宿

● 東京医科大学病院
Tel.03-3342-6111　新宿区西新宿

● 新宿 ARTクリニック
Tel.03-5324-5577　新宿区西新宿

● うつみやす子レディースクリニック
Tel.03-3368-3781　新宿区西新宿

● 加藤レディスクリニック
Tel.03-3366-3777　新宿区西新宿

● 国立国際医療研究センター病院
Tel.03-3202-7181　新宿区戸山

● 東京女子医科大学 産婦人科・母子総合医療センター
Tel.03-3353-8111　新宿区河田町

東京山手メディカルセンター
Tel.03-3364-0251　新宿区百人町

● 桜の芽クリニック
Tel.03-6908-7740　新宿区高田馬場

銀座ウイメンズクリニック
Tel.03-5537-7600　中央区銀座

● 虎の門病院
Tel.03-3588-1111　港区虎ノ門

● 東京 AMH クリニック銀座
Tel.03-3573-4124　港区新橋

● 新橋夢クリニック
Tel.03-3593-2121　港区新橋

● 東京慈恵会医科大学附属病院
Tel.03-3433-1111　港区西新橋

● 芝公園かみやまクリニック
Tel.03-6414-5641　港区芝

● リプロダクションクリニック東京
Tel.03-6228-5352　港区東新橋

● 六本木レディースクリニック
Tel.0120-853-999　港区六本木

● 麻布モンテアールレディースクリニック
Tel.03-6804-3208　港区麻布十番

● 赤坂見附宮崎産婦人科
Tel.03-3478-6443　港区元赤坂

美馬レディースクリニック
Tel.03-6277-7397　港区赤坂

● 赤坂レディースクリニック
Tel.03-5545-4123　港区赤坂

● 山王病院 女性医療センター／リプロダクション・婦人科内視鏡治療センター
Tel.03-3402-3151　港区赤坂

● クリニック ドゥ ランジュ
Tel.03-5413-8067　港区北青山

● 表参道 ART クリニック
Tel.03-6433-5461　港区北青山

たて山レディスクリニック
Tel.03-3408-5526　港区南青山

● 東京 HART クリニック
Tel.03-5766-3660　港区南青山

● 北里研究所病院
Tel.03-3444-6161　港区白金

● 京野アートクリニック高輪
Tel.03-6408-4124　港区高輪

● 城南レディスクリニック品川
Tel.03-3440-5562　港区高輪

● 浅田レディース品川クリニック
Tel.03-3472-2203　港区港南

● にしたん ART クリニック 品川院
Tel.03-6712-3355　港区港南

● 秋葉原 ART Clinic
Tel.03-5807-6888　台東区上野

● よしひろウィメンズクリニック上野院
Tel.03-3834-8996　台東区東上野

あさくさ産婦人科クリニック
Tel.03-3844-9236　台東区西浅草

● 日本医科大学付属病院 女性診療科
Tel.03-3822-2131　文京区千駄木

● 順天堂大学医学部附属順天堂医院
Tel.03-3813-3111　文京区本郷

● 東京大学医学部附属病院
Tel.03-3815-5411　文京区本郷

● 東京医科歯科大学病院
Tel.03-5803-5684　文京区湯島

中野レディースクリニック
Tel.03-5390-6030　北区王子

東京北医療センター
Tel.03-5963-3311　北区赤羽台

● 日暮里レディースクリニック
Tel.03-5615-1181　荒川区西日暮里

● 臼井医院 婦人科 リプロダクション外来
Tel.03-3605-0381　足立区東和

● 北千住 ART クリニック
Tel.03-6806-1808　足立区千住

池上レディースクリニック
Tel.03-5838-0228　足立区伊興

アーク米山クリニック
Tel.03-3849-3333　足立区西新井栄町

● 真島クリニック
Tel.03-3849-4127　足立区関原

● あいウイメンズクリニック
Tel.03-3829-2522　墨田区錦糸

大倉医院
Tel.03-3611-4077　墨田区墨田

● 木場公園クリニック・分院
Tel.03-5245-4122　江東区木場

東峯婦人クリニック
Tel.03-3630-0303　江東区木場

● 五の橋レディスクリニック
Tel.03-5836-2600　江東区亀戸

● 京野アートクリニック品川
Tel.03-6277-4124　品川区北品川

● クリニック飯塚
Tel.03-3495-8761　品川区西五反田

千葉県

共立習志野台病院
Tel.047-466-3018　船橋市習志野台

● 船橋駅前レディースクリニック
Tel.047-426-0077　船橋市本町

● 津田沼 IVF クリニック
Tel.047-455-3111　船橋市前原西

● くぼのや IVF クリニック
Tel.04-7136-2601　柏市柏

● 中野レディースクリニック
Tel.04-7162-0345　柏市柏

● さくらウィメンズクリニック
Tel.047-700-7077　浦安市北栄

● パークシティ吉田レディースクリニック
Tel.047-316-3321　浦安市明海

● 順天堂大学医学部附属浦安病院
Tel.047-353-3111　浦安市富岡

● そうクリニック
Tel.043-424-1103　四街道市大日

● 東邦大学医療センター佐倉病院
Tel.043-462-8811　佐倉市下志津

● 高橋レディースクリニック
Tel.043-463-2129　佐倉市ユーカリが丘

● 日吉台レディースクリニック
Tel.0476-92-1103　富里市日吉台

成田赤十字病院
Tel.0476-22-2311　成田市飯田町

増田産婦人科
Tel.0479-73-1100　匝瑳市八日市場

旭中央病院
Tel.0479-63-8111　旭市イ

● 宗田マタニティクリニック
Tel.0436-24-4103　市原市根田

● 重城産婦人科小児科
Tel.0438-41-3700　木更津市万石

● 薬丸病院
Tel.0438-25-0381　木更津市富士見

ファミール産院　たてやま
Tel.0470-24-1135　館山市北条

● 亀田総合病院　ART センター
Tel.04-7092-2211　鴨川市東町

東京都

● 杉山産婦人科　丸の内
Tel.03-5222-1500　千代田区丸の内

あさひレディスクリニック
Tel.03-3251-3588　千代田区神田佐久間町

● 神田ウィメンズクリニック
Tel.03-6206-0065　千代田区神田鍛冶町

● 小畑会浜田病院
Tel.03-5280-1166　千代田区神田駿河台

三楽病院
Tel.03-3292-3981　千代田区神田駿河台

杉村レディースクリニック
Tel.03-3264-8686　千代田区五番町

エス・セットクリニック ＜男性不妊専門＞
Tel.03-6262-0745　千代田区神田岩本町

● 日本橋ウィメンズクリニック
Tel.03-5201-1555　中央区日本橋

● にしたん ART クリニック 日本橋院
Tel.03-6281-6990　中央区日本橋

● Natural ART Clinic 日本橋
Tel.03-6262-5757　中央区日本橋

八重洲中央クリニック
Tel.03-3270-1121　中央区日本橋

● 黒田インターナショナルメディカルリプロダクション
Tel.03-3555-5650　中央区新川

こやまレディースクリニック
Tel.03-5859-5975　中央区勝どき

● 聖路加国際病院
Tel.03-3541-5151　中央区明石町

● 銀座こうのとりレディースクリニック
Tel.03-5159-2077　中央区銀座

● さくら・はるねクリニック銀座
Tel.03-5250-6850　中央区銀座

● 両角レディースクリニック
Tel.03-5159-1101　中央区銀座

● オーク銀座レデイースクリニック
Tel.03-3567-0099　中央区銀座

HM レディースクリニック銀座
Tel.03-6264-4105　中央区銀座

● 銀座レデイースクリニック
Tel.03-3535-1117　中央区銀座

● 楠原ウィメンズクリニック
Tel.03-6274-6433　中央区銀座

● 銀座すずらん通りレディスクリニック
Tel.03-3569-7711　中央区銀座

● 済生会横浜市東部病院
Tel.045-576-3000　横浜市鶴見区

元町宮地クリニック＜男性不妊専門＞
Tel.045-263-9115　横浜市中区

● 馬車道レディスクリニック
Tel.045-228-1680　横浜市中区

● メディカルパーク横浜
Tel.045-232-4741　横浜市中区

● 横浜市立大学附属市民総合医療センター
Tel.045-261-5656　横浜市南区

● 福田ウイメンズクリニック
Tel.045-825-5525　横浜市戸塚区

塩崎産婦人科
Tel.046-889-1103　三浦市南下浦町

● 愛育レディーズクリニック
Tel.046-277-3316　大和市南林間

塩塚クリニック
Tel.046-228-4628　厚木市旭町

● 海老名レディースクリニック不妊センター
Tel.046-236-1105　海老名市中央

● 矢内原ウィメンズクリニック
Tel.0467-50-0112　鎌倉市大船

● 小田原レディスクリニック
Tel.0465-35-1103　小田原市城山

● 湘南レディースクリニック
Tel.0466-55-5066　藤沢市鵠沼花沢町

● 山下湘南夢クリニック
Tel.0466-55-5011　藤沢市鵠沼石上

● メディカルパーク湘南
Tel.0466-41-0331　藤沢市湘南台

● 神奈川ARTクリニック
Tel.042-701-3855　相模原市南区

● 北里大学病院
Tel.042-778-8415　相模原市南区

● ソフィアレディスクリニック
Tel.042-776-3636　相模原市中央区

長谷川レディースクリニック
Tel.042-700-5680　相模原市緑区

● 下田産婦人科医院
Tel.0467-82-6781　茅ヶ崎市幸町

みうらレディースクリニック
Tel.0467-59-4103　茅ヶ崎市東海岸南

湘南茅ヶ崎ARTレディースクリニック
Tel.0467-81-5726　茅ヶ崎市浜見平

平塚市民病院
Tel.0463-32-0015　平塚市南原

牧野クリニック
Tel.0463-21-2364　平塚市八重咲町

● 須藤産婦人科医院
Tel.0463-77-7666　秦野市南矢名

伊勢原協同病院
Tel.0463-94-2111　伊勢原市田中

● 東海大学医学部附属病院
Tel.0463-93-1121　伊勢原市下糟屋

● … 体外受精以上の生殖補助医療実施施設

南大沢婦人科ヒフ科クリニック
Tel.0426-74-0855　八王子市南大沢

西島産婦人科医院
Tel.0426-61-6642　八王子市千人町

● みむろウィメンズクリニック
Tel.042-710-3609　町田市原町田

● ひろいウィメンズクリニック
Tel.042-850-9027　町田市森野

町田市民病院
Tel.042-722-2230　町田市旭町

松岡レディスクリニック
Tel.042-479-5656　東久留米市東本町

● こまちレディースクリニック
Tel.042-357-3535　多摩市落合

レディースクリニックマリアヴィラ
Tel.042-566-8827　東大和市上北台

神奈川県

川崎市立川崎病院
Tel.044-233-5521　川崎市川崎区

日本医科大学武蔵小杉病院
Tel.044-733-5181　川崎市中原区

● Noah ART クリニック武蔵小杉
Tel.044-739-4122　川崎市中原区

● 南生田レディースクリニック
Tel.044-930-3223　川崎市多摩区

● 新百合ヶ丘総合病院
Tel. 044-322-9991　川崎市麻生区

● 聖マリアンナ医科大学病院 生殖医療センター
Tel.044-977-8111　川崎市宮前区

● メディカルパークベイフロント横浜
Tel.045-620-6322　横浜市西区

● みなとみらい夢クリニック
Tel.045-228-3131　横浜市西区

● コシ産婦人科
Tel.045-432-2525　横浜市神奈川区

● 神奈川レディースクリニック
Tel.045-290-8666　横浜市神奈川区

● 横浜 HART クリニック
Tel.045-620-5731　横浜市神奈川区

● 菊名西口医院
Tel.045-401-6444　横浜市港北区

● アモルクリニック
Tel.045-475-1000　横浜市港北区

● なかむらアートクリニック
Tel.045-534-8534　横浜市港北区

● 綱島ゆめみ産婦人科
Tel.050-1807-0053　横浜市港北区

● CM ポートクリニック
Tel.045-948-3761　横浜市都筑区

かもい女性総合クリニック
Tel.045-929-3700　横浜市都筑区

● 産婦人科クリニック さくら
Tel.045-911-9936　横浜市青葉区

● 田園都市レディースクリニック あざみ野本院
Tel.045-905-5524　横浜市青葉区

新中野女性クリニック
Tel.03-3384-3281　中野区本町

河北総合病院
Tel.03-3339-2121　杉並区阿佐谷北

● 東京衛生アドベンチスト病院附属 めぐみクリニック
Tel.03-5335-6401　杉並区天沼

● 荻窪病院　虹クリニック
Tel.03-5335-6577　杉並区荻窪

● 明大前アートクリニック
Tel.03-3325-1155　杉並区和泉

● 慶愛クリニック
Tel.03-3987-3090　豊島区東池袋

● 松本レディースIVFクリニック
Tel.03-6907-2555　豊島区東池袋

● 池袋えざきレディースクリニック
Tel.03-5911-0034　豊島区池袋

小川クリニック
Tel.03-3951-0356　豊島区南長崎

● 帝京大学医学部附属病院
Tel.03-3964-1211　板橋区加賀

● 日本大学医学部附属板橋病院
Tel.03-3972-8111　板橋区大谷口上町

● ときわ台レディースクリニック
Tel.03-5915-5207　板橋区常盤台

渡辺産婦人科医院
Tel.03-5399-3008　板橋区高島平

● ウィメンズ・クリニック大泉学園
Tel.03-5935-1010　練馬区東大泉

● 花みずきウィメンズクリニック吉祥寺
Tel.0422-27-2965　武蔵野市吉祥寺本町

● うすだレディースクリニック
Tel.0422-28-0363　武蔵野市吉祥寺本町

● 武蔵境いわもと婦人科クリニック
Tel.0422-31-3737　武蔵野市境南町

● 杏林大学医学部附属病院
Tel.0422-47-5511　三鷹市新川

● ウィメンズクリニック神野
Tel.042-480-3105　調布市国領町

● 貝原レディースクリニック
Tel.042-426-1103　調布市布田

● 幸町 IVF クリニック
Tel.042-365-0341　府中市府中町

● 国分寺ウーマンズクリニック
Tel.042-325-4124　国分寺市本町

● ジュンレディースクリニック小平
Tel.042-329-4103　小平市喜平町

● 立川 ART レディースクリニック
Tel.042-527-1124　立川市曙町

● 井上レディスクリニック
Tel.042-529-0111　立川市富士見町

● 八王子 ART クリニック
Tel.042-649-5130　八王子市横山町

みなみ野レディースクリニック
Tel.042-632-8044　八王子市西片倉

PICK UP!

関東地方 / ピックアップ クリニック

埼玉県

❖ 秋山レディースクリニック

さいたま市

Tel.048-663-0005　さいたま市大宮区大成町 3-542

since 2003.2

診療日	月	火	水	木	金	土	日	祝祭日
am	●	●	-	●	●	●	-	-
pm	●	●	-	●	●	-	-	-

予約受付時間　8　9　10　11　12　13　14　15　16　17　18　19　20　21 時

自由診療の料金
体外受精費用　20 万円～
顕微授精費用　25 万円～

保険：一般不妊治療	○	自由：体外受精	○	タイムラプス型インキュベーター	×
保険：体外受精	○	自由：顕微授精	○	ERA検査	○
保険：顕微授精	○	調節卵巣刺激法	○	EMMA・ALICE検査	○
男性不妊	×	低刺激・自然周期法	×	SEET法	×
不育症	○	着床不全	○	子宮内膜スクラッチ	○
漢方薬の扱い	○	勉強会・説明会	×	PRP	×
治療費の公開	○	PICSI	×	PGT-A	×
妊婦健診	×	IMSI	×	子宮内フローラ検査	○

❖ 恵愛生殖医療医院

和光市

Tel.048-485-1185　和光市本町 3-13 タウンコートエクセル 3F

since 2009.4

診療日	月	火	水	木	金	土	日	祝祭日
am	●	●	●	●	●	●	-	-
pm	●	●	●	●	●	-	-	-

予約受付時間　8　9　10　11　12　13　14　15　16　17　18　19　20　21 時

自由診療の料金
体外受精費用　22 万円～
顕微授精費用　25 万円～

保険：一般不妊治療	○	自由：体外受精	●	タイムラプス型インキュベーター	●
保険：体外受精	○	自由：顕微授精	●	ERA検査	●
保険：顕微授精	○	調節卵巣刺激法	●	EMMA・ALICE検査	●
男性不妊	○連携施設あり	低刺激・自然周期法	●	SEET法	○
不育症	○	着床不全	●	子宮内膜スクラッチ	○
漢方薬の扱い	○	勉強会・説明会	●	PRP	○
治療費の公開	○	PICSI	○	PGT-A	△
妊婦健診	×	IMSI	×	子宮内フローラ検査	●

[各項目のチェックについて]　○ … 実施している　● … 常に力を入れて実施している　△ … 検討中である　× … 実施していない

千葉県

❖ 高橋ウイメンズクリニック

千葉市

Tel.043-243-8024　千葉市中央区新町18-14 千葉新町ビル6F　since 1999.4

診療日		月	火	水	木	金	土	日	祝祭日
	am	●	●	●	●	●	●	-	-
	pm	●	●	-	●	●	-	-	-

予約受付時間　8 9 10 11 12 13 14 15 16 17 18 19 20 21

自由診療の料金

体外受精費用　25万～35万円
顕微授精費用　30万～45万円

保険：一般不妊治療	○	自由：体外受精	○	タイムラプス型インキュベーター	○
保険：体外受精	○	自由：顕微授精	○	ERA検査	○
保険：顕微授精	○	調節卵巣刺激法	○	EMMA・ALICE検査	×
男性不妊	○	低刺激・自然周期法	○	SEET法	○
不育症	○	着床不全	○	子宮内膜スクラッチ	○
漢方薬の扱い	○	勉強会・説明会	○	PRP	○
治療費の公開	○	PICSI	○	PGT-A	○
妊婦健診	×	IMSI	×	子宮内フローラ検査	○

❖ 西船橋こやまウィメンズクリニック

船橋市

Tel.047-495-2050　船橋市印内町 638-1 ビューエクセレント 2F　since 2020.1

診療日		月	火	水	木	金	土	日	祝祭日
	am	●	●	-	●	●	●	-	●
	pm	▲	●	-	●	▲	-	-	-

予約受付時間　8 9 10 11 12 13 14 15 16 17 18 19 20 21 時

▲月、金曜日午後は 10:00 ～ 18:00 まで。

自由診療の料金

体外受精費用　30万～35万円
顕微授精費用　35万～45万円

保険：一般不妊治療	○	自由：体外受精	●	タイムラプス型インキュベーター	●
保険：体外受精	○	自由：顕微授精	●	ERA検査	●
保険：顕微授精	○	調節卵巣刺激法	●	EMMA・ALICE検査	●
男性不妊	×	低刺激・自然周期法	○	SEET法	○
不育症	○	着床不全	○	子宮内膜スクラッチ	○
漢方薬の扱い	×	勉強会・説明会	○	PRP	△
治療費の公開	○	PICSI	×	PGT-A	●
妊婦健診	×	IMSI	×	子宮内フローラ検査	△

❖ 中野レディースクリニック

柏市

Tel.04-7162-0345　柏市柏 2-10-11-1F　since 2005.4

診療日		月	火	水	木	金	土	日	祝祭日
	am	●	●	●	●	●	●	-	-
	pm	●	▲	●	▲	●	-	-	-

予約受付時間　8 9 10 11 12 13 14 15 16 17 18 19 20 21 時

▲火・木曜は 17:00 まで

自由診療の料金

体外受精費用　40万～50万円
顕微授精費用　50万～60万円

保険：一般不妊治療	●	自由：体外受精	●	タイムラプス型インキュベーター	●
保険：体外受精	●	自由：顕微授精	●	ERA検査	×
保険：顕微授精	●	調節卵巣刺激法	●	EMMA・ALICE検査	×
男性不妊	○連携施設あり	低刺激・自然周期法	●	SEET法	●
不育症	×	着床不全	●	子宮内膜スクラッチ	○
漢方薬の扱い	○	勉強会・説明会	△	PRP	×
治療費の公開	○	PICSI	×	PGT-A	●
妊婦健診	● 14週まで	IMSI	×	子宮内フローラ検査	△

❖ パークシティ吉田レディースクリニック

浦安市

Tel.047-316-3321　浦安市明海 5-7-5 パークシティ東京ベイ新浦安ドクターズベイ　since 2004.5

診療日		月	火	水	木	金	土	日	祝祭日
	am	●	●	●	●	●	●	▲	▲
	pm	●	-	●	-	●	-	-	-

予約受付時間　8 9 10 11 12 13 14 15 16 17 18 19 20 21 時

▲日曜・祝日は予約診療。

自由診療の料金

体外受精費用　35万～50万円
顕微授精費用　―

保険：一般不妊治療	○	自由：体外受精	○	タイムラプス型インキュベーター	×
保険：体外受精	○	自由：顕微授精	×	ERA検査	○
保険：顕微授精	×	調節卵巣刺激法	○	EMMA・ALICE検査	○
男性不妊	○連携施設あり	低刺激・自然周期法	○	SEET法	○
不育症	○	着床不全	○	子宮内膜スクラッチ	○
漢方薬の扱い	○	勉強会・説明会	○	PRP	×
治療費の公開	○	PICSI	×	PGT-A	×
妊婦健診	○ 32週まで	IMSI	×	子宮内フローラ検査	×

東京都

❖Natural ART Clinic 日本橋

中央区

Tel.03-6262-5757　中央区日本橋 2-7-1 東京日本橋タワー 8F　since 2016.2

診療日		月	火	水	木	金	土	日	祝祭日
	am	●	●	●	●	●	●	●	●
	pm	-	●	●	●	●	-	-	-

診療受付時間　8 9 10 11 12 13 14 15 16 17 18 19 20 21 時

自由診療の料金

HP を参照

保険：一般不妊治療	○	自由：体外受精	●	タイムラプス型インキュベーター	●
保険：体外受精	○	自由：顕微授精	●	ERA検査	×
保険：顕微授精	○	調節卵巣刺激法	○	EMMA・ALICE検査	×
男性不妊	○	低刺激・自然周期法	●	SEET法	×
不育症	×	着床不全	○	子宮内膜スクラッチ	×
漢方薬の扱い	×	勉強会・説明会	●	PRP	×
治療費の公開	○	PICSI	×	PGT-A	×
妊婦健診	○9週まで	IMSI	●	子宮内フローラ検査	×

❖ 新橋夢クリニック

港区

Tel.03-3593-2121　港区新橋 2-5-1 EXCEL 新橋　since 2007.4

診療日		月	火	水	木	金	土	日	祝祭日
	am	●	●	●	●	●	●	●	●
	pm	●	●	-	●	●	-	-	-

予約受付時間　8 9 10 11 12 13 14 15 16 17 18 19 20 21 時

自由診療の料金

HP を参照

保険：一般不妊治療	○	自由：体外受精	●	タイムラプス型インキュベーター	●
保険：体外受精	●	自由：顕微授精	●	ERA検査	○
保険：顕微授精	●	調節卵巣刺激法	○	EMMA・ALICE検査	○
男性不妊	○	低刺激・自然周期法	●	SEET法	×
不育症	○	着床不全	○	子宮内膜スクラッチ	×
漢方薬の扱い	○	勉強会・説明会	○	PRP	×
治療費の公開	○	PICSI	△	PGT-A	●
妊婦健診	○ 9週まで	IMSI	△	子宮内フローラ検査	○

❖ 北千住ARTクリニック

足立区

Tel.03-6806-1808　足立区千住 1-18-9 タワーフロント北千住 4F　since 2023.6

診療日		月	火	水	木	金	土	日	祝祭日
	am	●	●	●	●	-	●	▲	
	pm	●	●	●	●	-	●	-	-

予約受付時間　8 9 10 11 12 13 14 15 16 17 18 19 20 21 時

WEB予約制（不妊治療のみ）　▲：第 1、3、5日曜・祝日は診療

自由診療の料金

HP を参照

保険：一般不妊治療	●	自由：体外受精	●	タイムラプス型インキュベーター	●
保険：体外受精	●	自由：顕微授精	●	ERA検査	△
保険：顕微授精	●	調節卵巣刺激法	●	EMMA・ALICE検査	△
男性不妊	○連携施設あり	低刺激・自然周期法	●	SEET法	△
不育症	○	着床不全	○	子宮内膜スクラッチ	△
漢方薬の扱い	○	勉強会・説明会	×	PRP	△
治療費の公開	○	PICSI	△	PGT-A	△
妊婦健診	×	IMSI	△	子宮内フローラ検査	△

[各項目のチェックについて]　○ … 実施している　● … 常に力を入れて実施している　△ … 検討中である　× … 実施していない

PICK UP!

関東地方 / ピックアップ クリニック

東京都

❖ 田中レディスクリニック渋谷　渋谷区

Tel.03-5413-8067　渋谷区宇田川町 20-11 渋谷三葉ビル 4F　since 2024.2

医師２名　培養士３名
心理士０名

料金目安
初診費用　3000円~
体外受精費用　33万円~
顕微授精費用　36万円~

診療日	月	火	水	木	金	土	日	祝祭日
am	●	●	-	●	●	●	▲	▲
pm	●	●	-	●	●	★	●	●

予約受付時間　8 9 10 11 12 13 14 15 16 17 18 19 20 21時

▲日・祝日は 8:30～13:30 まで。★土曜午後は 14:30～16:30 まで

保険：一般不妊治療	●	自由：体外受精	●	タイムラプス型インキュベーター	●
保険：体外受精	●	自由：顕微授精	●	ERA検査	○
保険：顕微授精	●	調節卵巣刺激法	○	EMMA・ALICE検査	○
男性不妊	○連携施設あり	低刺激・自然周期法	●	SEET法	○
不育症	○	着床不全	●	子宮内膜スクラッチ	○
漢方薬の扱い	●	勉強会・説明会	●	PRP	○
治療費の公開	●	PICSI	●	PGT-A	△
妊婦健診	● 9週まで	IMSI	●	子宮内フローラ検査	△

❖ 峯レディースクリニック　目黒区

Tel.03-5731-8161　目黒区自由が丘 2-10-4 ミルシェ自由が丘 4F　since 2017.6

自由診療の料金
体外受精費用　30万～40万円
顕微授精費用　35万～50万円

診療日	月	火	水	木	金	土	日	祝祭日
am	●	●	●	●	●	●	-	-
pm	●	●	●	●	-	-	-	-

予約受付時間　8 9 10 11 12 13 14 15 16 17 18 19 20 21時

保険：一般不妊治療	○	自由：体外受精	●	タイムラプス型インキュベーター	●
保険：体外受精	○	自由：顕微授精	●	ERA検査	●
保険：顕微授精	○	調節卵巣刺激法	●	EMMA・ALICE検査	●
男性不妊	○	低刺激・自然周期法	○	SEET法	×
不育症	●	着床不全	○	子宮内膜スクラッチ	×
漢方薬の扱い	○	勉強会・説明会 (WEB)	●	PRP	○
治療費の公開	●	PICSI	○	PGT-A	●
妊婦健診	○ 10週まで	IMSI	×	子宮内フローラ検査	×

❖ 三軒茶屋ウィメンズクリニック　世田谷区

Tel.03-5779-7155　世田谷区太子堂 1-12-34-2F　since 2011.2

自由診療の料金
体外受精費用　27万円~
顕微授精費用　35万～45万円

診療日	月	火	水	木	金	土	日	祝祭日
am	●	●	●	●	●	●	-	-
pm	●	●	●	-	●	-	-	-

予約受付時間　8 9 10 11 12 13 14 15 16 17 18 19 20 21時

保険：一般不妊治療	○	自由：体外受精	●	タイムラプス型インキュベーター	●
保険：体外受精	○	自由：顕微授精	●	ERA検査	●
保険：顕微授精	○	調節卵巣刺激法	●	EMMA・ALICE検査	●
男性不妊	○連携施設あり	低刺激・自然周期法	●	SEET法	○
不育症	○	着床不全	●	子宮内膜スクラッチ	○
漢方薬の扱い	○	勉強会・説明会	●	PRP	●
治療費の公開	○	PICSI	○	PGT-A	●
妊婦健診	○ 10週まで	IMSI	×	子宮内フローラ検査	×

❖ にしたんARTクリニック 新宿院　新宿区

Tel.0120-542-202　新宿区新宿 3-25-1 ヒューリック新宿ビル 10F　since 2022.6

自由診療の料金
HPを参照

診療日	月	火	水	木	金	土	日	祝祭日
am	●	●	●	●	●	●	●	●
pm	●	●	●	●	●	▲	▲	▲

予約受付時間　8 9 10 11 12 13 14 15 16 17 18 19 20 21時

診療時間 :9:00 ～22:00、▲土・日・祝のみ午後18:00 まで
受付時間：診療最終時間の1時間前まで。

保険：一般不妊治療	●	自由：体外受精	●	タイムラプス型インキュベーター	●
保険：体外受精	●	自由：顕微授精	●	ERA検査	●
保険：顕微授精	●	調節卵巣刺激法	●	EMMA・ALICE検査	●
男性不妊	×	低刺激・自然周期法	●	SEET法	●
不育症	●	着床不全	○	子宮内膜スクラッチ	●
漢方薬の扱い	×	勉強会・説明会	△	PRP	×
治療費の公開	○	PICSI	●	PGT-A	×
妊婦健診	×	IMSI	●	子宮内フローラ検査	○

❖ 明大前アートクリニック　杉並区

Tel.03-3325-1155　杉並区和泉 2-7-1 甘酒屋ビル 2F　since 2017.12

自由診療の料金
体外受精費用　30万～50万円
顕微授精費用　40万～60万円

診療日	月	火	水	木	金	土	日	祝祭日
am	●	●	●	●	●	●	-	-
pm	●	★	●	★	●	▲	-	-

予約受付時間　8 9 10 11 12 13 14 15 16 17 18 19 20 21時

★火・木曜は 18:00 まで、▲土曜は 17:00 まで

保険：一般不妊治療	○	自由：体外受精	●	タイムラプス型インキュベーター	●
保険：体外受精	○	自由：顕微授精	●	ERA検査	○
保険：顕微授精	○	調節卵巣刺激法	●	EMMA・ALICE検査	○
男性不妊	●連携施設あり	低刺激・自然周期法	●	SEET法	○
不育症	○	着床不全	●	子宮内膜スクラッチ	○
漢方薬の扱い	○	勉強会・説明会	○	PFC-FD	○
治療費の公開	○	PICSI	○	PGT-A	●
妊婦健診	○ 8～9週まで	IMSI	×	子宮内フローラ検査	○

❖ 松本レディースIVFクリニック　豊島区

Tel.03-5958-5633　豊島区東池袋 1-13-6 ロクマルゲートビル池袋 5・6F　since 1999.12

自由診療の料金
体外受精費用　27万円~
顕微授精費用　29万円~

診療日	月	火	水	木	金	土	日	祝祭日
am	●	●	●	●	●	★	▲	▲
pm	●	●	-	●	●	★	-	-

予約受付時間　8 9 10 11 12 13 14 15 16 17 18 19 20 21時

★土曜は 8:15～11:30、13:45～16:00
▲日・祝日は 8:15～11:30（予約のみ）

保険：一般不妊治療	○	自由：体外受精	●	タイムラプス型インキュベーター	●
保険：体外受精	○	自由：顕微授精	●	ERA検査	●
保険：顕微授精	○	調節卵巣刺激法	●	EMMA・ALICE検査	●
男性不妊	●	低刺激・自然周期法	●	SEET法	△
不育症	○	着床不全	●	子宮内膜スクラッチ	×
漢方薬の扱い	●	勉強会・説明会	○	PRP	●
治療費の公開	●	PICSI	×	PGT-A	●
妊婦健診	×	IMSI	×	子宮内フローラ検査	●

❖ 幸町IVFクリニック　府中市

Tel.042-365-0341　府中市府中町1丁目 18-17 コンテント府中 1F2F　since 1990.4

自由診療の料金
体外受精費用　27万～35万円
顕微授精費用　35万～45万円

診療日	月	火	水	木	金	土	日	祝祭日
am	-	●	●	●	●	●	●	-
pm	-	●	●	●	●	▲	▲	-

予約受付時間　8 9 10 11 12 13 14 15 16 17 18 19 20 21時

保険：一般不妊治療	△	自由：体外受精	●	タイムラプス型インキュベーター	●
保険：体外受精	●	自由：顕微授精	●	ERA検査	●
保険：顕微授精	●	調節卵巣刺激法	●	EMMA・ALICE検査	●
男性不妊	○連携施設あり	低刺激・自然周期法	●	SEET法	×
不育症	○	着床不全	●	子宮内膜スクラッチ	○
漢方薬の扱い	○	勉強会・説明会	●	PRP	●
治療費の公開	●	PICSI	×	PGT-A	●
妊婦健診	○ 10週まで	IMSI	×	子宮内フローラ検査	●

[各項目のチェックについて]　○…実施している　●…常に力を入れて実施している　△…検討中である　×…実施していない

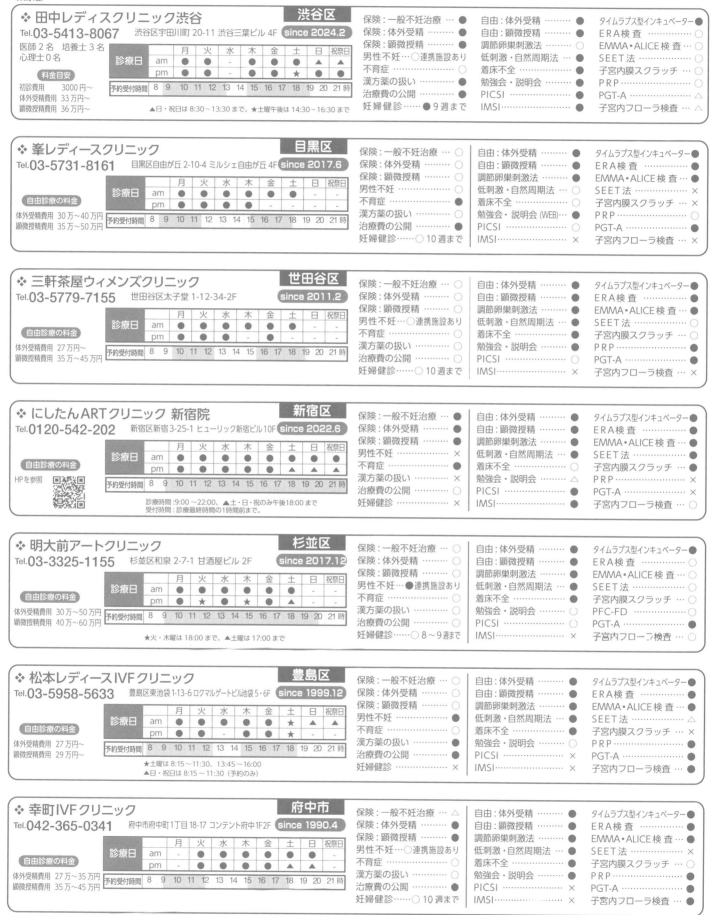

東京都

❖ みむろウィメンズクリニック

町田市

Tel.042-710-3609　町田市中町1-2-5 SHELL MIYAKO V 2F　since 2006.7

診療日		月	火	水	木	金	土	日	祝祭日
	am	●	●	●	●	●	●	-	-
	pm	●	▲	●	▲	●	-	-	-

予約受付時間	8	9	10	11	12	13	14	15	16	17	18	19	20	21時

自由診療の料金

体外受精費用 20万円~
顕微授精費用 30万円~

▲火・木曜午後は再診患者さんのための相談及び検査の時間

保険：一般不妊治療 … ○	自由：体外受精 ……… ●	タイムラプス型インキュベーター ○
保険：体外受精 ……… ○	自由：顕微授精 ……… ●	ERA検査 …………… ●
保険：顕微授精 ……… ○	調節卵巣刺激法 ……… ●	EMMA・ALICE検査 … ○
男性不妊…○連携施設あり	低刺激・自然周期法 … ●	SEET法 …………… ○
不育症 ………………… ○	着床不全 ……………… ●	子宮内膜スクラッチ … ●
漢方薬の扱い ………… ○	勉強会・説明会 ……… ○	PRP ………………… ●
治療費の公開 ………… ○	PICSI ………………… ×	PGT-A ……………… ●
妊婦健診……○ 10週まで	IMSI………………… ○	子宮内フローラ検査 … ●

神奈川県

❖ 神奈川レディースクリニック

横浜市

Tel.045-290-8666　横浜市神奈川区西神奈川1-11-5 ARTVISTA横浜ビル　since 2003.6

診療日		月	火	水	木	金	土	日	祝祭日
	am	●	●	●	▲	●	●	▲	●
	pm	●	●	●	▲	●	-	-	-

予約受付時間	8	9	10	11	12	13	14	15	16	17	18	19	20	21時

自由診療の料金

体外受精費用 28万円~
顕微授精費用 34万~46万円

※受付順番システム導入（携帯で順番確認可能） ※土･日（第2･第4）･祝日の午前は8:30~12:00､午後休診、水曜午後は14:00~19:30 ▲木曜､第1･第3･第5日曜の午前は予約制

保険：一般不妊治療 … ○	自由：体外受精 ……… ●	タイムラプス型インキュベーター ●
保険：体外受精 ……… ○	自由：顕微授精 ……… ●	ERA検査 …………… ●
保険：顕微授精 ……… ○	調節卵巣刺激法 ……… ●	EMMA・ALICE検査 … ●
男性不妊…●連携施設あり	低刺激・自然周期法 … ●	SEET法 …………… ●
不育症 ………………… ●	着床不全 ……………… ●	子宮内膜スクラッチ … ○
漢方薬の扱い ………… ○	勉強会・説明会 ……… △	PRP ………………… ●
治療費の公開 ………… ●	PICSI ………………… ○	PGT-A ……………… ●
妊婦健診 ……………… ×	IMSI………………… ●	子宮内フローラ検査 … ●

❖ 馬車道レディスクリニック

横浜市

Tel.045-228-1680　横浜市中区相生町4-65-3 馬車道メディカルスクエア5F　since 2001.4

診療日		月	火	水	木	金	土	日	祝祭日
	am	●	-	●	●	●	●	●	-
	pm	●	-	●	●	●	-	-	-

予約受付時間	8	9	10	11	12	13	14	15	16	17	18	19	20	21時

自由診療の料金

体外受精費用 25万~30万円
顕微授精費用 32万~37万円

※予約受付は WEB にて 24 時間対応

保険：一般不妊治療 … ○	自由：体外受精 ……… ○	タイムラプス型インキュベーター △
保険：体外受精 ……… ○	自由：顕微授精 ……… ○	ERA検査 …………… ○
保険：顕微授精 ……… ○	調節卵巣刺激法 ……… ○	EMMA・ALICE検査 … ○
男性不妊…○連携施設あり	低刺激・自然周期法 … ○	SEET法 …………… △
不育症 ………………… ×	着床不全 ……………… ×	子宮内膜スクラッチ … △
漢方薬の扱い ………… ○	勉強会・説明会 ……… ○	PRP ………………… ×
治療費の公開 ………… ○	PICSI ………………… ×	PGT-A ……………… ×
妊婦健診 ………○ 8週まで	IMSI………………… ×	子宮内フローラ検査 … ○

❖ メディカルパーク横浜

横浜市

Tel.045-232-4741　横浜市中区桜木町1-1-8 日石横浜ビル4F　since 2019.5

診療日		月	火	水	木	金	土	日	祝祭日
	am	●	●	●	●	●	●	-	●
	pm	●	●	●	●	●	●	-	●

予約受付時間	8	9	10	11	12	13	14	15	16	17	18	19	20	21時

自由診療の料金

HP を参照
https://medicalpark-yokohama.com

保険：一般不妊治療 … ●	自由：体外受精 ……… ●	タイムラプス型インキュベーター ●
保険：体外受精 ……… ●	自由：顕微授精 ……… ●	ERA検査 …………… ○
保険：顕微授精 ……… ●	調節卵巣刺激法 ……… ●	EMMA・ALICE検査 … ○
男性不妊…○連携施設あり	低刺激・自然周期法 … ○	SEET法 …………… ×
不育症 ………………… ○	着床不全 ……………… ○	子宮内膜スクラッチ … ×
漢方薬の扱い ………… ×	勉強会・説明会 ……… △	PRP ………………… ×
治療費の公開 ………… ○	PICSI ………………… ○	PGT-A ……………… ○
妊婦健診 ……………… ×	IMSI………………… ×	子宮内フローラ検査 … ○

❖ 福田ウイメンズクリニック

横浜市

Tel.045-825-5525　横浜市戸塚区品濃町549-2 三宅ビル7F　since 1993.8

診療日		月	火	水	木	金	土	日	祝祭日
	am	●	●	●	●	●	●	-	-
	pm	●	●	●	-	●	-	-	-

予約受付時間	8	9	10	11	12	13	14	15	16	17	18	19	20	21時

自由診療の料金

体外受精費用 25万~30万円
顕微授精費用 30万~35万円

※卵巣刺激のための注射は日曜日・祝日も行います

保険：一般不妊治療 … ○	自由：体外受精 ……… ○	タイムラプス型インキュベーター △
保険：体外受精 ……… ○	自由：顕微授精 ……… ○	ERA検査 …………… ○
保険：顕微授精 ……… ○	調節卵巣刺激法 ……… ○	EMMA・ALICE検査 … ○
男性不妊…○連携施設あり	低刺激・自然周期法 … ○	SEET法 …………… ×
不育症 ………………… ○	着床不全 ……………… ○	子宮内膜スクラッチ … ×
漢方薬の扱い ………… ○	勉強会・説明会 ……… △	PRP ………………… ×
治療費の公開 ………… ○	PICSI ………………… ×	PGT-A ……………… ○
妊婦健診 ……○ 8週まで	IMSI………………… ×	子宮内フローラ検査 … ○

❖ 湘南レディースクリニック

藤沢市

Tel.0466-55-5066　藤沢市鵠沼花沢町1-12 第5相澤ビル5F 6F　since 2007.9

診療日		月	火	水	木	金	土	日	祝祭日
	am	●	●	●	●	●	●	●	-
	pm	●	●	●	●	●	-	-	-

予約受付時間	8	9	10	11	12	13	14	15	16	17	18	19	20	21時

自由診療の料金

体外受精費用 15万~65万円
顕微授精費用 21万~80万円

※予約受付は WEB にて 24 時間対応

保険：一般不妊治療 … ●	自由：体外受精 ……… ●	タイムラプス型インキュベーター △
保険：体外受精 ……… ●	自由：顕微授精 ……… ●	ERA検査 …………… △
保険：顕微授精 ……… ●	調節卵巣刺激法 ……… ●	EMMA・ALICE検査 … △
男性不妊…●連携施設あり	低刺激・自然周期法 … ●	SEET法 …………… ●
不育症 ………………… ●	着床不全 ……………… ●	子宮内膜スクラッチ … ●
漢方薬の扱い ………… ○	勉強会・説明会 ……… ●	PRP ………………… △
治療費の公開 ………… ○	PICSI ………………… ●	PGT-A ……………… △
妊婦健診……○ 32週まで	IMSI………………… ×	子宮内フローラ検査 … ●

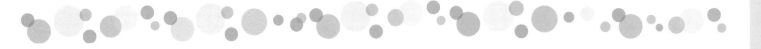

[各項目のチェックについて]　○ … 実施している　● … 常に力を入れて実施している　△ … 検討中である　× … 実施していない

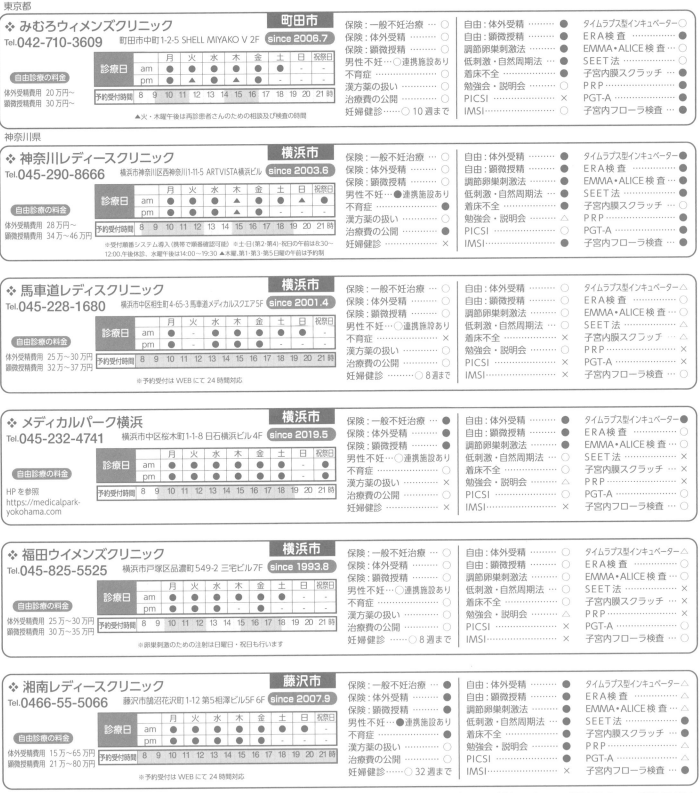

久美愛厚生病院
Tel.0577-32-1115　高山市中切町

● 中西ウィメンズクリニック
Tel.0572-25-8882　多治見市大正町

とまつレディースクリニック
Tel.0574-61-1138　可児市広見

● ぎなんレディースクリニック
Tel.058-201-5760　羽島郡岐南町

● 松波総合病院
Tel.058-388-0111　羽島郡笠松町

静岡県

● いながきレディースクリニック
Tel.055-926-1709　沼津市宮前町

● 沼津市立病院
Tel.055-924-5100　沼津市東椎路春ノ木

● 岩端医院
Tel.055-962-1368　沼津市大手町

● かぬき岩端医院
Tel.055-932-8189　沼津市下香貫前原

こまきウィメンズクリニック
Tel.055-972-1057　三島市西若町

● 三島レディースクリニック
Tel.055-991-0770　三島市南本町

● 共立産婦人科医院
Tel.0550-82-2035　御殿場市二枚橋

● 富士市立中央病院
Tel.0545-52-1131　富士市高島町

● 長谷川産婦人科医院
Tel.0545-53-7575　富士市吉原

宮崎クリニック
Tel.0545-66-3731　富士市松岡

静岡市立静岡病院
Tel.054-253-3125　静岡市葵区

レディースクリニック古川
Tel.054-249-3733　静岡市葵区

● 静岡レディースクリニック
Tel.054-251-0770　静岡市葵区

● 静岡赤十字病院
Tel.054-254-4311　静岡市葵区

● 菊池レディースクリニック
Tel.054-272-4124　静岡市葵区

● 俵 IVF クリニック
Tel.054-288-2882　静岡市駿河区

静岡市立清水病院
Tel.054-336-1111　静岡市清水区

● 焼津市立総合病院
Tel.054-623-3111　焼津市道原

● 聖隷浜松病院
Tel.053-474-2222　浜松市中区

● アクトタワークリニック
Tel.053-413-1124　浜松市中区

● 西村ウイメンズクリニック
Tel.053-479-0222　浜松市中区

水本レディスクリニック
Tel.053-433-1103　浜松市東区

● 浜松医科大学病院
Tel.053-435-2309　浜松市東区

● 聖隷三方原病院リプロダクションセンター
Tel.053-436-1251　浜松市北区

● 可睡の杜レディースクリニック
Tel.0538-49-5656　袋井市可睡の杜

● 西垣 ART クリニック
Tel.0538-33-4455　磐田市中泉

愛知県

● 豊橋市民病院
Tel.0532-33-6111　豊橋市青竹町

● つつじが丘ウイメンズクリニック
Tel.0532-66-5550　豊橋市つつじが丘

● 竹内ARTクリニック
Tel.0532-52-3463　豊橋市新本町

豊川市民病院
Tel.0533-86-1111　豊川市八幡町

● ART クリニックみらい
Tel.0564-24-9293　岡崎市大樹寺

稲垣レディスクリニック
Tel.0563-54-1188　西尾市横手町

● 八千代病院
Tel.0566-97-8111　安城市住吉町

● G&O レディスクリニック
Tel.0566-27-4103　刈谷市泉田町

セントソフィアクリニック
Tel.052-551-1595　名古屋市中村区

● にしたんARTクリニック名古屋駅前院
Tel.052-433-8776　名古屋市中村区

● … 体外受精以上の生殖補助医療実施施設

金沢医科大学病院
Tel.076-286-2211　河北郡内灘町

やまぎしレディスクリニック
Tel.076-287-6066　野々市市藤平田

● 永遠幸レディスクリニック
Tel.0761-23-1555　小松市小島町

荒木クリニック
Tel.0761-22-0301　小松市若杉町

川北レイクサイドクリニック
Tel.0761-22-0232　小松市今江町

恵寿総合病院
Tel.0767-52-3211　七尾市富岡町

深江レディースクリニック
Tel.076-294-3336　野々市市郷町

福井県

● ふくい輝クリニック
Tel.0776-50-2510　福井市大願寺

● 本多レディースクリニック
Tel.0776-24-6800　福井市宝永

● 西ウイミンズクリニック
Tel.0776-33-3663　福井市木田

公立丹南病院
Tel.0778-51-2260　鯖江市三六町

● 福井大学医学部附属病院
Tel.0776-61-3111　吉田郡永平寺町

山梨県

● このはな産婦人科
Tel.055-225-5500　甲斐市西八幡

● 薬袋レディースクリニック
Tel.055-226-3711　甲府市飯田

● 甲府昭和婦人クリニック
Tel.055-226-5566　中巨摩郡昭和町

● 山梨大学医学部附属病院
Tel.055-273-1111　中央市下河東

長野県

● 吉澤産婦人科医院
Tel.026-226-8475　長野市七瀬中町

長野赤十字病院
Tel.026-226-4131　長野市若里

● 長野市民病院
Tel.026-295-1199　長野市富竹

● OKA レディースクリニック
Tel.026-285-0123　長野市下氷鉋

● 南長野医療センター篠ノ井総合病院
Tel.026-292-2261　長野市篠ノ井会

● 佐久市立国保浅間総合病院
Tel.0267-67-2295　佐久市岩村田

● 佐久平エンゼルクリニック
Tel.0267-67-5816　佐久市長土呂

● 西澤産婦人科クリニック
Tel.0265-24-3800　飯田市本町

● わかばレディス＆マタニティクリニック
Tel.0263-45-0103　松本市浅間温泉

● 信州大学医学部附属病院
Tel.0263-35-4600　松本市旭

● 北原レディースクリニック
Tel.0263-48-3186　松本市島立

● このはなクリニック
Tel.0265-98-8814　伊那市上新田

平岡産婦人科
Tel.0266-72-6133　茅野市ちの

● 諏訪マタニティークリニック
Tel.0266-28-6100　諏訪郡下諏訪町

ひろおか さくらレディースウィメンズクリニック
Tel.0263-85-0013　塩尻市広丘吉田

岐阜県

● 高橋産婦人科
Tel.058-263-5726　岐阜市梅ケ枝町

● 古田産科婦人科クリニック
Tel.058-265-2395　岐阜市金町

● 岐阜大学医学部附属病院
Tel.058-230-6000　岐阜市柳戸

● 操レディスホスピタル
Tel.058-233-8811　岐阜市津島町

● おおのレディースクリニック
Tel.058-233-0201　岐阜市光町

アイリスベルクリニック
Tel.058-393-1122　羽島市竹鼻町

● クリニックママ
Tel.0584-73-5111　大垣市今宿

● 大垣市民病院
Tel.0584-81-3341　大垣市南頬町

中部・東海地方

新潟県

● 立川綜合病院生殖医療センター
Tel.0258-33-3111　長岡市旭岡

● 長岡レディースクリニック
Tel.0258-22-7780　長岡市新保

セントポーリアウィメンズクリニック
Tel.0258-21-0800　長岡市南七日町

● 大島クリニック
Tel.025-522-2000　上越市鴨島

● 菅谷ウイメンズクリニック
Tel.025-546-7660　上越市新光町

● 源川産婦人科クリニック
Tel.025-272-5252　新潟市東区

木戸病院
Tel.025-273-2151　新潟市東区

● 新津産科婦人科クリニック
Tel.025-384-4103　新潟市江南区

● ミアグレースクリニック新潟
Tel.025-246-1122　新潟市中央区

● 産科・婦人科ロイヤルハートクリニック
Tel.025-244-1122　新潟市中央区

● 新潟大学医歯学総合病院
Tel.025-227-2320　新潟市中央区

● ART クリニック白山
Tel.025-378-3065　新潟市中央区

● 済生会新潟病院
Tel.025-233-6161　新潟市西区

荒川レディースクリニック
Tel.0256-72-2785　新潟市西蒲区

● レディスクリニック石黒
Tel.0256-33-0150　三条市荒町

● 関塚医院
Tel.0254-26-1405　新発田市小舟町

富山県

かみいち総合病院
Tel.076-472-1212　中新川郡上市町

● 富山赤十字病院
Tel.076-433-2222　富山市牛島本町

● 小嶋ウィメンズクリニック
Tel.076-432-1788　富山市五福

● 富山県立中央病院
Tel.0764-24-1531　富山市西長江

● 女性クリニック We! TOYAMA
Tel.076-493-5533　富山市根塚町

富山市民病院
Tel.0764-22-1112　富山市今泉北部町

高岡市民病院
Tel.0766-23-0204　高岡市宝町

● あい ART クリニック
Tel.0766-27-3311　高岡市下伏間江

済生会高岡病院
Tel.0766-21-0570　高岡市二塚

厚生連高岡病院
Tel.0766-21-3930　高岡市永楽町

黒部市民病院
Tel.0765-54-2211　黒部市三日市

● あわの産婦人科医院
Tel.0765-72-0588　下新川郡入善町

津田産婦人科医院
Tel.0763-33-3035　砺波市寿町

石川県

● 石川県立中央病院
Tel.076-237-8211　金沢市鞍月東

● 吉澤レディースクリニック
Tel.076-266-8155　金沢市稚日野町

金沢大学附属病院
Tel.076-265-2000　金沢市宝町

金沢医療センター
Tel.076-262-4161　金沢市石引

● 金沢たまごクリニック
Tel.076-237-3300　金沢市諸江町

うきた産婦人科医院
Tel.076-291-2277　金沢市新神田

● 鈴木レディスホスピタル
Tel.076-242-3155　金沢市寺町

● 小牧市民病院
Tel.0568-76-4131　小牧市常普請

● 浅田レディース勝川クリニック
Tel.0568-35-2203　春日井市松新町

公立陶生病院
Tel.0561-82-5101　瀬戸市西追分町

● 中原クリニック
Tel.0561-88-0311　瀬戸市山手町

一宮市立市民病院
Tel.0586-71-1911　一宮市文京

● つかはらレディースクリニック
Tel.0586-81-8000　一宮市浅野居森野

● 可世木レディスクリニック
Tel.0586-47-7333　一宮市平和

三重県

● こうのとり WOMAN'S CARE クリニック
Tel.059-355-5577　四日市市諏訪栄町

慈芳産婦人科
Tel.059-353-0508　四日市市ときわ

みたき総合病院
Tel.059-330-6000　四日市市生桑町

● みのうらレディースクリニック
Tel.0593-80-0018　鈴鹿市磯山

● IVF 白子クリニック
Tel.059-388-2288　鈴鹿市南江島町

● ヨナハレディースクリニック
Tel.0594-27-1703　桑名市大字和泉イノ割

金丸産婦人科
Tel.059-229-5722　津市観音寺町

● 三重大学病院
Tel.059-232-1111　津市江戸橋

● 西山産婦人科　不妊治療センター
Tel.059-229-1200　津市栄町

● 済生会松阪総合病院
Tel.0598-51-2626　松阪市朝日町

本橋産婦人科
Tel.0596-23-4103　伊勢市一之木

武田産婦人科
Tel.0595-64-7655　名張市鴻之台

● 森川病院
Tel.0595-21-2425　伊賀市上野忍町

平田レディースクリニック
Tel.052-914-7277　名古屋市北区

● 稲垣婦人科
Tel.052-910-5550　名古屋市北区

星ケ丘マタニティ病院
Tel.052-782-6211　名古屋市千草区

咲江レディスクリニック
Tel.052-757-0222　名古屋市千草区

● さわだウィメンズクリニック
Tel.052-788-3588　名古屋市千草区

● まるた ART クリニック
Tel.052-764-0010　名古屋市千草区

レディースクリニック山原
Tel.052-731-8181　名古屋市千草区

若葉台クリニック
Tel.052-777-2888　名古屋市名東区

● あいこ女性クリニック
Tel.052-777-8080　名古屋市名東区

● 名古屋大学医学部附属病院
Tel.052-741-2111　名古屋市昭和区

● 名古屋市立大学病院
Tel.052-851-5511　名古屋市瑞穂区

● 八事レディースクリニック
Tel.052-834-1060　名古屋市天白区

● 平針北クリニック
Tel.052-803-1103　日進市赤池町

● 森脇レディースクリニック
Tel.0561-33-5512　みよし市三好町

● 藤田医科大学病院
Tel.0562-93-2111　豊明市沓掛町

とよた美里レディースクリニック
Tel.0565-87-2237　豊田市美里

● とよた星の夢 ART クリニック
Tel.0120-822-229　豊田市喜多町

● トヨタ記念病院不妊センター
Tel.0565-28-0100　豊田市平和町

● 常滑市民病院
Tel.0569-35-3170　常滑市飛香台

● ふたばクリニック
Tel.0569-20-5000　半田市吉田町

● 原田レディースクリニック
Tel.0562-36-1103　知多市寺本新町

● 江南厚生病院
Tel.0587-51-3333　江南市高屋町

愛知県

● 浅田レディース名古屋駅前クリニック
Tel.052-551-2203　名古屋市中村区

かとうのりこレディースクリニック
Tel.052-587-2888　名古屋市中村区

● レディースクリニックミュウ
Tel.052-551-7111　名古屋市中村区

かなくらレディスクリニック
Tel.052-587-3111　名古屋市中村区

● 名古屋第一赤十字病院
Tel.052-481-5111　名古屋市中村区

● なごや ART クリニック
Tel.052-451-1103　名古屋市中村区

● 名古屋市立大学医学部附属西部医療センター
Tel.052-991-8121　名古屋市北区

● ダイヤビルレディースクリニック
Tel.052-561-1881　名古屋市西区

川合産婦人科
Tel.052-502-1501　名古屋市西区

● 野崎クリニック
Tel.052-303-3811　名古屋市中川区

● 金山レディースクリニック
Tel.052-681-2241　名古屋市熱田区

● 山口レディスクリニック
Tel.052-823-2121　名古屋市南区

名古屋市立緑市民病院
Tel.052-892-1331　名古屋市緑区

● ロイヤルベルクリニック不妊センター
Tel.052-879-6673　名古屋市緑区

● おち夢クリニック名古屋
Tel.052-968-2203　名古屋市中区

● いくたウィメンズクリニック
Tel.052-263-1250　名古屋市中区

● 可世木婦人科 ART クリニック
Tel.052-251-8801　名古屋市中区

● 成田産婦人科
Tel.052-221-1595　名古屋市中区

● おかだウィメンズクリニック
Tel.052-683-0018　名古屋市中区

AOI 名古屋病院
Tel.052-932-7128　名古屋市東区

上野レディスクリニック
Tel.052-981-1184　名古屋市北区

PICK UP!

中部・東海地方 / ピックアップ クリニック

長野県

❖ 吉澤産婦人科医院

長野市

since 1966.2

Tel.026-226-8475　長野市七瀬中町 96

診療日		月	火	水	木	金	土	日	祝祭日
	am	●	●	●	●	●	●	-	-
	pm	●	●	-	●	●	-	-	-

予約受付時間	8	9	10	11	12	13	14	15	16	17	18	19	20	21 時

自由診療の料金

体外受精費用　27 万～35 万円
顕微授精費用　35 万～45 万円

保険：一般不妊治療	○	自由：体外受精	●	タイムラプス型インキュベーター	×
保険：体外受精	○	自由：顕微授精	●	ERA検査	●
保険：顕微授精	○	調節卵巣刺激法	●	EMMA・ALICE検査	●
男性不妊	○	低刺激・自然周期法	△	SEET法	×
不育症	○	着床不全	○	子宮内膜スクラッチ	×
漢方薬の扱い	○	勉強会・説明会	○	PRP	×
治療費の公開	●	PICSI	×	PGT-A	×
妊婦健診	×	IMSI	×	子宮内フローラ検査	●

❖ 佐久平エンゼルクリニック

佐久市

since 2014.4

Tel.0267-67-5816　佐久市長土呂 1210-1

診療日		月	火	水	木	金	土	日	祝祭日
	am	●	●	●	●	●	●	▲	-
	pm	●	●	-	●	●	-	-	-

予約受付時間	8	9	10	11	12	13	14	15	16	17	18	19	20	21 時

※ WEB 予約は 24 時間受付 ▲医師が必要と判断した場合は診察、採卵等の処置を行います。

自由診療の料金

体外受精費用　27 万～45 万円
顕微授精費用　35 万～45 万円

保険：一般不妊治療	○	自由：体外受精	●	タイムラプス型インキュベーター	●
保険：体外受精	○	自由：顕微授精	●	ERA検査	●
保険：顕微授精	○	調節卵巣刺激法	●	EMMA・ALICE検査	●
男性不妊	●	低刺激・自然周期法	●	SEET法	●
不育症	●	着床不全	●	子宮内膜スクラッチ	●
漢方薬の扱い	●	勉強会・説明会	●	PRP	●
治療費の公開	●	PICSI	●	PGT-A	●
妊婦健診	● 10週まで	IMSI	×	子宮内フローラ検査	●

［各項目のチェックについて］ ○…実施している　●…常に力を入れて実施している　△…検討中である　×…実施していない

PICK UP!

中部・東海地方 / ピックアップ クリニック

愛知県

❖ ダイヤビルレディースクリニック

名古屋市

Tel.052-561-1881　名古屋市西区名駅 1-1-17 名駅ダイヤメイテツビル 2F　since 2004.4

自由診療の料金
体外受精費用　30 万~50 万円
顕微授精費用　40 万~60 万円

診療日	月	火	水	木	金	土	日	祝祭日
am	●	●	●	●	●	●	-	-
pm	●	●	●	-	●	-	-	-

予約受付時間　8　9　10　11　12　13　14　15　16　17　18　19　20　21 時

保険：一般不妊治療 … ○	自由：体外受精 ……… ○	タイムラプス型インキュベーター○
保険：体外受精 ……… ○	自由：顕微授精 ……… ○	ERA検査 …………… ○
保険：顕微授精 ……… ○	調節卵巣刺激法 ……… ○	EMMA・ALICE検査 … ○
男性不妊…○連携施設あり	低刺激・自然周期法 … ○	SEET法 …………… ○
不育症 ………………… ○	着床不全 ……………… ○	子宮内膜スクラッチ … ○
漢方薬の扱い ………… ○	勉強会・説明会 ……… ○	PRP …………………… ○
治療費の公開 ………… ○	PICSI ………………… ×	PGT-A ……………… △
妊婦健診……○ 14 週まで	IMSI…………………… ×	子宮内フローラ検査 … ○

❖ おかだウィメンズクリニック

名古屋市

Tel.052-683-0018　名古屋市中区正木 4-8-7 れんが橋ビル 3F　since 2014.4

自由診療の料金
体外受精費用　50 万円~
顕微授精費用　60 万~70 万円

診療日	月	火	水	木	金	土	日	祝祭日
am	●	●	●	●	●	▲	-	-
pm	●	●	-	●	●	-	-	-

予約受付時間　8　9　10　11　12　13　14　15　16　17　18　19　20　21 時

▲土曜日は 10:00 ～ 13:00 まで

保険：一般不妊治療 … ○	自由：体外受精 ……… ●	タイムラプス型インキュベーター●
保険：体外受精 ……… ○	自由：顕微授精 ……… ●	ERA検査 …………… ○
保険：顕微授精 ……… ○	調節卵巣刺激法 ……… ●	EMMA・ALICE検査 … ○
男性不妊…○連携施設あり	低刺激・自然周期法 … ●	SEET法 …………… ○
不育症 ………………… ○	着床不全 ……………… ●	子宮内膜スクラッチ … ○
漢方薬の扱い ………… ○	勉強会・説明会 ……… ●	PRP …………………… ×
治療費の公開 ………… ○	PICSI ………………… ×	PGT-A ……………… ×
妊婦健診……○ 10 週まで	IMSI…………………… ●	子宮内フローラ検査 … ○

❖ さわだウィメンズクリニック　名古屋不妊センター

名古屋市

Tel.052-788-3588　名古屋市千種区四谷通 1-18-1 RICCA11 ビル 3F　since 2001.4

自由診療の料金
体外受精費用　40 万円~
顕微授精費用　45 万円~

診療日	月	火	水	木	金	土	日	祝祭日
am	●	●	●	●	●	●	-	-
pm	●	●	-	●	●	-	-	-

予約受付時間　8　9　10　11　12　13　14　15　16　17　18　19　20　21 時

保険：一般不妊治療 … ○	自由：体外受精 ……… ●	タイムラプス型インキュベーター●
保険：体外受精 ……… ○	自由：顕微授精 ……… ●	ERA検査 …………… ●
保険：顕微授精 ……… ○	調節卵巣刺激法 ……… ●	EMMA・ALICE検査 … ●
男性不妊…○連携施設あり	低刺激・自然周期法 … ●	SEET法 …………… ×
不育症 ………………… ●	着床不全 ……………… ●	子宮内膜スクラッチ … ×
漢方薬の扱い ………… ○	勉強会・説明会 ……… ●	PRP …………………… ○
治療費の公開 ………… ●	PICSI ………………… ×	PGT-A ……………… ●
妊婦健診…… ○ 8 週まで	IMSI…………………… ×	子宮内フローラ検査 … ×

［各項目のチェックについて］　○ … 実施している　● … 常に力を入れて実施している　△ … 検討中である　× … 実施していない

近畿地方

滋賀県

● リプロダクション浮田クリニック
Tel.077-572-7624　大津市真野

● 木下レディースクリニック
Tel.077-526-1451　大津市打出浜

● 桂川レディースクリニック
Tel.077-511-4135　大津市御殿浜

● 竹林ウィメンズクリニック
Tel.077-547-3557　大津市大萱

● 滋賀医科大学医学部附属病院
Tel.077-548-2111　大津市瀬田月輪町

● 希望が丘クリニック
Tel.077-586-4103　野洲市三宅

甲西 野村産婦人科
Tel.0748-72-6633　湖南市柑子袋

山崎クリニック
Tel.0748-42-1135　東近江市山路町

● イーリスウィメンズクリニック
Tel.0749-22-6216　彦根市中央町

足立レディースクリニック
Tel.0749-22-2155　彦根市佐和町

● 草津レディースクリニック
Tel.077-566-7575　草津市渋川

● 清水産婦人科
Tel.077-562-4332　草津市野村

南草津 野村病院
Tel.077-561-3788　草津市野路

産科・婦人科ハピネスバースクリニック
Tel.077-564-3101　草津市矢橋町

京都府

志馬クリニック四条烏丸
Tel.075-221-6821　京都市下京区

● 京都 IVF クリニック
Tel.077-526-1451　京都市下京区

南部産婦人科
Tel.075-313-6000　京都市下京区

● 醍醐渡辺クリニック
Tel.075-571-0226　京都市伏見区

● 京都府立医科大学病院
Tel.075-251-5560　京都市上京区

● 田村秀子婦人科医院
Tel.075-213-0523　京都市中京区

● 足立病院
Tel.075-253-1382　京都市中京区

京都第一赤十字病院
Tel.075-561-1121　京都市東山区

日本バプテスト病院
Tel.075-781-5191　京都市左京区

● 京都大学医学部附属病院
Tel.075-751-3712　京都市左京区

● IDA クリニック
Tel.075-583-6515　京都市山科区

細田クリニック
Tel.075-322-0311　京都市右京区

● 身原病院
Tel.075-392-3111　京都市西京区

桂駅前 Mihara Clinic
Tel.075-394-3111　京都市西京区

● ハシイ産婦人科
Tel.075-924-1700　向日市寺戸町

田村産婦人科医院
Tel.0771-24-3151　亀岡市安町

大阪府

● にしたん ART クリニック 大阪院
Tel.06-6147-2844　大阪市北区

● 大阪 New ART クリニック
Tel.06-6341-1556　大阪市北区

● オーク梅田レディースクリニック
Tel.0120-009-345　大阪市北区

● HORAC グランフロント大阪クリニック
Tel.06-6377-8824　大阪市北区

● リプロダクションクリニック大阪
Tel.06-6136-3344　大阪市北区

● … 体外受精以上の生殖補助医療実施施設

明和病院
Tel.0798-47-1767　西宮市上鳴尾町

木内女性クリニック
Tel.0798-63-2271　西宮市高松町

● レディースクリニック Taya
Tel.072-771-7717　伊丹市伊丹

● 近畿中央病院
Tel.072-781-3712　伊丹市車塚

● 小原ウイメンズクリニック
Tel.0797-82-1211　宝塚市山本東

● 第二協立病院 ART センター
Tel.072-758-1123　川西市栄町

● シオタニレディースクリニック
Tel.079-561-3500　三田市中央町

● 中林産婦人科
Tel.079-282-6581　姫路市白国

● koba レディースクリニック
Tel.079-223-4924　姫路市北条口

● 西川産婦人科
Tel.079-253-2195　姫路市花田町

● 親愛産婦人科
Tel.079-271-6666　姫路市網干区

久保みずきレディースクリニック 明石診療所
Tel.078-913-9811　明石市本町

二見レディースクリニック
Tel.078-942-1783　明石市二見町

● 博愛産科婦人科
Tel.078-941-8803　明石市二見町

● 親愛レディースクリニック
Tel.079-421-5511　加古川市加古川町

ちくご・ひらまつ産婦人科
Tel.079-424-5163　加古川市加古川町

● 小野レディースクリニック
Tel.0794-62-1103　小野市西本町

● 福田産婦人科麻酔科
Tel.0791-43-5357　赤穂市加里屋

● 赤穂中央病院
Tel.0791-45-7290　赤穂市惣門町

公立神崎総合病院
Tel.0790-32-1331　神崎郡神河町

奈良県

好川婦人科クリニック
Tel.0743-75-8600　生駒市東新町

高山クリニック
Tel.0742-35-3611　奈良市柏木町

● ASKA レディース・クリニック
Tel.0742-51-7717　奈良市北登美ヶ丘

すぎはら婦人科
Tel.0742-46-4127　奈良市中登美ヶ丘

● 富雄産婦人科
Tel.0742-43-0381　奈良市三松

● 久永婦人科クリニック
Tel.0742-32-5505　奈良市西大寺東町

● 赤崎クリニック　高度生殖医療センター
Tel.0744-43-2468　桜井市谷

桜井病院
Tel.0744-43-3541　桜井市桜井

奈良県立医科大学病院
Tel.0744-22-3051　橿原市四条町

● ミズクリニックメイワン
Tel.0744-20-0028　橿原市四条町

● 三橋仁美レディースクリニック
Tel.0743-51-1135　大和郡山市矢田町

和歌山県

● 日赤和歌山医療センター
Tel.073-422-4171　和歌山市小松原通

● うつのみやレディースクリニック
Tel.073-474-1987　和歌山市美園町

● 岩橋産科婦人科
Tel.073-444-4060　和歌山市関戸

いくこレディースクリニック
Tel.073-482-0399　海南市日方

榎本産婦人科
Tel.0739-22-0019　田辺市湊

● 奥村レディースクリニック
Tel.0736-32-8511　橋本市東家

● … 体外受精以上の生殖補助医療実施施設

● 関西医科大学附属病院
Tel.072-804-0101　枚方市新町

● 天の川レディースクリニック
Tel.072-892-1124　交野市私部西

● IVF 大阪クリニック
Tel.06-4308-8824　東大阪市長田東

なかじまレディースクリニック
Tel.072-929-0506　東大阪市長田東

平松産婦人科クリニック
Tel.072-955-8881　藤井寺市藤井寺

船内クリニック
Tel.072-955-0678　藤井寺市藤井寺

● てらにしレディースクリニック
Tel.072-367-0666　大阪狭山市池尻自由丘

● 近畿大学病院
Tel.072-366-0221　大阪狭山市大野東

● ルナレディースクリニック　不妊・更年期センター
Tel.072-224-6317　堺市堺区

● いしかわクリニック
Tel.072-232-8751　堺市堺区

● KAWA レディースクリニック
Tel.072-297-2700　堺市南区

小野クリニック
Tel.072-285-8110　堺市東区

● 府中のぞみクリニック
Tel.0725-40-5033　和泉市府中町

● 谷口病院
Tel.072-463-3232　泉佐野市大西

● レオゲートタワーレディースクリニック
Tel.072-460-2800　泉佐野市りんくう往来北

兵庫県

神戸大学医学部附属病院
Tel.078-382-5111　神戸市中央区

● 英ウィメンズクリニック
Tel.078-392-8723　神戸市中央区

● 神戸元町夢クリニック
Tel.078-325-2121　神戸市中央区

● 山下レディースクリニック
Tel.078-265-6475　神戸市中央区

● にしたんARTクリニック 神戸三宮院
Tel.078-261-3500　神戸市中央区

● 神戸アドベンチスト病院
Tel.078-981-0161　神戸市北区

● 中村レディースクリニック
Tel..078-925-4103　神戸市西区

● 久保みずきレディースクリニック 菅原記念診療所
Tel.078-961-3333　神戸市西区

英ウイメンズクリニック たるみ
Tel.078-704-5077　神戸市垂水区

● くぼたレディースクリニック
Tel.078-843-3261　神戸市東灘区

プリュームレディースクリニック
Tel.078-600-2675　神戸市東灘区

● レディースクリニックごとう
Tel.0799-45-1131　南あわじ市山添

● オガタファミリークリニック
Tel.0797-25-2213　芦屋市松ノ内町

吉田レディースクリニック
Tel.06-6483-6111　尼崎市西大物町

武庫之荘レディースクリニック
Tel.06-6435-0488　尼崎市南武庫之荘

産科・婦人科衣笠クリニック
Tel.06-6494-0070　尼崎市東園田町

JUN レディースクリニック
Tel.06-4960-8115　尼崎市潮江

● 徐クリニック・ART センター
Tel.0798-54-8551　西宮市松籟荘

● すずきレディースクリニック
Tel.0798-39-0555　西宮市田中町

● レディース＆ARTクリニック サンタクルス ザ ニシキタ
Tel.0798-62-1188　西宮市高松町

● 英ウイメンズクリニック にしのみや院
Tel.0798-63-8723　西宮市高松町

● 兵庫医科大学病院
Tel.0798-45-6111　西宮市武庫川町

山田産婦人科
Tel.0798-41-0272　西宮市甲子園町

京都府

● レディース＆ARTクリニック サンタクルス ザ ウメダ
Tel.06-6374-1188　大阪市北区

● 越田クリニック
Tel.06-6316-6090　大阪市北区

● 扇町レディースクリニック
Tel.06-6311-2511　大阪市北区

● うめだファティリティ―クリニック
Tel.06-6371-0363　大阪市北区

● レディースクリニックかたかみ
Tel.06-6100-2525　大阪市淀川区

かわばたレディスクリニック
Tel.06-6308-7660　大阪市淀川区

● 小林産婦人科
Tel.06-6924-0934　大阪市都島区

● レディースクリニック北浜
Tel.06-6202-8739　大阪市中央区

● 西川婦人科内科クリニック
Tel.06-6201-0317　大阪市中央区

● ウィメンズクリニック本町
Tel.06-6251-8686　大阪市中央区

● 春木レディースクリニック
Tel.06-6281-3788　大阪市中央区

● 脇本産婦人科・麻酔科
Tel.06-6761-5537　大阪市天王寺区

大阪赤十字病院
Tel.06-6771-5131　大阪市天王寺区

聖バルナバ病院
Tel.06-6779-1600　大阪市天王寺区

おおつかレディースクリニック
Tel.06-6776-8856　大阪市天王寺区

都竹産婦人科医院
Tel.06-6754-0333　大阪市生野区

● 奥野病院
Tel.06-6719-2200　大阪市阿倍野区

大阪市立大学病院
Tel.06-6645-2121　大阪市阿倍野区

● 大阪鉄道病院
Tel.06-6628-2221　大阪市阿倍野区

● IVF なんばクリニック
Tel.06-6534-8824　大阪市西区

● オーク住吉産婦人科
Tel.0120-009-345　大阪市西成区

● 岡本クリニック
Tel.06-6696-0201　大阪市住吉区

沢井産婦人科医院
Tel.06-6694-1115　大阪市住吉区

● 大阪急性期総合医療センター
Tel.06-6692-1201　大阪市住吉区

たかせ産婦人科
Tel.06-6855-4135　豊中市上野東

● 園田桃代 ART クリニック
Tel.06-6155-1511　豊中市新千里東町

● たまごクリニック　内分泌センター
Tel.06-4865-7017　豊中市曽根西町

松崎産婦人科クリニック
Tel.072-750-2025　池田市菅原町

● なかむらレディースクリニック
Tel.06-6378-7333　吹田市豊津町

● 吉本婦人科クリニック
Tel.06-6337-0260　吹田市片山町

市立吹田市民病院
Tel.06-6387-3311　吹田市片山町

● 奥田産婦人科
Tel.072-622-5253　茨木市竹橋町

サンタマリア病院
Tel.072-627-3459　茨木市新庄町

● 大阪医科薬科大学病院
Tel.072-683-1221　高槻市大学町

● 後藤レディースクリニック
Tel.072-683-8510　高槻市白梅町

● イワサクリニック香里診療所 セントマリー不妊センター
Tel.072-831-1666　寝屋川市香里本通町

● ひらかた ART クリニック
Tel.072-804-4124　枚方市大垣内町

折野産婦人科
Tel.072-857-0243　枚方市楠葉朝日

PICK UP!

近畿地方 / ピックアップ クリニック

滋賀県

❖ リプロダクション浮田クリニック

大津市 since 2020.10

Tel.077-572-7624 大津市真野 1 丁目 45-8

診療日	月	火	水	木	金	土	日	祝祭日
am	●	●	●	●	●	●	-	-
pm	●	●	▲	●	●	-	-	

予約受付時間 8 9 10 11 12 13 14 15 16 17 18 19 20 21 時

※ 14:00 ～ 16:00 は検査・処置、▲は漢方外来

自由診療の料金
体外受精費用 27 万～35 万円
顕微授精費用 35 万～45 万円

保険：一般不妊治療 … ○	自由：体外受精 ……… ●	タイムラプス型インキュベーター ●
保険：体外受精 ……… ○	自由：顕微授精 ……… ●	ERA検査 ……… ○
保険：顕微授精 ……… ○	調節卵巣刺激法 ……… ●	EMMA・ALICE 検査 … ○
男性不妊 …○連携施設あり	低刺激・自然周期法 … ○	SEET 法 ……… ○
不育症 ……… ○	着床不全 ……… ○	子宮内膜スクラッチ … ○
漢方薬の扱い ……… ○	勉強会・説明会 ……… ○	PRP ……… ×
治療費の公開 ……… ○	PICSI ……… ×	PGT-A ……… ×
妊婦健診 ……○ 41 週まで	IMSI ……… △	子宮内フローラ検査 … ○

京都府

❖ 醍醐渡辺クリニック

京都市 since 1971.9

Tel.075-571-0226 京都市伏見区醍醐高畑町 30-15

診療日	月	火	水	木	金	土	日	祝祭日
am	●	●	●	●	●	●	▲	▲
pm	●	-	●	-	●	-	-	-

予約受付時間 8 9 10 11 12 13 14 15 16 17 18 19 20 21 時

※電話受付は月・水・金は 9:00～20:30、火・木・土は 9:00～17:00
日・祝は 9:30～11:00(予約のみ)

自由診療の料金
体外受精費用 20 万～30 万円
顕微授精費用 20 万～35 万円

保険：一般不妊治療 … ○	自由：体外受精 ……… ●	タイムラプス型インキュベーター △
保険：体外受精 ……… ○	自由：顕微授精 ……… ●	ERA 検査 ……… ●
保険：顕微授精 ……… ○	調節卵巣刺激法 ……… ●	EMMA・ALICE 検査 … ●
男性不妊 …○連携施設あり	低刺激・自然周期法 … ●	SEET 法 ……… ○
不育症 ……… ○	着床不全 ……… ●	子宮内膜スクラッチ … △
漢方薬の扱い ……… ○	勉強会・説明会 ……… ○	PRP （PFC-FD）………○
治療費の公開 ……… ○	PICSI ……… ○	PGT-A ……… △
妊婦健診 ………○分娩まで	IMSI ……… ×	子宮内フローラ検査 … ○

大阪府

❖ にしたんARTクリニック 大阪院

北区 since 2023.2

Tel.0120-542-202 大阪市北区梅田 1-8-17 大阪第一生命ビル MB1F

診療日	月	火	水	木	金	土	日	祝祭日
am	●	●	●	●	●	●	●	●
pm	●	●	●	●	●	▲	▲	▲

予約受付時間 8 9 10 11 12 13 14 15 16 17 18 19 20 21 時

診療時間 :9:00 ～22:00、▲土・日・祝のみ午後18:00 まで
受付時間：診療最終時間の1時間前まで。

自由診療の料金
HPを参照

保険：一般不妊治療 … ●	自由：体外受精 ……… ●	タイムラプス型インキュベーター ●
保険：体外受精 ……… ●	自由：顕微授精 ……… ●	ERA 検査 ……… ●
保険：顕微授精 ……… ●	調節卵巣刺激法 ……… ●	EMMA・ALICE 検査 … ●
男性不妊 ……… ×	低刺激・自然周期法 … ●	SEET 法 ……… ●
不育症 ……… ●	着床不全 ……… ○	子宮内膜スクラッチ … ●
漢方薬の扱い ……… ×	勉強会・説明会 ……… △	PRP ……… ×
治療費の公開 ……… ○	PICSI ……… ●	PGT-A ……… ×
妊婦健診 ……… ×	IMSI ……… ●	子宮内フローラ検査 … ○

❖ 岡本クリニック

大阪市 since 1993.5

Tel.06-6696-0201 大阪市住吉区長居東 3-4-28

診療日	月	火	水	木	金	土	日	祝祭日
am	●	●	●	●	●	●	-	-
pm	●	-	●	-	●	-	-	-

予約受付時間 8 9 10 11 12 13 14 15 16 17 18 19 20 21 時

自由診療の料金
体外受精費用 30.5 万～59 万円
顕微授精費用 33 万～71 万円

保険：一般不妊治療 … ○	自由：体外受精 ……… ○	タイムラプス型インキュベーター ○
保険：体外受精 ……… ○	自由：顕微授精 ……… ○	ERA 検査 ……… ○
保険：顕微授精 ……… ○	調節卵巣刺激法 ……… ○	EMMA・ALICE 検査 … ○
男性不妊 …●連携施設あり	低刺激・自然周期法 … ○	SEET 法 ……… ○
不育症 ……… ●	着床不全 ……… ○	子宮内膜スクラッチ … ○
漢方薬の扱い ……… ●	勉強会・説明会 ……… ×	PRP ……… ×
治療費の公開 ……… ●	PICSI ……… ×	PGT-A ……… △
妊婦健診 ……… ×	IMSI ……… ×	子宮内フローラ検査 … ○

❖ 園田桃代ARTクリニック

豊中市 since 2010.9

Tel.06-6155-1511 豊中市新千里東町 1-5-3 千里朝日阪急ビル 3F

診療日	月	火	水	木	金	土	日	祝祭日
am	●	●	●	●	●	●	-	-
pm	●	-	●	-	●	-	-	-

予約受付時間 8 9 10 11 12 13 14 15 16 17 18 19 20 21 時

土曜は 15:00 まで

自由診療の料金
体外受精費用 26 万～38 万円
顕微授精費用 28 万～49 万円

保険：一般不妊治療 … ○	自由：体外受精 ……… ●	タイムラプス型インキュベーター ●
保険：体外受精 ……… ○	自由：顕微授精 ……… ●	ERA 検査 ……… ●
保険：顕微授精 ……… ○	調節卵巣刺激法 ……… ●	EMMA・ALICE 検査 … ●
男性不妊 ……… ●	低刺激・自然周期法 … ●	SEET 法 ……… ●
不育症 ……… ●	着床不全 ……… ●	子宮内膜スクラッチ … ●
漢方薬の扱い ……… ●	勉強会・説明会 ……… ●	PFC-FD ……… ●
治療費の公開 ……… ●	PICSI ……… ●	PGT-A ……… ●
妊婦健診 …… ● 8 週まで	IMSI ……… ×	子宮内フローラ検査 … ×

兵庫県

❖ 神戸元町 夢クリニック

神戸市 since 2008.11

Tel.078-325-2121 神戸市中央区明石町 44 神戸御幸ビル 3F

診療日	月	火	水	木	金	土	日	祝祭日
am	●	●	●	●	●	●	●	●
pm	●	●	●	●	●	-	▲	-

予約受付時間 8 9 10 11 12 13 14 15 16 17 18 19 20 21 時

▲第 2、第 4 日曜日の 15:00 ～ 17:00 は男性不妊外来実施

自由診療の料金
HP を参照

保険：一般不妊治療 … ○	自由：体外受精 ……… ●	タイムラプス型インキュベーター ●
保険：体外受精 ……… ●	自由：顕微授精 ……… ●	ERA 検査 ……… ○
保険：顕微授精 ……… ●	調節卵巣刺激法 ……… ×	EMMA・ALICE 検査 … ○
男性不妊 ……… ○	低刺激・自然周期法 … ●	SEET 法 ……… ×
不育症 ……… ○	着床不全 ……… ○	子宮内膜スクラッチ … ○
漢方薬の扱い ……… ○	勉強会・説明会 ……… ○	PRP ……… ×
治療費の公開 ……… ○	PICSI ……… ×	PGT-A ……… ●
妊婦健診 …… ○ 9 週まで	IMSI ……… ×	子宮内フローラ検査 … ×

❖ Kobaレディースクリニック

姫路市 since 2003.6

Tel.079-223-4924 姫路市北条口 2-18 宮本ビル 1F

診療日	月	火	水	木	金	土	日	祝祭日
am	●	●	●	●	●	●	-	-
pm	●	●	-	●	●	-	-	-

予約受付時間 8 9 10 11 12 13 14 15 16 17 18 19 20 21 時

自由診療の料金
体外受精費用 26 万円前後
顕微授精費用 30 万円前後

保険：一般不妊治療 … ○	自由：体外受精 ……… ●	タイムラプス型インキュベーター △
保険：体外受精 ……… ○	自由：顕微授精 ……… ●	ERA 検査 ……… △
保険：顕微授精 ……… ○	調節卵巣刺激法 ……… ●	EMMA・ALICE 検査 … ●
男性不妊 …●連携施設あり	低刺激・自然周期法 … ●	SEET 法 ……… ×
不育症 ……… ●	着床不全 ……… ●	子宮内膜スクラッチ … △
漢方薬の扱い ……… ○	勉強会・説明会 ……… ●	PRP ……… △
治療費の公開 ……… ○	PICSI ……… ×	PGT-A ……… ○
妊婦健診 ……● 9 週まで	IMSI ……… ×	子宮内フローラ検査 … △

[各項目のチェックについて] ○ … 実施している ● … 常に力を入れて実施している △ … 検討中である × … 実施していない

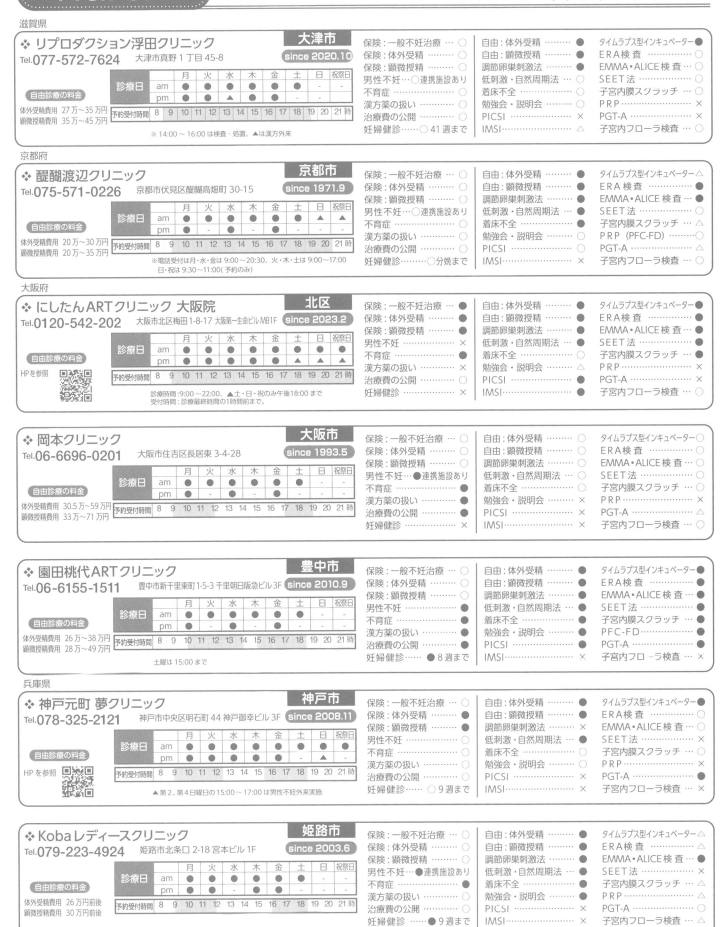

中国・四国地方

鳥取県

● タグチ IVF レディースクリニック
Tel.0857-39-2121　鳥取市覚寺区

● 鳥取県立中央病院
Tel.0857-26-2271　鳥取市江津区

● ミオ　ファティリティクリニック
Tel.0859-35-5211　米子市車尾南区

● 鳥取大学医学部附属病院
Tel.0859-33-1111　米子市西町区

● 彦名レディスライフクリニック
Tel.0859-29-0159　米子市彦名町区

島根県

● 内田クリニック
Tel.0120-582-889　松江市浜乃木区

● 八重垣レディースクリニック
Tel.0852-52-7790　松江市東出雲町

家族・絆の吉岡医院
Tel.0854-22-2065　安来市安来町

● 島根大学医学部附属病院
Tel.0853-20-2389　出雲市塩冶町

島根県立中央病院
Tel.0853-22-5111　出雲市姫原

大田市立病院
Tel.0854-82-0330　大田市大田町

岡山県

くにかたウィメンズクリニック
Tel.086-255-0080　岡山市北区

● 岡山大学病院
Tel.086-223-7151　岡山市北区

● 名越産婦人科リプロダクションセンター
Tel.086-293-0553　岡山市北区

● 岡山二人クリニック
Tel.086-256-7717　岡山市北区

● 三宅医院生殖医療センター
Tel.086-282-5100　岡山市南区

● 岡南産婦人科医院
Tel.086-264-3366　岡山市南区

● ペリネイト母と子の病院
Tel.086-276-8811　岡山市中区

● 赤堀クリニック
Tel.0868-24-1212　津山市椿高下

石井医院
Tel.0868-24-4333　津山市沼

● 倉敷中央病院
Tel.086-422-0210　倉敷市美和

● 倉敷成人病センター
Tel.086-422-2111　倉敷市白楽町

落合病院
Tel.0867-52-1133　真庭市上市瀬

広島県

まつなが産婦人科
Tel.084-923-0145　福山市三吉町

● 幸の鳥レディスクリニック
Tel.084-940-1717　福山市春日町

● よしだレディースクリニック内科・小児科
Tel.084-954-0341　福山市新涯町

● 広島中央通り　香月産婦人科
Tel.082-546-2555　広島市中区

● 絹谷産婦人科
Tel.082-247-6399　広島市中区

● 広島 HART クリニック
Tel.082-567-3866　広島市南区

● IVF クリニックひろしま
Tel.082-264-1131　広島市南区

● 県立広島病院
Tel.082-254-1818　広島市南区

● 香月産婦人科
Tel.082-272-5588　広島市西区

藤東クリニック
Tel.082-284-2410　安芸郡府中町

● 笠岡レディースクリニック
Tel.0823-23-2828　呉市西中央

松田医院
Tel.0824-28-0019　東広島市八本松町

山口県

周東総合病院
Tel.0820-22-3456　柳井市古開作

● 山下ウイメンズクリニック
Tel.0833-48-0211　下松市瑞穂町

● 徳山中央病院
Tel.0834-28-4411　周南市孝田町

● 山口県立総合医療センター
Tel.0835-22-4411　防府市大崎

● 関門医療センター
Tel.083-241-1199　下関市長府外浦町

● 済生会下関総合病院
Tel.083-262-2300　下関市安岡町

総合病院山口赤十字病院
Tel.083-923-0111　山口市八幡馬場

● 新山口こうのとりクリニック
Tel.083-902-8585　山口市小郡花園町

● 山口大学医学部附属病院
Tel.0836-22-2522　宇部市南小串

なかむらレディースクリニック
Tel.0838-22-1557　荻市熊谷町

都志見病院
Tel.0838-22-2811　萩市江向

徳島県

● 蕙愛レディースクリニック
Tel.0886-53-1201　徳島市佐古三番町

● 徳島大学病院
Tel.088-631-3111　徳島市蔵本町

春名産婦人科
Tel.088-652-2538　徳島市南二軒屋町

徳島市民病院
Tel.088-622-5121　徳島市北常三島町

● 中山産婦人科
Tel.0886-92-0333　板野郡藍住町

徳島県鳴門病院
Tel.088-683-1857　鳴門市撫養町

木下産婦人科内科医院
Tel.0884-23-3600　阿南市学原町

香川県

● 高松市立みんなの病院
Tel.087-813-7171　高松市仏生山町

● 高松赤十字病院
Tel.087-831-7101　高松市番町

美術館診療所
Tel.087-881-2776　高松市香西東町

● よつばウィメンズクリニック
Tel.087-885-4103　高松市円座町

● 安藤レディースクリニック
Tel.087-815-2833　高松市多肥下町

香川大学医学部附属病院
Tel.087-898-5111　木田郡三木町

回生病院
Tel.0877-46-1011　坂出市室町

● 厚仁病院
Tel.0877-85-5353　丸亀市通町

● 四国こどもとおとなの医療センター
Tel.0877-62-1000　善通寺市仙遊町

谷病院
Tel.0877-63-5800　善通寺市原田町

高瀬第一医院
Tel.0875-72-3850　三豊市高瀬町

愛媛県

● 梅岡レディースクリニック
Tel.089-943-2421　松山市竹原町

● 矢野産婦人科
Tel.089-921-6507　松山市昭和町

● 福井ウイメンズクリニック
Tel.089-969-0088　松山市星岡町

● つばきウイメンズクリニック
Tel.089-905-1122　松山市北土居

● ハートレディースクリニック
Tel.089-955-0082　東温市野田

● 愛媛大学医学部附属病院
Tel.089-964-5111　東温市志津川

● こにしクリニック
Tel.0897-33-1135　新居浜市庄内町

● 愛媛労災病院
Tel.0897-33-6191　新居浜市南小松原町

サカタ産婦人科
Tel.0897-55-1103　西条市下島山甲

県立今治病院
Tel.0898-32-7111　今治市石井町

高知県

愛宕病院
Tel.088-823-3301　高知市愛宕町

● レディスクリニックコスモス
Tel.088-861-6700　高知市杉井流

● 高知医療センター
Tel.088-837-3000　高知市池

小林レディスクリニック
Tel.088-805-1777　高知市竹島町

北村産婦人科
Tel.0887-56-1013　香南市野市町

● 高知大学医学部附属病院
Tel.088-886-5811　南国市岡豊町

PICK UP!　四国地方 / ピックアップ クリニック

高知県

❖ レディスクリニックコスモス

高知市

since 2001.1

Tel.088-861-6700　高知市杉井流 6-27

診療日	月	火	水	木	金	土	日	祝祭日
am	●	●	●	●	●	●	-	-
pm	●	●	-	●	●	●	-	-

予約受付時間	8	9	10	11	12	13	14	15	16	17	18	19	20	21 時

自由診療の料金

体外受精費用　27 万～35 万円
顕微授精費用　35 万～45 万円

保険：一般不妊治療	○	自由：体外受精	●	タイムラプス型インキュベーター	×
保険：体外受精	○	自由：顕微授精	●	ERA検査	○
保険：顕微授精	○	調節卵巣刺激法	●	EMMA・ALICE検査	○
男性不妊	●	低刺激・自然周期法	○	SEET法	○
不育症	●	着床不全	○	子宮内膜スクラッチ	○
漢方薬の扱い	○	勉強会・説明会	○	PRP	×
治療費の公開	○	PICSI	×	PGT-A	○
妊婦健診	×	IMSI	×	子宮内フローラ検査	×

[各項目のチェックについて]　○ … 実施している　● … 常に力を入れて実施している　△ … 検討中である　× … 実施していない

九州・沖縄地方

宮崎県

● 古賀総合病院 Tel.0985-39-8888 宮崎市池内町
● ゆげレディスクリニック Tel.0985-77-8288 宮崎市橘通東
● ART レディスクリニックやまうち Tel.0985-32-0511 宮崎市高千穂通
● 渡辺病院 Tel.0982-57-1011 日向市大字平岩
● 野田産婦人科医院 Tel.0986-24-8553 都城市蔵原町
● 丸田病院 Tel.0986-23-7060 都城市八幡町
宮崎大学医学部附属病院 Tel.0985-85-1510 宮崎市清武町

鹿児島県

● 徳永産婦人科 Tel.099-202-0007 鹿児島市田上
● 竹内レディースクリニック ART 鹿児島院 Tel.099-208-1155 鹿児島市高麗町
● あかつき ART クリニック Tel.099-296-8177 鹿児島市中央町
中江産婦人科 Tel.099-255-9528 鹿児島市中央町
鹿児島大学病院 Tel.099-275-5111 鹿児島市桜ケ丘
マミィクリニック伊集院 Tel.099-263-1153 鹿児島市中山町
● レディースクリニックあいいく Tel.099-260-8878 鹿児島市小松原
● 松田ウイメンズクリニック 不妊生殖医療センター Tel.099-224-4124 鹿児島市山之口町
中村（哲）産婦人科内科 Tel.099-223-2236 鹿児島市樋之口町
● 境田医院 Tel.0996-67-2600 出水市米ノ津町
みつお産婦人科 Tel.0995-44-9339 霧島市隼人町
● フィオーレ第一病院 Tel.0995-63-2158 姶良市加治木町
● 竹内レディースクリニック附設高度生殖医療センター Tel.0995-65-2296 姶良市東餅田

沖縄県

● ウイメンズクリニック糸数 Tel.098-869-8395 那覇市泊
● 友愛医療センター Tel.098-850-3811 豊見城市与根
● 空の森クリニック Tel.098-998-0011 島尻郡八重瀬町
● Ｎａｏｋｏ女性クリニック Tel.098-988-9811 浦添市経塚
● うえむら病院　リプロ・センター Tel.098-895-3535 中頭郡中城村
● 琉球大学医学部附属病院 Tel.098-895-3331 中頭郡西原町
● やびく産婦人科・小児科 Tel.098-936-6789 中頭郡北谷町

● メディカルキューブ平井外科産婦人科 Tel.0944-54-3228 大牟田市明治町

佐賀県

● 谷口眼科婦人科 Tel.0954-23-3170 武雄市武雄町
● おおくま産婦人科 Tel.0952-31-6117 佐賀市高木瀬西

長崎県

● 岡本ウーマンズクリニック Tel.095-820-2864 長崎市江戸町
● 長崎大学病院 Tel.095-849-7363 長崎市坂本
● みやむら女性のクリニック Tel.095-849-5507 長崎市川口町
杉田レディースクリニック Tel.095-849-3040 長崎市松山町
山崎医院 Tel.0957-64-1103 島原市湊町
レディースクリニックしげまつ Tel.0957-54-9200 大村市古町
佐世保共済病院 Tel.0956-22-5136 佐世保市島地町

熊本県

● 福田病院 Tel.096-322-2995 熊本市中央区
● 熊本大学医学部附属病院 Tel.096-344-2111 熊本市中央区
● ソフィアレディースクリニック水道町 Tel.096-322-2996 熊本市中央区
森川レディースクリニック Tel.096-381-4115 熊本市中央区
● 伊井産婦人科病院 Tel.096-364-4003 熊本市中央区
● 北くまもと井上産婦人科 Tel.096-345-3916 熊本市北区
● ART 女性クリニック Tel.096-360-3670 熊本市東区
下川産婦人科医院 Tel.0968-73-3527 玉名市中
熊本労災病院 Tel.0965-33-4151 八代市竹原町
● 片岡レディスクリニック Tel.0965-32-2344 八代市本町
愛甲産婦人科麻酔科医院 Tel.0966-22-4020 人吉市駒井田町

大分県

● セント・ルカ産婦人科 Tel.097-547-1234 大分市東大道
● 大川産婦人科・高砂 Tel.097-532-1135 大分市高砂町
別府医療センター Tel.0977-67-1111 別府市大字内竈
宇佐レディースクリニック Tel.0978-33-3700 宇佐市宝鏡寺
● 大分大学医学部附属病院 Tel.097-549-4411 由布市挾間町

福岡県

産婦人科麻酔科いわさクリニック Tel.093-371-1131 北九州市門司区
● 石松ウイメンズクリニック Tel.093-474-6700 北九州市小倉南区
● ほりたレディースクリニック Tel.093-513-4122 北九州市小倉北区
● セントマザー産婦人科医院 Tel.093-601-2000 北九州市八幡西区
● 齋藤シーサイドレディースクリニック Tel.093-701-8880 遠賀郡芦屋町
野崎ウイメンズクリニック Tel.092-733-0002 福岡市中央区
● 井上　善レディースクリニック Tel.092-406-5302 福岡市中央区
● アイブイエフ詠田クリニック Tel.092-735-6655 福岡市中央区
● 古賀文敏ウイメンズクリニック Tel.092-738-7711 福岡市中央区
● 中央レディスクリニック Tel.092-736-3355 福岡市中央区
MR しょうクリニック ＜男性不妊専門＞ Tel.092-739-8688 福岡市中央区
● en 婦人科クリニック Tel.092-791-2533 福岡市中央区
● 日浅レディースクリニック Tel.092-726-6105 福岡市中央区
● 浜の町病院 Tel.092-721-0831 福岡市中央区
● 蔵本ウイメンズクリニック Tel.092-482-5558 福岡市博多区
にしたん ARTクリニック博多駅前院 Tel.092-260-5441 福岡市博多区
● 九州大学病院 Tel.092-641-1151 福岡市東区
● 福岡山王病院 Tel.092-832-1100 福岡市早良区
すみい婦人科クリニック Tel.092-534-2301 福岡市南区
● 婦人科永田おさむクリニック Tel.092-938-2209 糟屋郡粕屋町
● 福岡東医療センター Tel.092-943-2331 古賀市千鳥
● 久留米大学病院 Tel.0942-35-3311 久留米市旭町
● 空の森 KYUSHU Tel.0942-46-8866 久留米市天神町
● いでウィメンズクリニック Tel.0942-33-1114 久留米市天神町
● 高木病院 Tel.0944-87-0001 大川市酒見

● … 体外受精以上の生殖補助医療実施施設

PICK UP!

九州地方 / ピックアップ クリニック

福岡県

❖ アイブイエフ詠田クリニック

福岡市

Tel.092-735-6655　福岡市中央区天神1-12-1 日之出福岡ビル 6F　since 1999.4

自由診療の料金
体外受精費用 24 万円～
顕微授精費用 32 万円～

診療日		月	火	水	木	金	土	日	祝祭日
	am	●	●	●	●	●	●	-	-
	pm	●	●	-	●	-	▲	-	-

受付時間　8　9　10　11　12　13　14　15　16　17　18　19　20　21 時

※完全予約制　▲土曜日は 9:00 ～ 15:00

保険：一般不妊治療	○	自由：体外受精	●	タイムラプス型インキュベーター	●
保険：体外受精	○	自由：顕微授精	●	ERA検査	○
保険：顕微授精	○	調節卵巣刺激法	○	EMMA・ALICE検査	○
男性不妊	○連携施設あり	低刺激・自然周期法	○	SEET法	○
不育症	○	着床不全	○	子宮内膜スクラッチ	×
漢方薬の扱い	○	勉強会・説明会	○	PRP	○
治療費の公開	○	PICSI	○	PGT-A	○
妊婦健診	○ 10 週まで	IMSI	×	子宮内フローラ検査	○

❖ 日浅レディースクリニック

福岡市

Tel.092-726-6105　福岡市中央区大名 2-2-7 大名センタービル2F　since 2020.10

自由診療の料金
体外受精費用 24 万円～
顕微授精費用 31 万円～

診療日		月	火	水	木	金	土	日	祝祭日
	am	●	●	●	●	●	●	-	-
	pm	●	●	-	●	●	▲	-	-

予約受付時間　8　9　10　11　12　13　14　15　16　17　18　19　20　21 時

▲土曜午後は 14:30 まで

保険：一般不妊治療	○	自由：体外受精	○	タイムラプス型インキュベーター	○
保険：体外受精	○	自由：顕微授精	○	ERA検査	○
保険：顕微授精	○	調節卵巣刺激法	○	EMMA・ALICE検査	○
男性不妊	×	低刺激・自然周期法	○	SEET法	○
不育症	○	着床不全	○	子宮内膜スクラッチ	○
漢方薬の扱い	○	勉強会・説明会	×	PRP	○
治療費の公開	○	PICSI	○	PGT-A	△
妊婦健診	○ 9 週まで	IMSI	×	子宮内フローラ検査	○

[各項目のチェックについて]　○ … 実施している　● … 常に力を入れて実施している　△ … 検討中である　× … 実施していない

全国の不妊専門相談センター一覧

都道府県、指定都市、中核市が設置している不妊専門相談センターでは、不妊に悩む夫婦に対し、不妊に関する医学的・専門的な相談や不妊による心の悩み等について医師・助産師等の専門家が相談に対応したり、診療機関ごとの不妊治療の実施状況などに関する情報提供を行っています。（各センターの受付は祝祭日と年末年始を除きます）

（2022 年 11 月 1 日現在）

北海道・東北地方

実 施	開設場所	相談方式			電話番号、相談日及び時間など（変更となることがあります）
		電話	面接	メール	
北海道	国立大学法人旭川医科大学	○	○	×	火曜日　11:00 ～ 16:00　電話相談　☎ 0166-68-2568　面接予約受付：月～金曜日 10:00 ～ 16:00
札幌市	札幌市不妊専門相談センター	○	○	×	月～金曜日　9:00 ～ 12:15　13:00 ～ 17:00　電話相談　☎ 011-622-4500（専用） 毎月第 1・3 火曜日 / 午後　専門相談／医師による相談　※要予約　☎ 011-622-4500 毎月第 2・4 月曜日 / 午後　専門相談／不妊カウンセラーによる相談　※要予約 ☎ 同上
函館市	函館市不妊相談窓口	○	○	○	月～金曜日 8:45 ～ 17:30　一般相談　☎ 0138-32-1531 産婦人科医師による相談　※要予約　☎ 0138-32-1531 メールアドレス f-soudan@city.hakodate.hokkaido.jp
青森県	青森県不妊専門相談センター（弘前大学医学部附属病院産科婦人科内）	×	○	○	金曜日　14:00 ～ 16:00　※要予約　☎ 017-734-9303　青森県こどもみらい課 Web 相談　https://www.pref.aomori.lg.jp/life/family/funincenter.html　※青森県電子申請システム経由で受付
青森市	青森市保健所	×	○	×	月 1 回　産婦人科医師等による面接　※要予約　☎ 017-718-2984　青森市保健所あおもり親子はぐくみプラザ
八戸市	八戸市保健所　すくすく親子健康課（八戸市総合保健センター内）	×	○	×	月 1 回指定日　産婦人科医による面接相談　※要予約　☎ 0178-38-0714
岩手県・盛岡市	岩手・盛岡不妊専門相談センター（岩手医科大学附属内丸メディカルセンター）	○	○	×	火・水曜日　14:30 ～ 16:30　電話相談　☎ 019-653-6251 木曜日　14:30 ～ 16:30　面接相談　※要予約　電話相談実施日に受付 Web 予約は随時　https://reserva.be/iwatefuninsoudan
宮城県・仙台市	みやぎ・せんだい不妊・不育専門相談センター （東北大学病院産婦人科）	○	○	×	毎週水曜日　9:00 ～ 10:00 ／ 毎週木曜日　15:00 ～ 17:00　電話相談　☎ 022-728-5225 面接相談：事前に電話で相談の上予約
秋田県	「こころとからだの相談室」 秋田大学医学部附属病院婦人科	○	○	○	毎週金曜日　12:00 ～ 14:00　電話相談　☎ 018-884-6234 月～金曜日　9:00 ～ 17:00　☎ 018-884-6666　面接相談予約専用 毎週月曜日と金曜日　14:00 ～ 16:00　治療・費用等 第 1・3 水曜日　14:00 ～ 16:00　心理的な相談 メール相談 ホームページ上の専用フォーム使用
山形県	山形大学医学部附属病院産婦人科	○	○	×	月・水・金曜日　9:00 ～ 12:00　面接相談予約受付　☎ 023-628-5571 火・金曜日　15:00 ～ 16:00　電話及び面接相談　☎ 023-628-5571
福島県	福島県不妊専門相談センター （福島県立医科大学附属病院 生殖医療センター内） 一般相談 各保健福祉事務所	○	○	×	（専門相談） 毎週水曜日（カウンセラー）・木曜日（医師）※要予約　13:30 ～ 16:30 予約は以下の各保健福祉事務所及び中核市で受け付けます。 （一般相談） 県北保健福祉事務所　☎ 024-535-5615、県中保健福祉事務所　☎ 0248-75-7822 県南保健福祉事務所　☎ 0248-21-0067、会津保健福祉事務所　☎ 0242-27-4550 南会津保健福祉事務所　☎ 0241-62-1700、相双保健福祉事務所　☎ 0244-26-1186 福島市こども家庭課　☎ 024-525-7671、郡山市こども家庭未来課　☎ 024-924-3691 いわき市こども家庭課　☎ 0246-27-8597 相談日時：月～金曜日（祝祭日、年末年始を除く）8:30 ～ 17：15
郡山市	郡山市こども総合支援センター	×	○	×	☎ 024-924-3691 奇数月に専門相談日を開設　事前予約制　不妊症看護認定看護師等対応

関東地方

実 施	開設場所	電話	面接	メール	電話番号、相談日及び時間など（変更となることがあります）
茨城県	茨城県不妊専門相談センター （茨城県三の丸庁舎 茨城県県南生涯学習センター）	○	○	○	月～金曜日　9:00 ～ 15:00　※要予約　☎ 029-241-1130 第 1・4 日曜日 14:00 ～ 17:00 ／第 2・3 木曜日 17:30 ～ 20:30　県三の丸庁舎 第 1・3 木曜日 18:00 ～ 21:00 ／第 2・4 日曜日　9:00 ～ 12:00　県南生涯学習センター URL:http://ibaog.jpn.org/funin/　メール相談 ホームページ上の専用フォーム使用
栃木県	栃木県不妊・不育専門相談センター とちぎ男女共同参画センター（パルティ）	○	○	○	火～土曜日及び第 4 日曜日　10:00 ～ 12:30、13:30 ～ 16:00　助産師による電話相談 面接相談　※要予約　☎ 028-665-8099　相談日は HP で確認を メール相談　funin.fuiku-soudan@air.ocn.ne.jp
群馬県	群馬県不妊・不育専門相談センター （群馬大学医学部附属病院内）	×	○	×	第 2 水曜日、第 4 水曜日　14:00 ～ 16:00 ※要予約 / 月～金曜日　9:00 ～ 16:00　☎ 027 - 220 - 8425
埼玉県	埼玉医科大学総合医療センター	×	○	×	医師による面接相談　※要予約　ホームページ上の専用フォーム使用（電話での問合せ　月～金曜日 14:00 ～ 16:00 ☎ 049-228-3732）
	一般社団法人埼玉県助産師会	○	×	×	月曜日・金曜日　10:00 ～ 15:00 第 1・3 土曜日　11:00 ～ 15:00、16:00 ～ 19:00　☎ 048-799-3613
さいたま市	さいたま市保健所	○	○	×	月・木・金曜日　10:00 ～ 16:00 毎月第 3 水曜日　10:00 ～、11:00 ～　不妊カウンセラーによる面接相談　※要予約　☎ 048-840-2233 不妊カウンセラーによる面接相談を Zoom で受ける場合はホームページ上の専用フォームを使用
川越市	埼玉医科大学総合医療センター	×	○	×	※要予約　月～金曜日 15:00 ～ 16:00　☎ 049-228-3732
川口市	埼玉医科大学総合医療センター	×	○	×	※要予約　月～金曜日 15:00 ～ 16:00　☎ 049-228-3732
	性と健康の相談 （川口市保健所　地域保健センター）	○	○	×	木曜日　10:00 ～ 15:00　☎ 048-242-5152 火・水曜日　不妊カウンセラーによる面接相談　※要予約　☎ 048-242-5152 オンラインでの相談も可　※要予約
越谷市	埼玉医科大学総合医療センター	×	○	×	※要予約　予約はホームページ上の専用フォーム使用　月～金曜日 15:00 ～ 16:00　☎ 049-228-3732
千葉県	千葉県不妊・不育オンライン相談	○	○	×	木曜日　18:00 ～ 22:00、土曜日　10:00 ～ 14:00（Zoom による音声相談） 第 2・4 火曜日、第 3 日曜日　10:00 ～ 13:45　不妊ピア・カウンセラーによる相談 第 3 土曜日　18:00 ～ 19:45 不妊症看護認定看護師による面接（1 組約 45 分）（Zoom によるビデオ通話）　予約はホームページ上の専用フォーム使用

実 施	開設場所	相談方式			電話番号、相談日及び時間など（変更となることがあります）
		電話	面接	メール	
千葉市	千葉市不妊専門相談センター （電話相談）千葉市助産師会·（面接相談） 千葉市保健所（健康支援課）	○	○	×	年 15 回（電話で要予約、開催日等詳細はお問い合わせください）助産師による電話相談　☎ 043-238-9925
船橋市	不妊・不育専門相談 船橋市保健所（地域保健課）	○	○	×	医師による面接相談　※要予約　☎ 047-409-3274 助産師による面接・電話相談（要予約）　☎ 047-409-3274
東京都	不妊・不育ホットライン	○	×	×	毎週火曜日　10:00 ～ 19:00、毎月 1 回土曜日　10:00 ～ 16:00　☎ 03-3235-7455
八王子市＊	八王子市保健所＊	○	○	×	月～金曜日　9:00 ～ 16:30　保健師による電話相談　☎ 042-645-5162
神奈川県	神奈川県不妊・不育専門相談センター	○	○	×	毎月 2 ～ 3 回　9:00 ～ 11:30　助産師による電話相談　☎ 045-210-4786 毎月 2 ～ 3 回　14:00 ～ 16:00　医師・臨床心理士等面接相談 ※要予約　☎ 045-210-4786 神奈川県健康増進課　8:30 ～ 17:15(来所または Zoom)
横浜市	横浜市立大学附属市民総合医療センター	×	○	×	月 2 ～ 3 回　水曜日　16:00 ～ 17:00　女性の不妊相談 年 9 回　月曜日　14:30 ～ 15:00　不育相談 年 3 回　水曜日　16:00 ～ 17:00　男性の不妊相談 / 夫婦相談 ※全て要予約　☎ 045-671-3874　8:45 ～ 17:00（こども青少年局地域子育て支援課）
	済生会横浜市東部病院	×	○	×	毎月第 3 水曜日　9:30 ～ 10:30　公認心理師による心理相談 ※要予約　☎ 045-671-3874　8:45 ～ 17:00（こども青少年局地域子育て支援課）
	一般社団法人横浜市助産師会	×	○	×	毎月第 1・第 3 土曜日　14:00 ～ 17:00　助産師による電話相談☎ 045-534-8108
	横浜市不妊専門相談センター	○	×	×	年 3 回　オンラインによるピアサポート 開催日約 1 か月前から web 予約　URL:https://www.city.yokohama.lg.jp/kurashi/kosodate-kyoiku/oyakokenko/teate/josei/peer-support.html
川崎市	川崎市ナーシングセンター（川崎市不妊・不育専門相談センター）	×	○	×	月 1 回土曜日　9:30 ～ 16:30 受付　※全て要予約　☎ 044-711-3995　面接相談 9:30 ～ 11:30
相模原市	妊活サポート相談（不妊・不育専門相談） ウェルネスさがみはら	○	○	×	毎月第 2 火曜日　9:00 ～ 11:30　電話相談　☎ 042-769-8345（相模原市こども家庭課） 月 1 回　13:00 ～ 15:30　※要予約　メール受付 kodomokatei@city.sagamihara.kanagawa.jp
横須賀市	横須賀市不妊・不育専門相談センター （地域健康課内）	○	○	○	月～金曜日　8:30 ～ 17:00　電話相談　☎ 046-822-9818 月 1 回程度　医師による面接相談　※要予約 メール相談 :chaw-cfr@city.yokosuka.kanagawa.jp

中部・東海地方

新潟県	新潟大学医歯学総合病院	○	○	○	火曜日　15:00 ～ 17:00　電話相談　面接相談　※要予約 平日 10:00 ～ 16:00　☎ 025-225-2184 メール相談 :sodan@med.niigata-u.ac.jp
富山県	富山県女性健康相談センター・ 富山県不妊専門相談センター	○	○	×	火、木、土曜日　9:00 ～ 13:00　水、金曜日　14:00 ～ 18:00　電話相談　☎ 076-482-3033 火、木、土曜日 14:00 ～ 18:00　水、金曜日　9:00 ～ 13:00　面接相談　※要予約
石川県	石川県不妊相談センター	○	○	○	月～土曜日　9:30 ～ 12:30　火曜日　18:00 ～ 21:00　助産師による（電話・面接・メール） 年 4 回　14:00 ～ 16:00　<泌尿器科医師による男性不妊専門 面接相談> ※面接要予約　☎ 076-237-1871　メール相談 :funin@pref.ishikawa.lg.jp
福井県＊	助産師による助女性の健康相談 福井県看護協会＊	○	○	○	月・水曜日　13:30 ～ 16:00　電話相談　☎ 0776-54-0080 水曜日　16:00 ～ 17:00、毎月第 2 火　15:00 ～ 16:00　医師による面接相談　※要予約 水曜日　13:30 ～ 16:00　助産師による面接相談　※要予約 メール相談：jkenkou@kango-fukui.com
山梨県	不妊（不育）専門相談センター ルピナス 山梨県福祉プラザ 3 階	○	○	○	水曜日　15:00 ～ 19:00　助産師による電話相談　☎ 055-254-2001 第 2、第 4 水曜日　15:00 ～ 19:00　専門医師、心理カウンセラーによる面接相談　※要予約 メール相談 :kosodate@pref.yamanashi.lg.jp
長野県	長野県不妊・不育専門相談センター 長野県看護協会会館 ((公社) 長野県看護協会内)	○	○	○	火・木曜日　10:00 ～ 16:00　毎週土曜日　13:00 ～ 16:00　電話相談　☎ 0263-35-1012 ／不妊相談コーディネーターによる面接相談　※要予約 / 電話相談日 第 4 木曜日　13:30 ～ 16:00　産婦人科医師による面接相談　※要予約 / 電話相談日 メール相談 :funin@nursen.or.jp
長野市	長野市保健所	○	○	×	平日 8:30 ～ 17:00　保健師による電話相談　☎ 026-226-9963 毎月第 3 水曜日　13:00 ～ 16:00　不妊カウンセラーによる面接相談　※要予約
岐阜県	岐阜県不妊・不育症相談センター （岐阜県健康科学センター内）	○	○	○	月・金曜日　10:00 ～ 12:00　13:00 ～ 16:00　電話相談　☎ 058-389-8258　※面接要予約 メール相談 :c11223a@pref.gifu.lg.jp
静岡県	静岡県不妊・不育専門相談センター （一般社団法人静岡県助産師会内）	○	○	×	火曜日　10:00 ～ 19:00　木・土曜日　10:00 ～ 15:00　☎ 080-3636-3229 年数回（開設日は電話でお問い合わせください）　医師による面接相談　※要予約 問い合わせ先：静岡県庁こども家庭課　☎ 054-221-3309
浜松市	健康増進課	×	○	×	開催日等詳細はお問合せください　医師による面接相談　※要予約 ☎ 053-453-6188　はままつ女性の健康相談　月～金曜日　13:00 ～ 16:00
愛知県	愛知県不妊・不育専門相談センター名古屋大学医学部附属病院	○	○	○	月曜日 10:00 ～ 14:00　木曜日 10:00 ～ 13:00、第 3 水曜日 18:00 ～ 21:00 電話相談　☎ 052-741-7830 火曜日 16:00 ～ 17:30　医師による面接相談　※要予約 第 1・3 月曜日 14:30 ～ 15:30、第 2・4 木曜日 13:30 ～ 14:30 カウンセラーによる面接相談　※要予約 メール相談 :http://www.med.nagoya-u.ac.jp/obgy/afsc/aichi/
名古屋市	名古屋市立大学病院内	○	×	×	火曜日　12:00 ～ 15:00　金曜日　9:00 ～ 12:00　☎ 052-851-4874
豊田市	豊田市役所	×	○	×	広報とよた・市ホームページに日時を掲載　不妊症看護認定看護師による面接相談　☎ 0565-34-6636
豊橋市	豊橋市不妊・不育専門相談センター （豊橋市保健所こども保健課内）	○	○	×	月～金曜日　8:30 ～ 17:15　予約不要、随時相談可　☎ 0532-39-9160
岡崎市	岡崎市保健所	×	○	×	毎月第 4 金曜日の午後　※ 2 日前までの事前予約必要　☎ 0564-23-6962
一宮市	一宮市保健所	×	○	×	毎月第 4 金曜日　14:00 ～ 16:00　※要予約　☎ 0586-52-3858
三重県	三重県不妊専門相談センター （三重県立看護大学内）	○	○	×	相談専用ダイヤル　☎ 059-211-0041 火曜日 10:00 ～ 20:00　電話相談　☎ 059-211-0041 火曜日 14:00 ～ 16:00　面接相談　※要予約

＊は国庫補助を受けず、自治体単独で実施している事業

近畿地方

実 施	開設場所	相談方式			電話番号、相談日及び時間など（変更となることがあります）
		電話	面接	メール	
滋賀県	滋賀県不妊専門相談センター （滋賀医科大学附属病院内）	○	○	○	月～金曜日　9:00 ～ 16:00 電話相談　☎ 077-548-9083 面接相談　※要予約　日程は電話にて応相談 メール相談フォーム : http://www.sumsog.jp/consulting-a-doctor/advice-for-sterility
大津市	大津市総合保健センター内	○	○	×	平日 10:00 ～ 16:00　☎ 077-528-2748　※要予約
京都府	きょうと子育てピアサポートセンター	○	○	×	妊娠出産・不妊ほっとコール 月～金曜日 9:15 ～ 13:15、14:00 ～ 16:00 ☎ 075-692-3449 電話相談 予約不要 / 面接相談 要予約 仕事と不妊治療の両立支援コール 月～金曜日　9:00 ～ 21:00 ☎ 075-692-3467（ホームページから要予約） 毎月 第 1 金曜日 9:15 ～ 13:15 （面接相談 要予約）
京都市	京都府助産師会（京都府助産師会館）	×	○	○	助産師による面接相談・交流会　要予約　受付　☎ 075-841-1521（月～金曜日 10:00 ～ 15:00） 相談日　第 1 木曜日・第 3 土曜日　14:00 ～ 16:00（7、9 月は第 1 木曜日のみ、11 月は実施なし） すずらん交流会　11 月 19 日　14:00 ～ 16:10（オンライン形式） 匿名メール相談「妊娠ホッとナビ」https:www.ninshin-hotnavi.com/
大阪府・ 大阪市	おおさか性と健康の相談センター caran-coron	○	○	×	☎ 06-6910-8655（電話相談専用）　☎ 06-6910-1310（面接相談予約電話） 電話相談　第 1・3 水曜日 10:00 ～ 19:00　第 2・4 水曜日 10:00 ～ 16:00　第 1 ～ 4 金曜日 10:00 ～ 16:00　第 4 土曜日 13:00 ～ 16:00　（第 5 水曜日、第 5 金曜日、平日の祝日は除く） 面接相談　第 4 土曜日 14:00 ～ 17:00（30 分 /4 組）　※要予約　火～金曜日 13:30 ～ 18:00 18:45 ～ 21:00 、土・日曜日　9:30 ～ 13:00　13:45 ～ 18:00
豊中市＊	中部保健センター＊	○	○	×	不妊症・不育症専門相談　婦人科医師によるオンライン専門相談（※要予約）　豊中市ホームページ参照 保健師や助産師による相談　月～金曜日 9:00 ～ 17:00 ☎ 06-6858-2293
堺市	堺市役所等	×	○	×	助産師・不妊カウンセラーによる面接相談　（要予約）各保健センター受付 相談日時　月 1 回（第 4 木曜日　相談時間 45 分間）13:00 ～ 16:00　日時変更されることもあり
兵庫県	兵庫県立男女共同参画センター （神戸クリスタルタワー 7 階）	○	○	×	不妊・不育専門相談 電話相談　☎ 078-360-1388　第 1、3 土曜日 10:00 ～ 16:00 助産師（不妊症看護認定看護師） 面接相談（完全予約制予約専用　☎ 078-362-3250） 第 2 土曜日 14:00 ～ 17:00 助産師（不妊症看護認定看護師） 第 4 水曜日 14:00 ～ 17:00 産婦人科医師
	兵庫医科大学病院内	×	○	×	不妊・不育専門相談　 面接相談（完全予約制 ☎ 078-362-3250） 第 1 火曜日 14:00 ～ 15:00　産婦人科医師（5 月、8 月及び 1 月は除く）
	男性不妊専門相談 : 神戸市内	○	○	×	電話相談　☎ 078-360-1388 第 1、3 土曜日 10:00 ～ 16:00 助産師（不妊症看護認定看護師） 面接相談（完全予約制）予約専用　☎ 078-362-3250 第 1 水曜日 15:00 ～ 17:00 泌尿器科医師
	巡回相談会 : 兵庫県内	×	○	×	完全予約制 ☎ 078-362-3250　原則 年 2 回 13:30 ～ 16:30（講話含む）産婦人科医師
明石市	あかし保健所	×	○	×	毎月第 4 水曜日 13:30 ～ 16:30（一人 1 時間まで）予約受付　☎ 078-918-5414（保健総務課） （広報あかしに日時を掲載）市の委託保健師による面接相談（不育症相談窓口を兼ねる）
奈良県	奈良県不妊専門相談センター 奈良県医師会館内	○	○	×	金曜日 13:00 ～ 16:00　電話相談（助産師）　☎ 0744-22-0311 毎月第 2 金曜日 13:00 ～ 16:00　面接相談（産婦人科医師）要予約
和歌山県	県内 3 保健所（岩出、湯浅、田辺）	○	○	○	相談受付（予約兼用）岩出 ☎ 0736-61-0049　湯浅　☎ 0737-64-1294　田辺　☎ 0739-26-7952 電話相談　月～金曜日 9:00 ～ 17:45（保健師）　面接相談　（医師）要予約 メール相談 :e0412004@pref.wakayama.lg.jp
和歌山市＊	和歌山市保健所 地域保健課＊	○	○	×	月～金　8:30 ～ 17:15　☎ 073-488-5120　保健師による電話相談 医師による面接相談（予約制）　毎月第 1 水曜日 13:00 ～ 15:15

中国地方

鳥取県・ 鳥取市	鳥取県東部不妊専門相談センター はぐてらす （鳥取県立中央病院内）	○	○	○	火・金・土曜日 8:30 ～ 17:00　☎ 0857-26-2271 水・木曜日 13:00 ～ 17:00（電話のみ）　※面接要予約 メール相談 :funinsoudan@pref.tottori.lg.jp　FAX 相談： 0857-29-3227
	鳥取県西部不妊専門相談センター はぐてらす （ミオ・ファティリティ・クリニック内）	○	○	○	月～土曜日 10:00 ～ 12:00 、月・水・金曜日 10:00 ～ 17:00（年末年始を除き年中無休）0859-35-5209 メール相談 :seibufuninsoudan@mfc.or.jp ZOOM による遠隔相談も行っています。（要予約）
鳥取市	鳥取県東部不妊専門相談センター はぐてらす （鳥取県立中央病院内）	○	○	○	火・金・土曜日 8:30 ～ 17:00　☎ 0857-26-2271 水・木曜日 13:00 ～ 17:00（電話のみ）　※面接要予約 メール相談 :funinsoudan@pref.tottori.lg.jp　FAX 相談： 0857-29-3227
島根県	しまね妊娠・出産相談センター （島根大学医学部附属病院）	○	○	○	月•火・水・金・土曜日　10:00 ～ 16:00　電話相談　☎ 070-6690-5848 面接　※要予約　☎ 070-6690-5848 メール相談 :shimanesoudan@med.shimane-u.ac.jp
岡山県	岡山県不妊専門相談センター 「不妊、不育とこころの相談室」 （岡山大学病院内）	○	○	○	月・水・金曜日 13:00 ～ 17:00 毎月 第 1 土・日曜日 10:00 ～ 13:00　電話／面接　※面接相談は要予約　☎ 086-235-6542 メール相談 :funin@cc.okayama-u.ac.jp オンライン相談　funin@cc.okayama-u.ac.jp　または☎ 086-235-6542
広島県	広島県不妊専門相談センター	○	○	○	月・木・土曜日　10:00 ～ 12:30　火・水・金曜日 15:00 ～ 17:30　☎ 082-870-5445 金曜日　15:00 ～ 17:00　助産師による面接相談　※要予約 月 1 回　心理士による面接相談　※要予約 予約申込・詳細は :https://www.pref.hiroshima.lg.jp/soshiki/248/funinsenmonsoudan.html ※ FAX 相談・メール相談／原則 1 週間以内に返信
山口県	女性のなやみ相談室 （山口県立総合医療センター）	○	○	○	9:30 ～ 16:00　保健師又は助産師　電話相談　☎ 0835-22-8803 第 1・第 3 月曜日　14:00 ～ 16:00　臨床心理士による面接相談　☎ 0835-22-8803 産婦人科医師による面接相談　※要予約　☎ 0835-22-8803 メール相談 :nayam119@ymghp.jp
下関市	下関市役所	○	○	×	産婦人科医師・泌尿器科医師・臨床心理士による専門相談　※要予約 詳細は、URL:　https://www.city.shimonoseki.lg.jp/soshiki/51/5667.html 保健師による一般相談　☎ 083-231-1447 下関市保健部健康推進課

四国地方

実 施	開設場所	相談方式			電話番号、相談日及び時間など（変更となることがあります）
		電話	面接	メール	
徳島県	徳島県不妊・不育相談室 （徳島大学病院）	×	○	×	月・金曜日 15:00 ～ 16:00、16:00 ～ 17:00　水・木曜日 11:00 ～ 12:00 ※要予約　水曜日、金曜日　10:00 ～ 12:00　088-633-7227
香川県	不妊・不育症相談センター （（公社）香川県看護協会）	○	○	○	専用ダイヤル　☎ 087-816-1085（相談と予約） 月～金曜日　10:00 ～ 16:00　電話相談 月１～２回　専門医による面接相談　※要予約 月２回　13:30 ～ 16:00　心理カウンセラーによる面接相談　※要予約 メール相談：サイト内フォームより　https://www.pref.kagawa.lg.jp/kosodate/baby/index.html
愛媛県	愛媛県不妊専門相談センター （愛媛大学医学部附属病院内）	○	○	○	水曜日　13:30 ～ 16:30　電話相談　☎ 080-7028-9836 水曜日　面接相談、随時　メール相談　※要予約 / ホームページ上の専用フォーム使用
	休日不妊相談ダイヤル （愛媛助産師会）	○	×	×	土曜日　13:00 ～ 17:00　☎ 080-4359-8187
松山市	松山市不妊専門相談センター 松山市保健所　すくすく支援課	○	○	×	平日 8:30 ～ 17:15　☎ 089-911-1870
高知県	高知県・高知市病院企業団立高知 医療センター内 「ここから相談室」	○	○	×	水曜日、毎月第３土曜日 9:00 ～ 12:00　電話相談　☎ 088-837-3704 毎月第１水曜日 13:00 ～ 16:20　面接相談　※要予約 / 水曜日、毎月第３土曜日 9:00 ～ 12:00 ７月・10月・１月に男性不妊専門相談予定　※要予約 予約専用アドレス :kokokara@khsc.or.jp

九州・沖縄地方

福岡県	不妊専門相談センター 県内３保健福祉環境事務所 （宗像・遠賀、嘉穂・鞍手、北筑後）	○	○	×	月～金曜日　8:30 ～ 17:15　電話相談　※面接相談は要予約 宗像・遠賀保健福祉環境事務所 ☎ 0940-37-4070 …… 第２木曜日 13:00 ～ 16:00 嘉穂・鞍手保健福祉環境事務所 ☎ 0948-29-0277 …… 第１水曜日 13:30 ～ 16:30 北筑後保健福祉環境事務所 ☎ 0946-22-4211 ………… 偶数月の第３金曜日 13:30 ～ 16:30
北九州市	小倉北区役所健康相談コーナー内	○	○	×	月～金曜日　9:00 ～ 12:00　13:00 ～ 17:00　電話相談・助産師による面接相談　☎ 093-571-2305 月１回　医師による面接相談　※要予約
福岡市	福岡市不妊専門相談センター	○	○	×	月、火、木曜日　10:00 ～ 17:00　水、金曜日　12:00 ～ 19:00 第２・４土曜日　12:00 ～ 17:00　不妊カウンセラーによる面接相談　※要予約　☎ 080-3986-8872
	各区保健福祉センター健康課				助産師による面接相談　※要予約　☎ 各区保健福祉センター健康課
佐賀県	不妊・不育専門相談センター 佐賀中部保健福祉事務所（専門相談）	○	○	×	月～金曜日　9:00 ～ 17:00　☎ 0952-33-2298 第３水曜日　15:00 ～ 17:00　専門医・カウンセラー面接相談　※要予約 月～金曜日　9:00 ～ 17:00　保健師面接相談
	各保健福祉事務所（一般相談）				月～金曜日　9:00 ～ 17:00　電話 / 面接相談　（面接相談は要事前連絡） 鳥栖 ☎ 0942-83-2172　伊万里 ☎ 0955-23-2102　唐津 ☎ 0955-73-4228　杵藤 ☎ 0954-23-3174
長崎県	各保健所	○	○	×	月曜日～金曜日　9:00 ～ 17:45　電話／面接相談 西彼保健所 ☎ 095-856-5159　県央保健所 ☎ 0957-26-3306 県南保健所 ☎ 0957-62-3289　県北保健所 ☎ 0950-57-3933 五島保健所 ☎ 0959-72-3125　上五島保健所 ☎ 0959-42-1121 壱岐保健所 ☎ 0920-47-0260　対馬保健所 ☎ 0920-52-0166
熊本県	熊本県女性相談センター	○	○	×	月～土曜日　9:00 ～ 20:00　電話相談　☎ 096-381-4340 第４金曜　14:00 ～ 16:00　産婦人科医師による面接相談　※要予約　☎ 096-381-4340
大分県・ 大分市	おおいた不妊・不育相談センター "hopeful" （大分大学医学部附属病院）	○	○	○	☎ 080-1542-3268（携帯） 火曜日～金曜日　12:00 ～ 20:00、土曜日　12:00 ～ 18:00　電話相談 随時　不妊カウンセラー（専任助産師）による面接相談 週１回　医師による面接相談 月２回　臨床心理士による面接相談 月２回　胚培養士による面接相談　※面接相談は要予約 メール相談 :hopeful@oita-u.ac.jp
宮崎県	不妊専門相談センター「ウイング」 （宮崎県中央保健所内）	○	○	×	月・金曜日　9:30 ～ 15:30　☎ 0985-22-1018（専用）　※面接は要予約
鹿児島県	鹿児島大学病院（専門相談）	○	×	○	月・金曜日　15:00 ～ 17:00　電話相談　☎ 099-275-6839 メール相談 :funin@pref.kagoshima.lg.jp
	各保健所（一般相談）	○	○	×	月～金曜日　8:30 ～ 17:15　電話相談／面接相談 指宿保健所 ☎ 0993-23-3854　志布志保健所 ☎ 099-472-1021　加世田保健所 ☎ 0993-53-2315 鹿屋保健所 ☎ 0994-52-2105　伊集院保健所 ☎ 099-273-2332　西之表保健所 ☎ 0997-22-0012 川薩保健所 ☎ 0996-23-3165　屋久島保健所 ☎ 0997-46-2024　出水保健所 ☎ 0996-62-1636 名瀬保健所 ☎ 0997-52-5411　大口保健所 ☎ 0995-23-5103　徳之島保健所 ☎ 0997-82-0149 姶良保健所 ☎ 0995-44-7953
鹿児島市	不妊専門相談センター （鹿児島中央助産院）	○	○	○	水曜日　10:00 ～ 17:00　☎ 099-210-7559（鹿児島市母子保健課内）　※面接相談は要予約 メール相談 :so-dan@k-midwife.or.jp
沖縄県	不妊・不育専門相談センター （沖縄県看護研修センター内）	○	○	○	水・木・金曜日　13:30 ～ 16:30　電話相談　☎ 098-888-1176（直通） 月１～３回　13:30 ～ 16:30　面接相談　☎ 098-888-1176（直通）　※要予約 メール相談 :woman.h@oki-kango.or.jp

＊は国庫補助を受けず、自治体単独で実施している事業

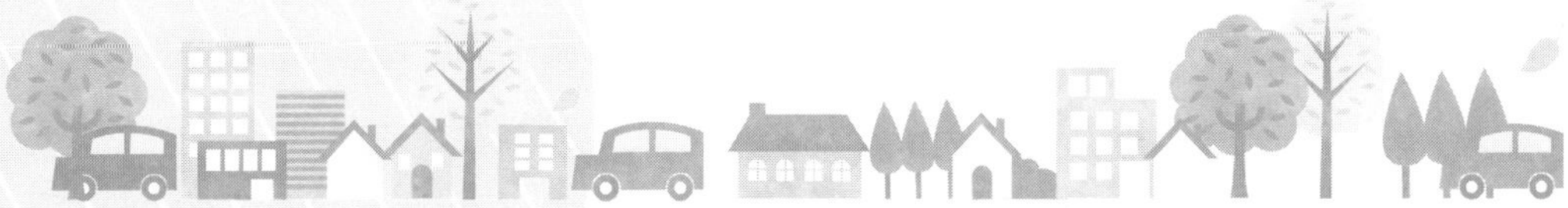

〔 編集後記 〕

不妊の原因は人それぞれです。人によってはいくつかの原因を持っていたり、夫婦それぞれに原因がある場合もあり、治療で大変な思いをされている方も多いことと思います。WEB の相談コーナーに寄せられる内容からも複雑な現状が感じられます。その思いもあり、今回は不妊の原因特集を組みました。

これから治療を受けられる方や関係する皆様にとって、少しでも参考となり、何か治療への取り組み方にもプラス変化が起きますよう、ぜひ、お読みいただければ幸いです。

代表　谷高哲也

i-wish ママになりたい　次号のご案内

vol.75

不妊症の５つのキーワード

〔 特集 〕

不妊症の５つのキーワード
- 二人目不妊はなぜ？
- 原因不明不妊はなぜ？
- タイミング療法とセックスの関係
- 仕事との両立
- 経済理由

〔 不妊治療 最前線 〕

★ ドクター・インタビュー

〔 連載 〕

培養室からこんにちは！
ママなり応援レシピ
相談コーナー　ママなり談話室

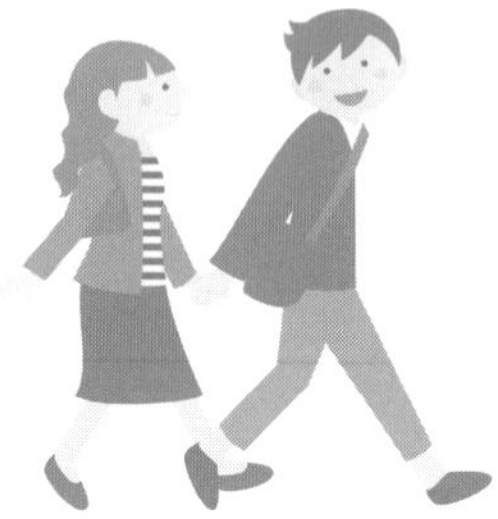

〔 そのほか 〕

★ 全国不妊治療施設一覧
★ 不妊相談センター一覧　ほか

・不妊症の話題でよく出てくることとして、二人目不妊や原因不明、タイミング療法でのセックス恐怖症などがあります。「一人目はできたのに二人目がなかなかできない」「どこも悪くないのにどうして？」「カレンダーに♡印を刻まれるとちょっと…」という心配の声です。みなさまにもあるのでしょうか？そのような経験。次号で、解決への道を探ってみましょう。

発売予定　2024 年 6 月

内容は変更になる場合があります。ご了承ください。

i-wish... ママになりたい

不妊の原因

発行日	2024 年 3 月 30 日
発行人	谷高　哲也
構成＆編集	不妊治療情報センター・funin.info
発行所	株式会社シオン　電話 03-3397-5877 〒 167- 0042 東京都杉並区西荻北 2-3-9 グランピア西荻窪 6 F
発売所	丸善出版株式会社　電話 03-3512-3256 〒 101- 0051 東京都千代田区神田神保町 2-17 神田神保町ビル 6F
印刷・製本	シナノ印刷株式会社

ISBN978-4-903598-90-1

i-wish ママになりたい は、どこで購入できるの？

i-wish ママになりたい は、年に４回発行しています。
全国の書店やインターネット書店などでお買い求めいただけます。

honto

★ i-wish ショップ 楽天市場店
https://www.rakuten.co.jp/i-wishshop/